交通职业素质教育教材

健康教育

应燕舞　主编
封忠美　主审

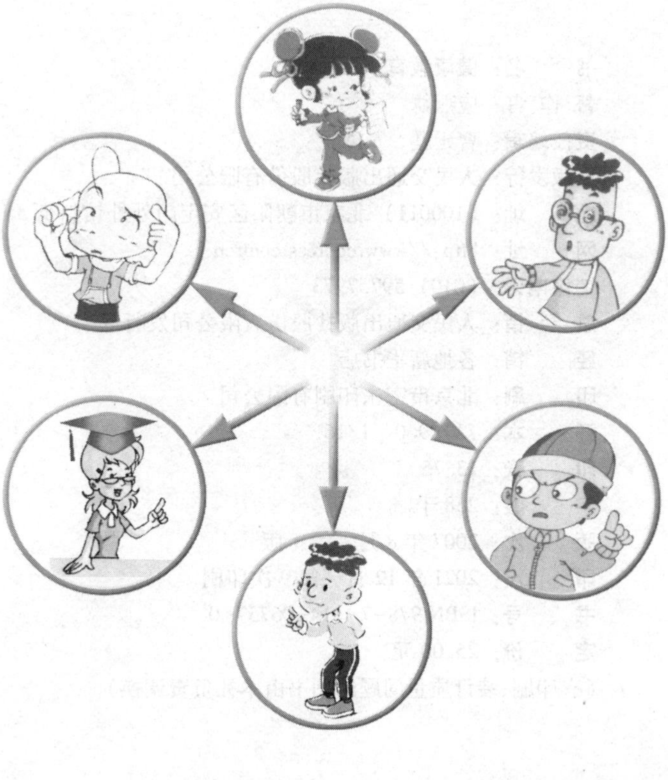

人民交通出版社

内 容 提 要

本书是交通职业素质教育教材，由浙江省交通教育研究会组织编写。

本书主要内容包括：健康概述、生理健康、心理健康、运动健康、营养与健康、公共卫生与健康等，着重对中职学生常见的心理问题进行了阐述。

本书可作为全国交通中等职业学校、技工学校、技师学院教学参考书，也可作为职工培训和自学参考使用。

图书在版编目（CIP）数据

健康教育/应燕舞主编. --北京：人民交通出版社，2007.8

ISBN 978-7-114-06757-0

Ⅰ.健… Ⅱ.应… Ⅲ.健康教育 Ⅳ.R193

中国版本图书馆 CIP 数据核字（2007）第 128845 号

书　　名：健康教育
著 作 者：应燕舞
责任编辑：曹延鹏
出版发行：人民交通出版社股份有限公司
地　　址：（100011）北京市朝阳区安定门外外馆斜街 3 号
网　　址：http://www.ccpress.com.cn
销售电话：（010）59757973
总 经 销：人民交通出版社股份有限公司发行部
经　　销：各地新华书店
印　　刷：北京市密东印刷有限公司
开　　本：720×960　1/16
印　　张：13.75
字　　数：258 千
版　　次：2007 年 8 月　第 1 版
印　　次：2021 年 12 月　第 9 次印刷
书　　号：ISBN 978-7-114-06757-0
定　　价：25.00 元

前言

QIANYAN

为贯彻落实《国务院关于大力发展职业教育的决定》的精神，近年来，各地教育部门认真调整高中阶段教育结构，重点发展中等职业教育，不断扩大中等职业学校招生规模，2006 年招生总量达到近 750 万人，2007 年将达到 800 万人。交通职业教育也呈现出前所未有的发展势头，布局结构日趋合理：办学规模进一步扩大，办学条件普遍改善，教育质量不断提高，已基本形成了每个省、自治区、直辖市有一所交通高等职业院校、若干所交通中等职业院校的合理布局，在校生人数和毕业生人数持续增长，为交通事业培养了一大批应用型技术技能型人才。

中等职业院校、技工学校的学生，经历了九年制义务教育。在时代呼唤素质教育的今天，他们或者因为找不到学习的目的所在，或者因为所学习的内容过于繁杂，对语文、数学、物理这些基础课总是提不起兴趣，对法律、体育卫生、就业指导、生产生活安全这些必备知识，又止步于浩繁书海前，望而生畏、望洋兴叹。

让学生能从自身的实际出发，确立明确的学习目的；让学生在打开教材时就觉得它通俗易懂，甚至没有教师的指点也能知晓教材中蕴藏的是什么宝藏；让学生在学习的成功中提起学习兴趣，从而不再厌学……。抱着这样的想法，浙江省交通教育研究会于 2007 年初组织浙江交通技师学院、山西交通技师学院等 6 所院校一线教师编写了交通职业素质教育系列教材。

本套教材贯彻“以服务为宗旨,以就业为导向,以能力为本位”的职教理念,从适应性方面充分考虑学生原有知识基础,降低理论知识难度,强化技能培养。内容上力求贴近行业、贴近专业、贴近学生,追求学生“想学、能学、乐学、会学”的教学效果;突出知识应用的教学,并融入专业案例,创造文化基础课的吸引性;注重与后续专业课程进行有序衔接,强调教学内容的实用性和针对性,主动配合专业技术教学,努力满足专业技术教学的需要,渗透专业气氛。无论是范文、案例、习题等都尽可能与专业相关,让学生在文化课学习中,受到专业熏陶,开阔专业视野,增进专业感性认识,热爱专业,学好专业,以至开拓专业,创新专业,从而达到为交通行业培养专业人才的目标。

《健康教育》是交通职业素质教育教材之一,编写分工为:杭州市汽车驾驶技工学校张汛(第一、五章)、浙江交通技师学院应燕舞(第二章第1节,第四、六章)、浙江交通技师学院朱晓明(第二章第2、3、4节)、湖州交通学校谭知微(第三章第1、2、7、9节)、杭州技师学院顾小明(第三章第3、4、5、6、8节)。教材由应燕舞主编,浙江省交通干部学校封忠美主审。另外,本书的插图工作得到了浙江交通技师学院郑慧敏、楼俊义老师的大力支持,并在此对插图的原创者表示衷心的感谢!

限于编者的编写时间与水平,教材内容肯定存在不完善的地方,希望交通类相关院校师生在使用过程中多提宝贵意见,便于再版时修改完善。

浙江省交通教育研究会

2007年7月15日

目录

MULU

第一章　健康概述 ………………………………………… 1

第一节　健康的概念 ………………………………………… 1

第二节　亚健康的成因及预防 ……………………………… 7

第二章　生理健康 ………………………………………… 14

第一节　青春期发育 ………………………………………… 14

第二节　常见疾病的识别与预防 …………………………… 21

第三节　常见传染病的防治 ………………………………… 34

第四节　意外伤害的处理与急救技术 ……………………… 47

第三章　心理健康 ………………………………………… 58

第一节　心理健康基础知识 ………………………………… 58

第二节　学习障碍与辅导 …………………………………… 68

第三节　校园人际交往 ……………………………………… 75

第四节　情绪调节 …………………………………………… 82

第五节　自卑心理 …………………………………………… 92

第六节　面对挫折 …………………………………………… 97

第七节　网络成瘾与辅导 …………………………………… 106

第八节　就业和择业 ………………………………………… 113

第九节　性心理障碍的辅导 ………………………………… 118

第四章　运动健康 ………………………………………… 127

第一节　体育运动生理卫生知识 …………………………… 127

第二节　运动损伤 …………………………………………… 134

第三节　运动性疲劳的产生与消除 ………………………… 138

第五章　营养与健康 ……………………………………… 144

第一节　营养学基础 ………………………………………… 144

第二节　中职学生的营养需求和合理膳食 ………………… 153

第六章　公共卫生与健康 …………………………………………………… 163
　第一节　卫生习惯 ………………………………………………………… 163
　第二节　生活方式 ………………………………………………………… 166
　第三节　环境卫生 ………………………………………………………… 172
　第四节　职业卫生 ………………………………………………………… 176
附录 ………………………………………………………………………… 188
　附录一　学校卫生工作条例 ……………………………………………… 188
　附录二　中华人民共和国传染病防治法 ………………………………… 193
　附录三　中华人民共和国献血法 ………………………………………… 209
参考文献 …………………………………………………………………… 212

第一章 健康概述

教学要求

1. 了解现代健康的定义以及影响健康的因素；

2. 了解造成亚健康的原因，掌握预防亚健康的知识；

3. 了解现阶段中职学生的健康状况，明确中职学生健康的基本要求。

正如德国哲学家叔本华所说：“我们的幸福十分之九是建立在健康基础上的，健康就是一切。”只有拥有了健康，我们才能去创造物质与精神等其他财富，才能把握生活和事业，才能享受人类共同创造的文明成果。进入21世纪，健康越来越为全世界人民所关心，追求健康已成为共识。中国教育健康所2001年曾做过一个调查，当被问及在人生、家庭、事业、健康等因素中，哪一个排在第一位时，85.9%的人都选择了健康。

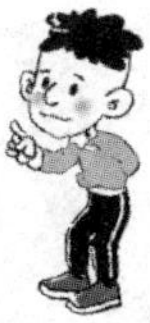

第一节 健康的概念

大家一起看

健康的量化值

一个人在一生中可拥有健康、家庭、事业、爱情、财富、权力、名誉、地位等，若用一个数字给他们量化，则健康是“1”，排在这个数字的最前端，而其他均是后面的“0”，可以和“1”组成10、100、1000、10000……不同的个人价值。如果人一旦没有了健康，无论他拥有其他再多的东西，最终的价值也是“0”。只有拥有健康，才能实现生命的价值。因此，健康是超越一切的财富。

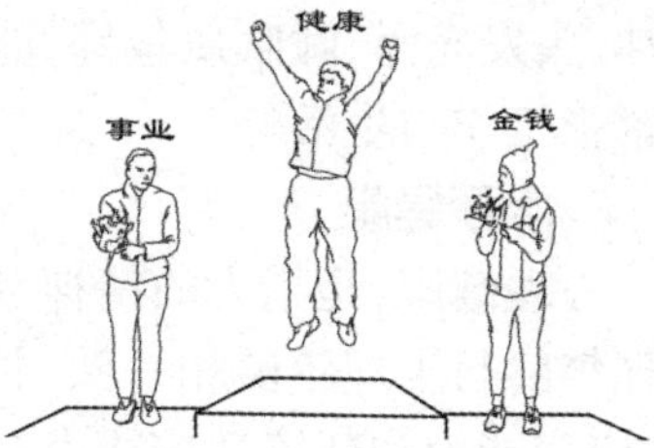

同学们：你们是不是认为不生病、身体无残疾就是健康？知道健康对我们一生的影响有多大吗？

一、健康的概念

健康是一个动态的概念，随着社会的进步而不断被赋予更多的要求和内涵。

在20世纪以前的很长一段时期，由于社会发展和人们的生活尚处于较低水平，人们对健康的概念是："不生病就是健康"，对健康的追求主要是致力于寻求医治疾病、减轻伤害、延长寿命的办法。

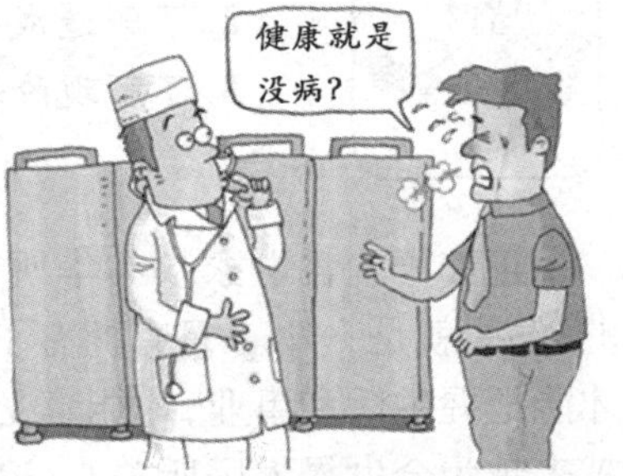

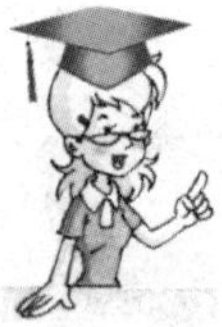

20世纪后，随着社会的进步和科技的高速发展，人们对健康的内涵认识有了质的飞跃，并赋予了健康以新的要求。1984年，世界卫生组织（WHO）在其《宪章》中提出了著名的健康新概念："健康不仅是没有病和不虚弱，而且是身体上、心理上和社会适应能力上三方面的完美状态"。1989年，世界卫生组织对健康的概念又提出了最新的阐述："在生理健康、心理健康、道德健康和社会适应良好四个方面均呈健全状态"。这一概念使人们对健康的认识，由过去一维的生理健康发展到了现在的四维健康，即生理健康、心理健康、社会适应健康、道德健康。

1. 生理健康

生理健康，是指人体结构和生理功能正常。生理健康是其他健康的基础，是人们正常生活和工作的基本保障。它主要包括三方面内容：一是体型的健康，即身高、体重等发育指标的健康；二是体态的健康，即人体姿态协调匀称，没有病态和残疾；三是体能的健康，即人体活动力量、速度、耐力和灵活性良好。人的生理健康主要表现为：体形匀称、体重适中、人体肌肉富有弹性、体力充沛、眼睛明亮有神、头发光泽、睡眠质量好，能抵御一般传染病和适应现代社会快节奏、高强度的紧张工作与生活等。

2. 心理健康

心理健康，是指人的精神、情绪和意识方面的良好状态，包括智力发育正常，心理年龄与生理年龄相一致，情绪稳定乐观，意志坚强，行为规范协调，精力充沛，应变能力和环境适应能力较强，能从容不迫地应付日常生活和工作压力，经常保持充沛的精力，乐于承担责任，人际关系协调，能面向未来。心理健康是最重要的健康，它能促进人的其他健康。

3. 社会适应健康

社会适应健康，是指人在社会生活中具有较强的角色适应能力，通常包括社会交往能力、角色转换能力、环境适应能力、抗御挫折与自我调节能力、竞争与合作的能力、文化认同能力。通过与社会保持良好的互动关系,实现自我主张与价值。

4. 道德健康

道德健康,是指人能够按照社会道德行为规范准则约束自己,并支配自己的思想和行为,有辨别真与伪、善与恶、美与丑、荣与辱的是非观念和能力。一般来说,品行端正、为人正直、心胸坦荡者,能在不同的环境中比较容易地实现心理平衡,有助于身心健康;而有违于社会道德准则、胡作非为者,易导致心情紧张、恐惧等不良心态,很容易发生神经中枢、内分泌系统功能失调,免疫系统的防御能力减弱,有损于身心健康。巴西著名医学家马丁斯就曾研究发现,屡犯贪污受贿的人易患癌症、脑出血、心脏病和精神过敏症。

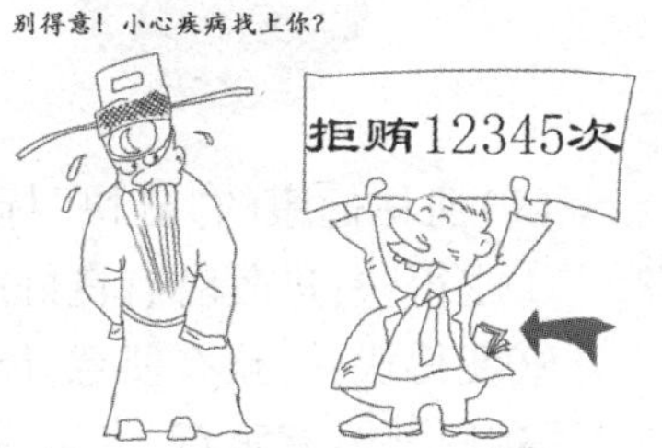

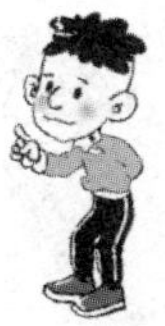

上述四个层次的健康,相辅相成,相互渗透,共同构成了健康的基本内涵,是健康的四个方面。我们常说的健康状况、健康水平,实际上就是对某一个体或人群的这四个层次的综合性结论。

二、健康的评价标准

随着人们对健康观念认识的不断更新,健康标准也随之发生变化。

在 20 世纪 70 年代末和 80 年代初,世界卫生组织提出了衡量健康的具体标志:

(1)精力充沛,能从容不迫地应付日常生活和工作;

(2)处事乐观,态度积极,乐于承担任务,事无大小,不挑剔;

(3)善于休息,睡眠良好;

(4)应变能力强,能适应各种环境的变化;

(5)能抵抗一般感冒和传染病;

(6)体重适当,体态匀称,站立时,头、臂、臀位置协调;

(7)眼睛明亮,反应敏锐,眼睑不发炎;

(8)牙齿清洁,无缺损,无疼痛,牙龈颜色正常,无出血现象;

(9)头发光洁,无头屑;

(10)肌肉、皮肤富弹性,走路轻松。

世界卫生组织在归纳总结人们实践健康的经验的基础上,于 1999 年提出了衡量身心健康的标准,即肌体健康标准和精神健康标准。

肌体健康的“五快”标准

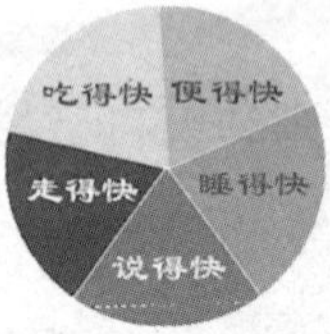

精神健康“三好”标准

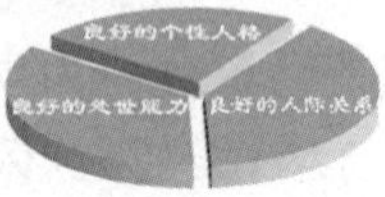

世界卫生组织提出的促进健康新准则

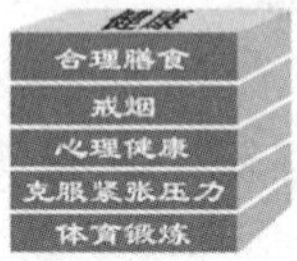

(1)肌体健康的“五快”标准

①吃得快:进餐时有良好的食欲,不挑剔食物,并能很快吃完一顿饭。

②便得快:一旦有便意,能很快地排泄完大小便,而且感觉良好。

③睡得快:有睡意,上床后能很快入睡,且睡得好,醒后头脑清醒,精神饱满。

④说得快:思维敏捷,口齿伶俐。

⑤走得快:行走自如,步履轻盈。

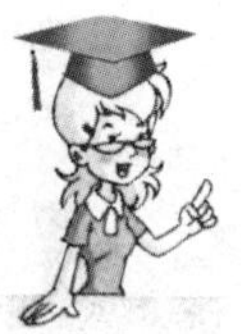

(2)精神健康“三好”标准

①良好的个性人格。情绪稳定,性格温和;意志坚强,感情丰富;胸怀坦荡,豁达乐观。

②良好的处世能力。观察问题客观、现实,具有较好的自控能力,能适应复杂的社会环境。

③良好的人际关系。助人为乐,与人为善,对人际关系充满热情。

(3)世界卫生组织提出的促进健康新准则:合理膳食;戒烟;心理健康;克服紧张压力;体育锻炼。

爱心提示

2006年6月16日世界卫生组织在日内瓦发表的报告《以健康环境预防疾病》中说,世界上24%的疾病病例是由可以避免的环境因素造成的,预防与环境有关的感染风险,每年可以挽救400万人的生命。报告还指出,现在可行的减少这类疾病的措施包括:改善家庭储水和卫生条件;使用更洁净、安全的燃料;更合理地使用和管理家庭及工作场所的有毒物品;改善水资源管理。

三、影响健康的因素

世界卫生组织经研究提示,影响个人健康和寿命有四大因素:生物学基础(占15%)、环境因素(占17%)、社会卫生服务(占8%)和生活方式(占60%)。

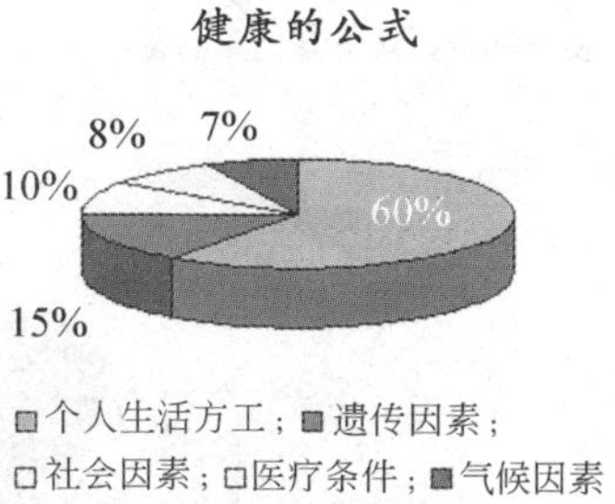

1. 生物学因素

生物学因素包括遗传因素和心理因素。遗传因素是指从亲代遗传的体型特征、生理特征、代谢类型、行为本能等。遗传不是可改的因素，如某些遗传或非遗传的内在缺陷、变异、老化而导致人体发育畸形、代谢障碍、内分泌失调和免疫功能异常等。而人的心理活动是不能遗传的，主要是在后天的社会环境影响下形成和发展起来，所以心理因素是可以修改的。心理因素与疾病的产生、防治有密切关系，消极心理因素能引起许多疾病，积极的心理状态是保持和增进健康的必要条件。

2. 生活和行为方式

这是指人们受文化、民族、经济、社会、风俗、家庭和同辈影响的生活习惯和行为，包括危害健康行为与不良生活方式。生活方式是指在一定环境条件下所形成的生活意识和生活行为习惯的统称。不良生活方式和有害健康的行为已成为当今危害人们健康、导致疾病及死亡的主因。在我国，心脑血管疾病、癌症、心脏病排在各种死因的前三位，而这三类疾病主要是由生活习惯和不良卫生行为所引起的。

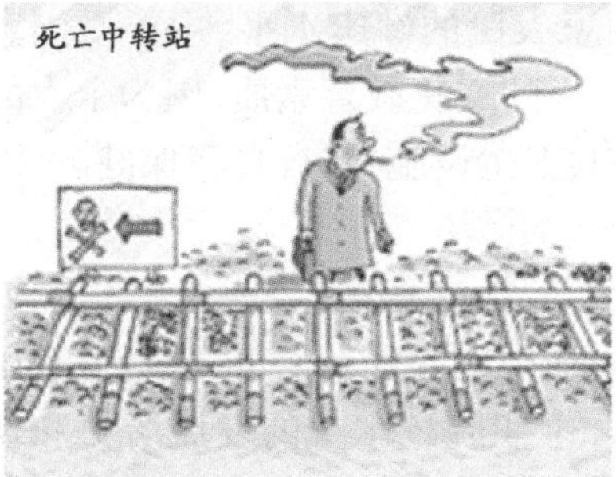

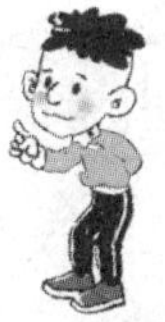

3. 生活环境

生活环境包括自然环境与社会环境。污染、人口和贫困，是当今世界面临的严重威胁人类健康的三大社会问题。环境污染是自然环境中影响健康的主要因素。空气污染造成空气污浊，人们的发病率上升；水污染使水质恶化，严重威胁人的身体健康，还会引起胎儿的早产或畸形；严重的污染事件不仅带来健康问题，也易引起社会问题。良好的社会环境是人民健康的根本保证。社会环境涉及政治制度、经济水平、文化教育、人口状况、科技发展等诸多因素。从小的方面来讲，如社区的地理位置、生态环境、住房条件、基础卫生设施、就业、邻居和家庭的和睦程度等都不同程度地影响着社区居民的健康。

4. 社会卫生服务

社会卫生服务是指社会有良好的医疗服务和卫生保障系统，有必需的药物供应，有健全的疫苗供应与冷链系统，有充足的医疗卫生人员及良好服务。世界卫生组织把卫生保健服务分为初级、二级和三级，实现初级卫生保健是当代世界

良好的医疗服务是健康的保障

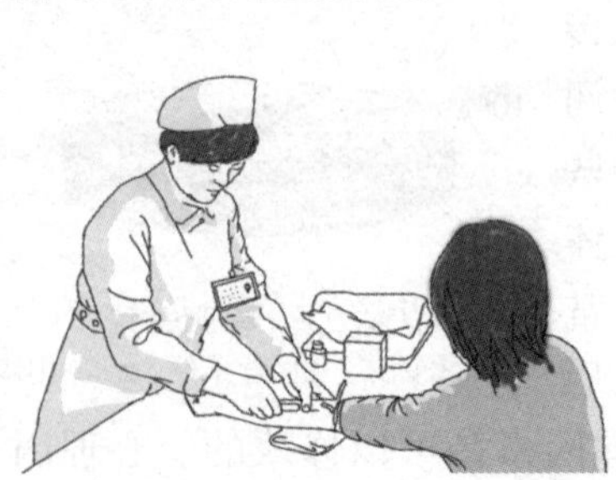

各国的共同目标。其基本内容是:(1)健康教育;(2)供给符合营养要求的食品;(3)供给安全用水和基本环境卫生设施;(4)妇幼保健和计划生育;(5)开展预防接种;(6)采取适用的治疗方法;(7)提供基本药物。

上述四个方面的影响因素相互依存。其中,生活和行为方式对健康起着主要影响作用,其次是环境因素和社会卫生服务;生物遗传因素虽占较小的地位,但一经发生疾病,常致不可逆转的终身伤残。

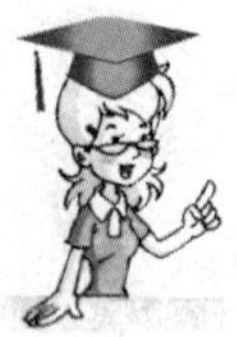

随着21世纪高科技发展,将大大促进医疗技术的进步,而生活、工作环境的改变,将会使疾病谱继续发生变化。世界卫生组织前总干事中岛宏博士告诫人们:大约到2015年,发达国家和发展中国家中人的死亡原因大致相同,而行为和生活方式导致的疾病将成为头号杀手。一个国家人民的健康水平,主要受国家的经济和卫生事业发展的影响,同时还取决于个人的文化教育素质,因为个人的文化教育素质决定了公民能否充分利用各种公共卫生设施,实行自我保健。

四、中职学生的健康状况

随着全球化和知识经济的到来,中国的社会结构正在发生变革,社会竞争压力加大,生活节奏加快,就业形势日益严峻,结合中职院校本身的发展历史和现状特点,中职学生的健康状况与过去相比有了明显的下降趋势,具体表现为下面几个方面。

1. 中职学生的部分体能素质指标持续下降

从中职院校的体检和达标情况可以看出,学生的肺活量、速度、爆发力、力量、耐力等一些体能素质水平呈现逐年下降的趋势。主要原因是生活条件的日益提高和学生的日常体力运动普遍减少。

2. 视力不良率居高不下

随着电脑使用的普及,学生沉溺于网络游戏的现象严重,中职学生用眼时间过长,又不注意用眼卫生,导致校园里面戴眼镜的学生急剧增多。

城市超重和肥胖学生比例

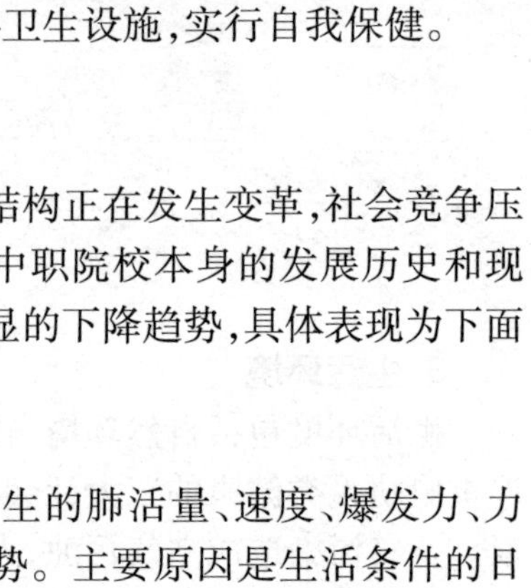

3. 城市里超重和肥胖学生的比例明显增加

随着家庭条件的改善,大部分学生的营养得到了保证。但由于饮食结构不合理和缺少运动锻炼,超重、肥胖也在中职学生当中迅速发展,成为影响学生健康的主要因素。如 2005 年北京、上海等一些大城市中，男生的肥胖率已上升到 10% 以上，中型城市的学生肥胖率也在 8% 左右。

4. 少数学生存在营养不良的状况

营养不良的学生相对集中在西部地区，但在发达地区也有存在。造成这部分学生营养不良的原因主要因偏食、挑食、吃零食过多等。

5. 心理卫生问题增多

如出现过度害羞、胆子小、有暴力倾向、焦虑、抑郁等心理问题，尤其是在面临升学、就业、早恋问题等压力时表现得更为突出。特别是考试焦虑和就业焦虑，已成为影响中职学生心理健康的普遍性问题。随着生理发育和心理发展趋于成熟，他们有了较强的自主意识，同时又由于自身生理成熟和心理发展的异时性，以及外部的社会发展的加速度与他们心理发展的恒常速度的异时性，时常会使他们面临一些情绪冲突和心理矛盾，如独立性和依赖性的矛盾、理想性与现实性的矛盾、闭锁性和交往需要的矛盾、性成熟与性心理的矛盾等。

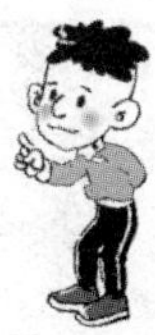

今天的健康是明天成功的基础。中职时代正是生理发育和心理发展的关键期，中职学生应把中职时代的身心健康的锻炼，当作未来人生发展的重要课题看待。只有这样，才能以健康的体魄和健全的人格去适应未来的职业领域工作，才能以阳光的心态拥抱未来生活，迎接成功。

第二节　亚健康的成因及预防

大家一起看

小栋怎么了？

小栋是一名中职学生，曾是一个乐观而富有活力的孩子。过完暑假后他却完全变了个样，常常感到疲劳乏力，白天提不起精神，食欲下降，夜晚入睡后常多梦。他的学业成绩出现了小的滑坡，性情也变得阴沉，平时不愿与同学多交流，脾气变得急躁易怒。他去几家大医院检查，各项指标均属正常，始终查不出什么病症。他的父母以及周围同学都为此感到困惑不解。

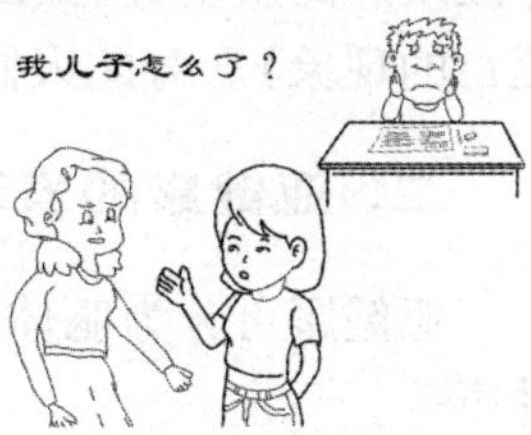

同学们：你有没有出现类似的现象，知道小栋他是怎么了吗？知道什么是亚健康状态吗？

一、亚健康的定义

2006 年 4 月 8 日在北京举办的“21 世纪中国亚健康市场学术成果研讨会”提供的有关统计资料显示，在我国，符合世界卫生组织健康标准者约占 15%，患有各种疾病者也约占 15%，而处于亚健康状态者却占 70% 左右。

亚健康是身体处于健康与疾病之间的连续过程中的特殊阶段，是一种临界状态。亚健康包括无临床症状或症状感觉轻微，但已经有潜在的病理信息，常呈现“一多三少”的表现，即疲劳多、活力减退、反应能力减退、适应力减退的的生理状况。因此，亚健康是指介于健康与疾病之间的一种生理功能低下的状态，是指无器质性病变的一些功能性改变，国外也称为“机体第三种状态”、“灰色状态”、“亚临床期”或“潜病期”。又因为其主诉症状多种多样而且不固定，如无力、易疲劳、情绪不稳定、失眠等，在医学上也被称为“不定陈述综合症”，在临床医学上常被诊断为疲劳综合症、内分泌失调、神经衰弱、更年期综合症等。人处于亚健康状态时，虽然在身体上、心理上没有疾病，但在主观上却有许多不适的症状表现和心理体验，使身心、情感方面处于健康与疾病之间的低质量状态。

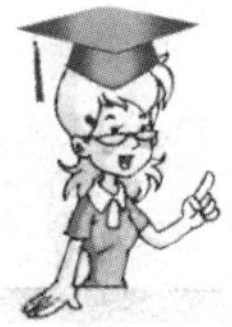

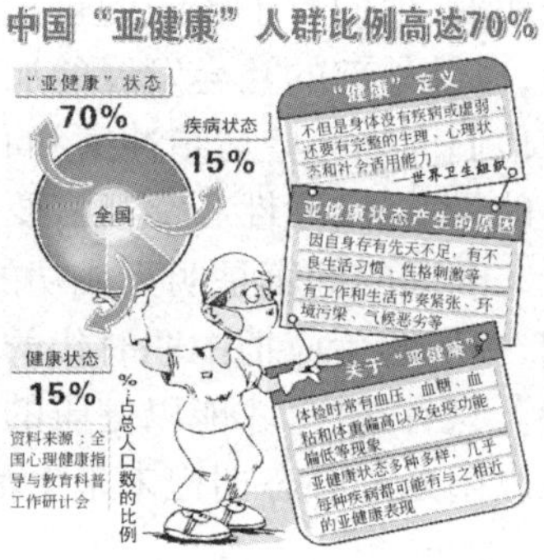
中国“亚健康”人群比例高达70%
“亚健康”状态
70%
疾病状态
15%
全国
健康状态
15%
%：占总人口数的比例
资料来源：全国心理健康指导与教育科普工作研讨会
“健康”定义
不但是身体没有疾病或虚弱，还要有完整的生理、心理状态和社会适用能力
——世界卫生组织
亚健康状态产生的原因
因自身存有先天不足，有不良生活习惯、性格刺激等
有工作和生活节奏紧张、环境污染、气候恶劣等
关于“亚健康”
体检时常有血压、血糖、血粘和体重偏高以及免疫功能偏低等现象
亚健康状态多种多样，几乎每种疾病都可能有与之相近的亚健康表现

亚健康状态是不断变化发展的，既可以向健康转变，也可以向疾病转化，究竟向哪个方向转化，取决于自我保健措施和自身免疫水平。处于亚健康的人群，他们没有明确的疾病，虽然活力降低，功能减退，仍可以维持正常的工作、学习和生活。某些相应症状时常被忽视而疏于预防，但任其发展则会进一步恶化，将会导致疾病的发生，甚至出现“过劳死”（一种因过度疲劳而导致的未老先衰、猝然死亡的现象）。对此人们应引以高度的重视。

二、亚健康的表现

亚健康可分为躯体亚健康、心理亚健康、社会适应性亚健康、道德方面的亚健康等。

1. 躯体亚健康

主要表现为不明原因或排除疾病原因的躯体性症状。

（1）体力疲劳、虚弱，周身不适，活动时气短、出汗、腰酸腿疼，月经周期紊乱等。

(2)自有不适感觉,但有难以确诊的“不定陈述综合症”。

(3)某些疾病的临床前期表现(疾病前状态)。

(4)是难以明确其病理意义的“不明原因综合症”,如更年期综合症、神经衰弱综合症、疲劳综合症等。

(5)某些病源携带状态:如乙肝病源携带者、结核菌携带者、某些病毒携带者等。

(6)某些临床检查的高、低限值状态,如血脂、血压、心率等偏高状态和血钙、血钾、铁等偏低状态等。

(7)高致病危险因子状态,如超重、吸烟、过度紧张、血脂异常、血糖、血压偏高等。

2. 心理亚健康

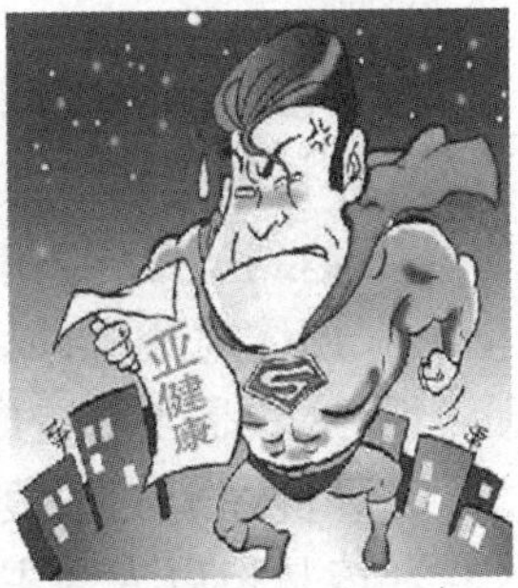

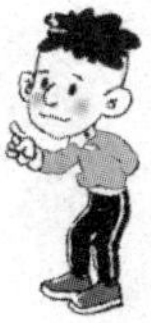

主要表现为不明原因的急躁、焦虑、抑郁、担心、恐惧、脑力疲劳、情感障碍、思维紊乱、自卑以及反应迟钝、失眠多梦、注意力不集中、记忆力减退等,有时甚至产生自杀念头。心理亚健康的人在对待环境与挫折的反应上,通常更多地表现出消极被动的倾向。

3. 社会适应性亚健康

突出表现为对工作、生活、学习等环境难以适应,与他人之间的心理距离加大,交往频率下降,人际关系紧张等。角色错位和不适应是社会适应性亚健康的集中表现。

4. 道德方面的亚健康

主要表现为世界观、人生观和价值观上存在着明显的不利于自己和社会的偏差,导致行为的偏差、失范和越轨。

爱心提示

“泡沫健康”

有些亚健康人群以为多服用保健品,就能摆脱亚健康,重新走向健康,这其实是心理误区。也许有些保健品能给你带来短时的缓解,但这可能形成“泡沫健康”。因为单一的对抗性手段,解决的仅仅是局部的问题,真正的健康是持久稳定的,是自我调节能力的不断提高。只有真正的健康,才是保护我们的铜墙铁壁。

三、亚健康产生的原因

形成“亚健康”的原因，有自身原因和外界原因两种，大致可分为以下四类。

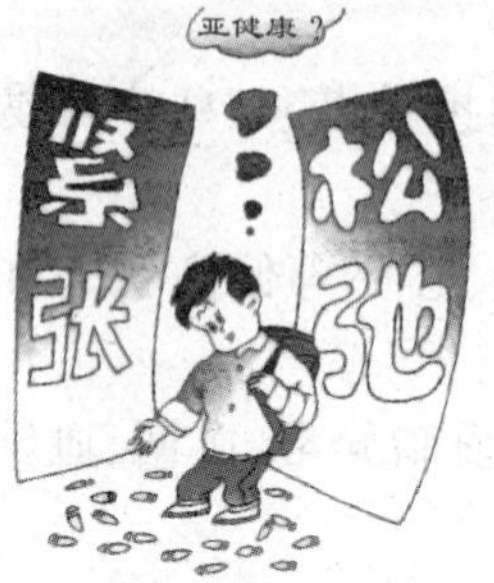

1. 过度紧张和压力

研究表明，长时期的紧张和压力对健康有四害：

（1）引发急慢性应激，直接损害心血管系统和胃肠系统，造成应激性溃疡和血压升高、心率增快、加速血管硬化进程和心血管疾病的发生。

（2）引发脑应激疲劳和认知功能下降。

（3）破坏生物钟，影响睡眠质量。

（4）导致免疫功能下降，疾病感染机会增加。

2. 不良生活方式和习惯

人体长期受到不良的生活方式和习惯的影响，正常生理机能将会逐渐受到损害，当达到一定程度时，人体就进入亚健康。例如吸烟、酗酒、滥用药物、缺少运动、长期体力透支，以及喜好高盐、高脂和高热量的饮食习惯等不良生活方式和习惯，这些是当前造成亚健康的最常见原因。

3. 环境污染的不良影响

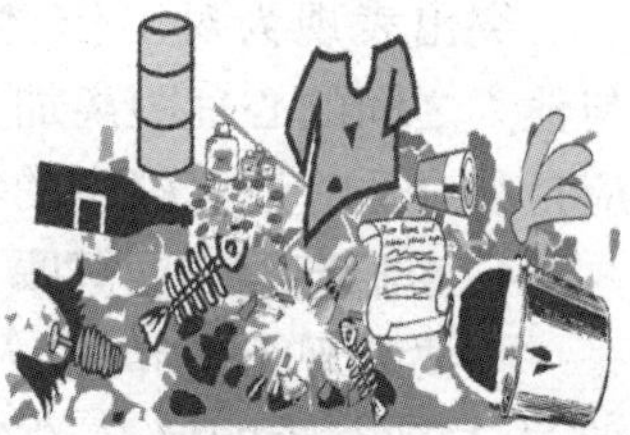

环境是指以人为主体的外部世界，它是人类生存发展的物质基础，也是与人类健康密切相关的重要条件。环境涉及生活环境、生产环境和社会环境，其共同的要素可概括为生物的、化学的、物理的和社会心理的几个方面。当环境这一人类赖以生存发展的物质基础遭受到破坏（如生态破坏、环境污染、人口过剩等）时，必然会对人类的健康构成威胁。在现代社会中，水源和空气污染、噪声、微波、电磁波及其他化学、物理因素污染是防不胜防的隐性健康杀手。

4. 不良精神、心理因素刺激

现代临床医学和预防医学认为，人的疾病通常是由生理、心理、社会综合作用所致，其中不良精神、心理因素的刺激是导致心理亚健康和躯体亚健康的重要因素之一。如果长时间处于无序的竞争状态或经常遭受挫折，就会产生焦虑、抑郁、嫉妒等病态心理，使人体的正常生理功能发生一定的改变，如引起神经系统功能紊乱、内分泌失衡、器官与系统的支配和调节机能产生障碍等，从而影响人体健康。

5. 生物周期变化

随着人体生理的变化,人的身体机能也会发生变化。当人体生长发育引起的生理变化处于某些特殊阶段时,如性机能的成熟和消退期、更年期等,就容易引发"亚健康"。另外,人体处于生物周期的低潮时,即使是健康人也可能会表现出亚健康的状态。

四、亚健康易感人群

存在易诱发亚健康的因素的人群,通常称为亚健康易感人群。这类人群普遍存在着"六高一低"倾向,即存在着接近疾病水平的高负荷(体力和心理)、高血压、高血脂、高血糖、高血黏、高体重以及免疫功能偏低。有的专家又将其归纳为"一增三减":一增是疲劳增加;三减为:活力减退、反应能力减退和适应能力减退。就年龄而言,40 岁以上的人群中疾病的多种危险因素陡增,亚健康的比例陡增,55 岁前后就明显增多,多数人都具有一种或多种疾病的危险因素,迈向疾病的步伐加快。在某种因素促发下,可能突发重症,甚至猝死。目前,亚健康易感人群主要有以下几种:

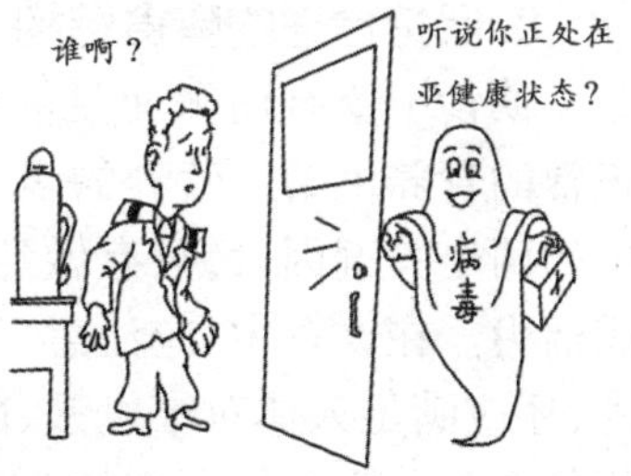

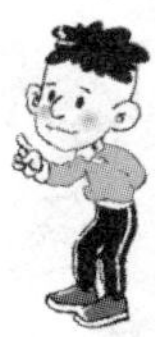

(1)工作紧张或不适应人群,如"三资"企业员工、农民打工者等。

(2)生活不规律人群,如小公司经理、昼夜轮班者、经常出差者等。

(3)烦恼、焦虑人群,如出国者、学生等。

(4)情感空虚、悲观抑郁人群,如下岗者、离婚者、离退休者等。

(5)特殊职业人群,如演员、医护人员、电脑工作者等。

(6)遭遇突发事件人群,如突然遇到失恋、重病以及意外受伤等。

(7)机体生长发育、转折期人群,如儿童、青少年、更年期男女等。

(8)体弱及病后人群,如平素体虚者、大病或重病之后者等。

(9)精神压力过大人群,如公务员、知识分子、成功者等。

五、亚健康的预防

亚健康属于非疾病状态,是介于疾病与健康之间的第三种状态,但它会以其特有的方式,悄悄侵蚀着我们的身体健康。正因为亚健康不是疾病,所以人们不能简单地依靠药物去摆脱它的侵扰,只有通过主动自觉地进行自我调节生活规律,促使人体机能处于一种平衡状态,才能有效预防亚健康的侵蚀,因此,做到

“无病早防”是保障健康的根本所在。为避免亚健康的侵扰，我们在日常生活中应注意以下几点。

1. 形成有规律的生活节奏

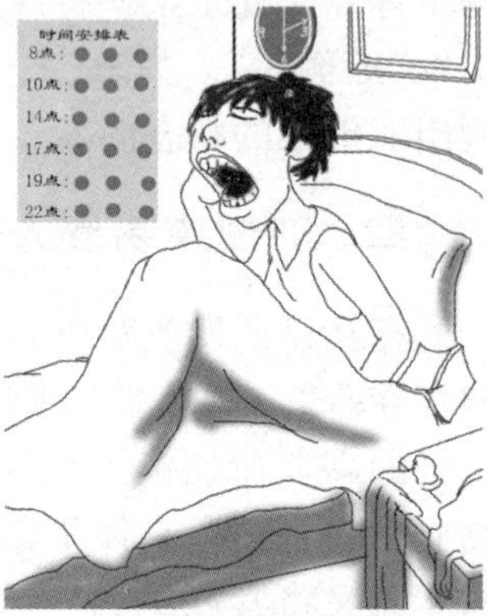

应根据自己的实际情况安排好生活、工作、学习和业余娱乐活动，养成按时休息、按时起床的好习惯，合理安排脑力和体力劳动，学会主动休息、适时参与健康向上的娱乐活动，并保证有充足的睡眠时间，不透支体力，养成不吸烟、少饮酒、多喝茶的好习惯。

2. 保持合理的膳食结构

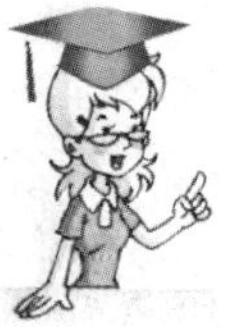

饮食中要有均衡而足够的营养成分，保证机体正常的营养供给。营养的多样化和均衡是健康饮食中的两个关键因素，只有做到这两点，才能使生命充满活力。在饮食中，应注意营养成分的合理搭配，除保证有充足的蛋白质供给外，还应满足人体对维生素、微量元素和纤维素等的需求。因为没有任何一种食物能全面包含人体所需的营养，因而我们在日常饮食中应养成吃多种食物的习惯，以保证人体所需营养的充足供给。西方营养学家从科学均衡营养观念出发，提倡每人每天要吃50种以上食品。同时，在日常饮食中应注意一日三餐的合理搭配，切忌过饥过饱，以确保营养元素供给的平衡。

另外，人们也可根据自身的身体需要进行合理的饮食安排。例如，当劳动强度大时，可适当多吃一些蔬菜水果等碱性食物，以降低血液和肌肉的酸度，起到中和乳酸的作用，从而减轻疲劳感，也可另外多食一些能消除疲劳的食物，如鳝鱼等，以帮助人体消除疲劳；对于脑力劳动或精神极度紧张而疲劳者，可以摄取适当的糖质，如砂糖、牛奶糖、麦芽糖、蜂蜜等，以抑制肾上腺素的分泌，缓解人的紧张程度，促进疲劳消除。

3. 拥有平衡的心态

不良心理因素是导致心理亚健康和躯体亚健康的重要因素之一，因此人们在日常生活中应学会培养健康心理，保持乐观的精神状态和平和的心态。

保持良好的心态是根本

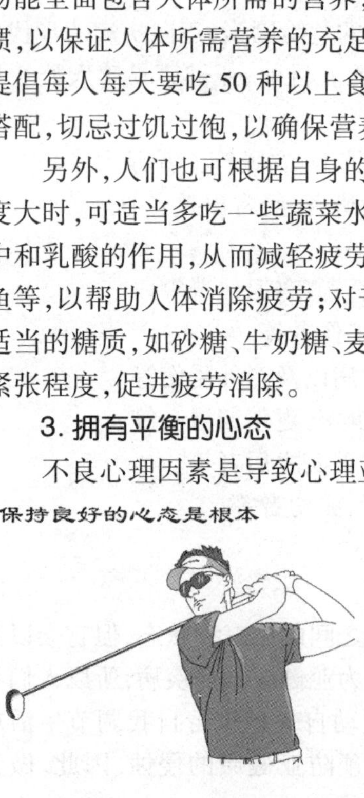

当遇上不良情绪时，应学会多回忆正面的、愉快的生活体验，学会在从生活中寻找快乐，以利于不良情绪的改善。当发现自己与环境不协调时，要学会客观面对现实和得失，尤其应善于以积极的视角看待人生的逆境。当自己的需要得不到满足时，要学会及时调节理想与现实能一致的生活或行为的目标，利于需要的满足。克服不良情绪的产生，要确立切实可行的目标定向，切忌由于自我期望过高、无法实现而导致自我产生不良的心理压力。当在工作或生活中遇到较大压力时，既要能客观认识自己，清楚自己的长处和短处，同时也要学会悦纳自己，善于将压力转换为动力，树立起自尊、自信，做到不自责、不气馁。

另外，学会适度放松自己和合理地发泄自我情绪，如培养兴趣、外出旅游、找人倾吐内心的郁闷和不快等，也是改善情绪、缓解心理压力、平衡形态、保持良好心境的一个有效途径。

4. 坚持适度的运动

生命在于运动，坚持科学、合理、适度的运动，将有助于人体体质的增强，防止疲劳；但人体的运动不适度或运动方式不科学，不仅不利于人体健康，甚至也会对人体构成损害。如运动量过大容易损害健康，使人体产生疲劳；在饥饿或饱食状态下进行运动，则会引发疾病产生。因此，为增强体质、提高对亚健康的预防，应该选择适合自己的运动健身项目和方法，坚持不懈，切忌一曝十寒。

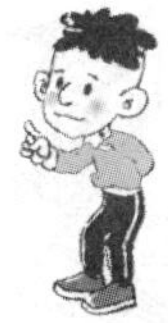

爱心提示

亚健康处理误区

长期休养：一个人如果长期不工作，会使他们担心自己的前途和收入，从而愈加不安，症状也就进一步恶化。从另一方面看，身体本来没有什么疾病，却令其长期休养，会使这部分人更难从疾病的观念中解脱出来，特别是具有疑病素质者，一有闲暇就注意自己的症状，结果很难逃脱症状的束缚。

5. 注意防病养生

在日常生活中，注意防病养生，增强体质，定期进行健康检查，能积极有效地预防人体产生慢性疲劳综合症的产生。尤其在一些严重疾病初愈后，注意调养，进行适当的巩固治疗，并进行相应的补益，能预防疾病的复发。此外，不滥用药物，坚持处方药在医生指导下使用，能有效地防范医源性疾病的发生。

总之，只要人人都注重健康，从现在做起，从自我做起，从日常工作和生活的点滴做起，就一定能摆脱亚健康而享受到真正意义上的健康。

定期检查

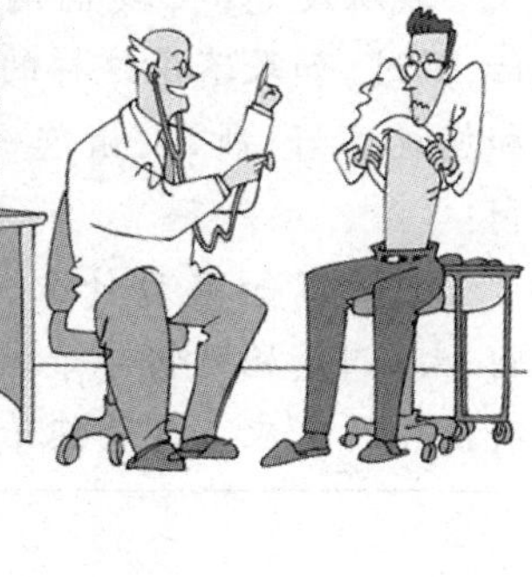

第二章 生理健康

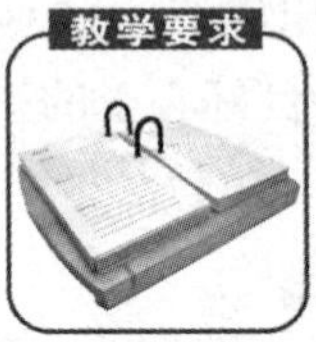

1. 了解中职学生自身生长发育特点、生理变化，让青少年对自己的发育有充分的认识，把自己的行为导向正常轨道；

2. 了解常见疾病和传染病的识别方法，初步掌握常见病的预防，使学生在日常生活中通过所学知识做到少患病、不患病；

3. 了解生活中的各种意外伤害及其有效的预防、处置和急救方法，尽量减少不必要的伤害。

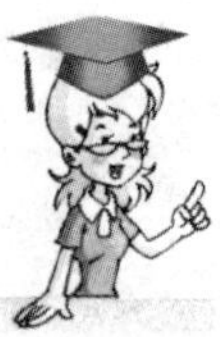

生理健康是学生全面发展、茁壮成长的重要基础。只要拥有健康的体魄，掌握疾病的预防和防范危险的知识，就可以让我们远离疾病的侵扰和意外伤害的威胁，增进健康，提高生活和学习质量。

第一节 青春期发育

大家一起看

“蘑菇”的尴尬

最近不知道怎么搞的，大帅好像是有点病，而且是很严重的“色”病。思来想去，决定向爸爸汇报一下，可怎么开口呢？大帅从抽屉里拿出一张信纸，趴在桌上开始写信。

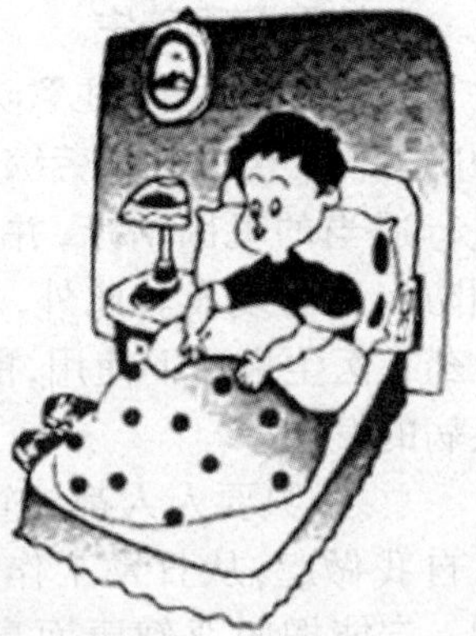

亲爱的爸爸：

我从没想到，我们两个人会用这样的方式说话，不过，如果不用这样的方式，我实在不知道怎么和您说才好，所以，请您一定要仔细看下面的文字啊！

最近不知道为什么，只要一听到或看到乳房啊、大腿啊、屁股啊等等和女性有关的，我的下面就有强烈的反应。老爸您千万不要骂我啊，我不知道自己是怎么了,我知道这样是不好的,但是,我真的无法控制。老爸,你说我是不是有毛病了?

无论如何,请您帮帮我!对了,这是我们两个之间的秘密,拜托您可别告诉妈妈啊!

彷徨、紧张、不安中的儿子

即日

大帅仔细阅读

爸爸的回信

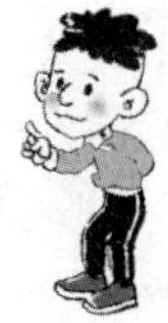

亲爱的儿子:

谢谢你对我的信任,将你最最隐秘的事情告诉我。现在我就把困扰你的问题做如下回答,请仔细阅读。

男孩子进入青春期,或随着体内雄性激素水平的提高,“性”意识开始觉醒,稍微受到一些外界刺激,“小弟弟”便会出现勃起现象,这是非常正常的生理现象。不仅不是病,相反,这正是你性发育成熟的一种标志,也是性激素分泌正常的表现。对此,你要学会坦然处之,无需多虑,更不用怀疑自己有毛病。

亲爱的儿子,你就安心地学习和娱乐吧!

爱你的爸爸

即日回复

同学们:你们曾有过这样的困惑吗?知道自己的身体发生了什么变化吗?

青春期是人一生中非常重要的发展时期,这个时期青少年的生长发育迅速,生殖器官从稚嫩走向成熟,也是从儿童向成年过渡的重要阶段。在这个时期,人的身体形态、生理功能、分泌等,均会发生突如其来的变化,特别是生殖系统。认识这一点,对青少年健康的成长是十分必要的。

一、青春期的三个阶段

世界卫生组织将青春期年龄范围定为10～24岁。我国一般把青春期年龄范围定为10～20岁。其中，10～13岁为青春前期，14～16岁为青春中期，17～20岁为青春晚期。

1. 青春前期

在青春前期，男孩睾丸发育，出现首次遗精，女孩出现月经初潮，是进入青春期的标志。在此以前两年左右，男孩睾丸、阴茎开始发育，身高、体重也迅速增加；女孩最早出现乳房发育，骨盆开始变宽，臀部变圆，身高及体重增长速度超过平均数。

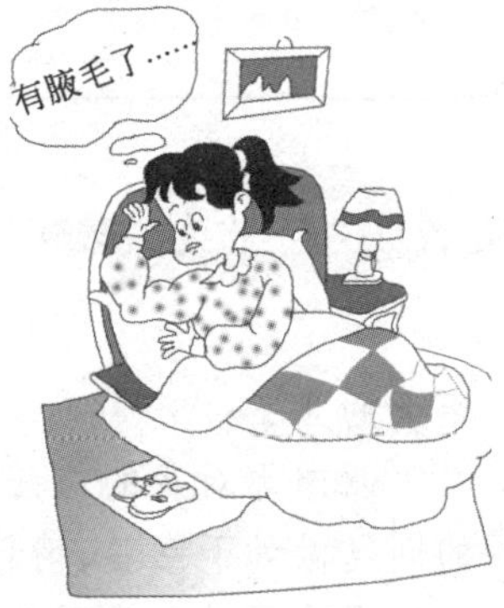

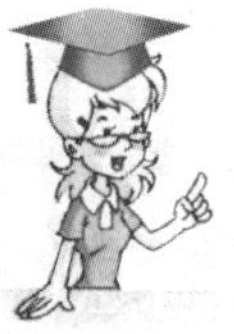

2. 青春中期

青春中期又称性征发育期，在身高剧增的同时，生殖器官及第二性征发育成熟。由于内分泌功能活跃，使其产生性骚动。男子第二性征，包括长出体毛（胡须、腋毛、阴毛）、变声、阴茎和睾丸发育、精液分泌（射精、遗精）、骨骼变硬、肌肉发达、出现男性特有气味等。女子的第二性征包括长出体毛、子宫及卵巢发育、乳房发育、骨盆扩大、皮下脂肪增加、出现女性特有气味等。

3. 青春晚期

青春晚期的特征是性器官发育完全成熟，体格形态发育也完全成熟。青春中期，虽然性器官、第二性征已发育成熟，但要到22～25岁才能完全成熟。人体的骨骼系统，经过青春期的突长之后，到25岁左右，骺软骨停止生长，全部骨化。至此，人体的高度不再增加，循环系统、呼吸系统也同样。青春中期之后心脏的质量及外形接近成人，要迟至35岁左右才能发育完全成熟。呼吸功能，也要到青春后期才能完善。

青春期性发育虽然有一定的规律，但由于地理环境、种族、遗传因素、生活水平、个人体质等因素的影响，每个人的发育也有早有晚，而且顺序的出现也有个体差异。一般来说，发育早或晚一两年都属于正常范围。如果男孩在9岁前，甚至六七岁时就出现遗精；女孩在六七岁就来月经，即为不正常，属于性早熟。如果男孩到18岁，生殖器还没有什么变化；女孩直到十八九岁还不来月经，则属于性晚熟。发现这些情况后，应去医院检查。

二、生理发育特点

1. 生理变化

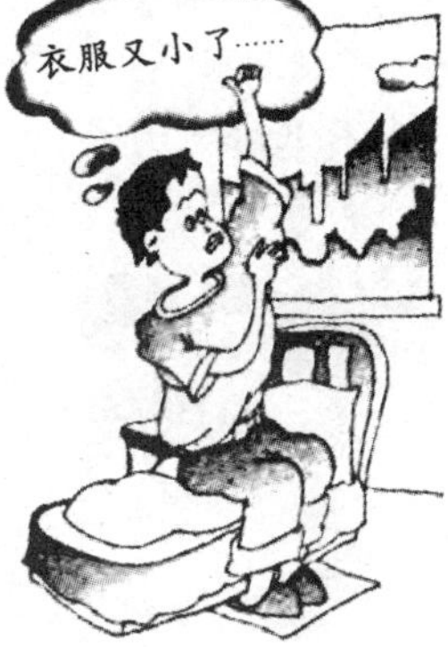

青春期,人体各组织、器官、形态显著变化,各生理功能也发生变化。

(1)体型:身高、体重增长迅速,男生身高增长高峰为14岁,女生体重增长高峰为12岁。

(2)心肺功能:肺活量随年龄的增加而增加,收缩压、舒张压随年龄的增加而增高,心率和呼吸频率随年龄的增加而降低。

(3)运动功能:青春期的速度、肌肉力量、耐力、爆发力、协调性、灵活性等素质均大幅提高,运动能力增强。

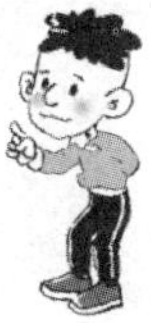

爱心提示

身体长高:青春启动后,身高以每年6~8厘米,甚至10~11厘米的速度增长,尤其是青春期男性身高增长速度较快。

体重增加:青春发育期开始后,体重每年可增加5~6千克,个别可增加8~10千克。

2. 男女差异

青春期发生的生理变化,男女略有差异

(1)在形态发育方面,身高、体重、肩宽、骨盆宽等指标,按不同性别在发育高峰时间及发育量均有明显差异。一般女生发育的突增期在9~11岁,早于男生;而男生的突增期在14~16岁。此后男女间的距离拉开,形成身体高大、肩部宽阔、肌肉发达的男性体型和相对身材矮小、骨盆宽大、臀部丰满的女性体型。

(2)在血压方面,青春后期男性的收缩压升高,脉压增宽;女性则心率较快。在兴奋时,男性容易出现收缩压偏高,而女性多心跳过速。

(3)呼吸系统也有较显著差别。女性胸廓较小,呼吸道口径稍窄,肺活量偏小,呼吸频率快,且多为胸式呼吸。

三、青春期卫生与保健

1. 生殖器卫生

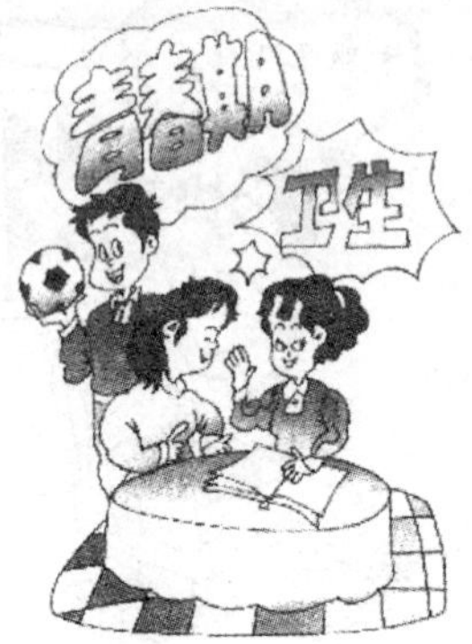

男生要注意：及时清理“卫生死角”，养成天天“打扫”的习惯，用温水清洗，勤换内裤，保持下身的干燥和清爽，不穿紧身的内裤、牛仔裤。若出现不适，不乱投医，不私自乱处理，及时到正规医院就诊。

女生要注意：每日清洗下身、乳头，睡前洗手；常观察月经、白带的情况；穿棉制的内裤，勤换衣服，不穿过紧的裤子；忌长期用护理液，以免打破正常的菌群平衡；注意乳房的卫生保健，不束胸，在乳房发育时就要佩带合适的胸罩。

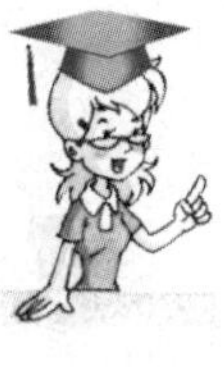

2. 遗精

［案例］ 小强是一个成绩优秀、身体强健的男孩，他喜欢运动，再加上妈妈每天丰富的营养，身体长得高大、健壮。但是近来他似乎心事重重，做什么都无精打采，精神恍惚。原来前几天一个晚上，自己感觉到好像又像小时候一样尿床了，但一摸好像不是湿得那么厉害，赶紧爬起来换了内裤，内心十分不安和恐惧。

遗精是一种生理现象，男孩一般在 14 ~ 16 岁开始出现遗精，几乎每个健康的男孩都会出现，遗精在某种程度上可以解除人体内的性紧张，形成一种生理上的平衡。遗精的原因一般是男子发育进入青春期后，睾丸不断产生精子，精囊腺和前列腺也不断产生分泌物，随着精子和分泌物的不断产生，“精满自溢”。一些学生受到传统观念的影响，加上缺乏科学的性知识，往往会感到恐慌和不安，以为遗精是非常下流的事，有罪恶感，或者觉得遗精会失去身体的精华，伤元气，心理压力越积越重，长久下去会形成遗精恐惧。这种不良的心态会影响中职生正常的学习和生活。

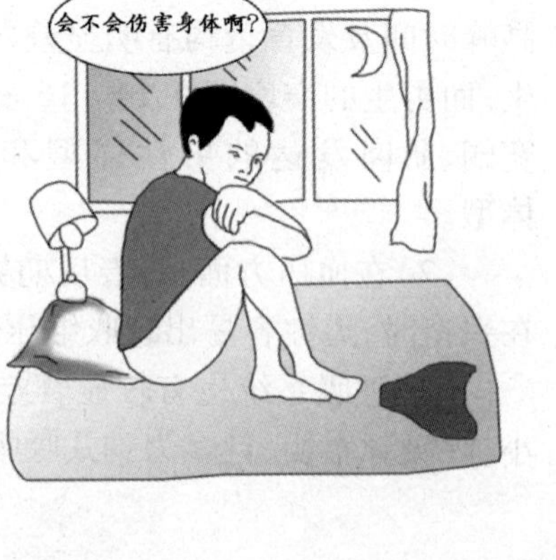

正常的未婚男性每月出现 1 ~ 4 次遗精，或每周遗精一次，若无不适，均属正常现象。如果遗精频繁，就可能属于病理性遗精，应积极治疗。平时为预防频繁遗精，应把注意力集中在学习上，多参加有意义的文体活动，不看色情书画，注意个人卫生，控制手淫习惯，保持良好的睡眠姿势，睡时被子不要盖得过多等。

3. 痛经

有些女青年每逢月经来潮，总会出现小腹部胀痛，严重时会痛得面色苍白、甚至昏厥，这种经期小腹部胀痛的现象，医学上称痛经。

痛经可分为原发性痛经和继发性痛经。原发性痛经是指生殖器官无器质性病变的经期腹痛；而继发性痛经是指生殖器官存在某些疾病引起的月经来潮时腹痛。

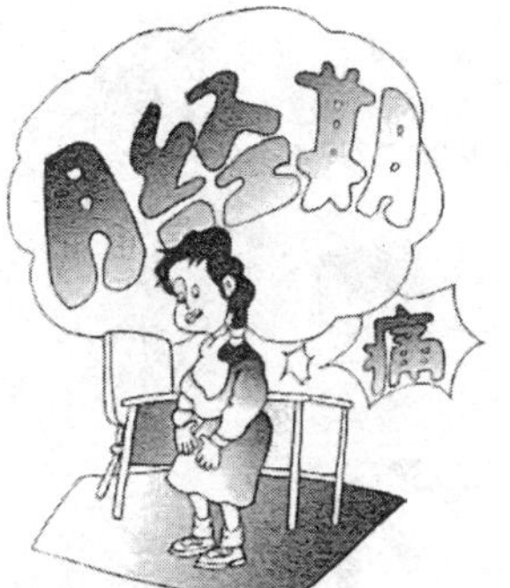

少女痛经虽不是什么大病，但会引起身体不适，影响学习和生活。如是继发性的，应到医院接受治疗；如是原发性的，可通过自我保健缓解症状。

在经期或经期前忌食生、冷食品，不要下水，避免寒冷。同时要放松情绪，摆脱痛苦烦恼，做到睡眠充足。

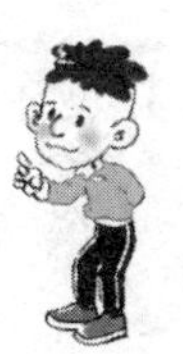

常对下腹部进行按摩，对防治痛经有一定的帮助。如果腹痛剧烈，可服止痛片，例如解痛片、阿托品片等。服用一些中药或中成药也有较好的效果，如益母草冲剂等。生姜 3 片、赤砂糖或红糖 30 克，煎汤热服，如加艾叶 9 克共煎，止痛效果更好。

4. 新生命的诞生

男女经过青春期发育达到性成熟后，便具备两性结合产生新生命的能力。新生命产生的过程包括受精、着床、妊娠、胎儿的成长和分娩等。

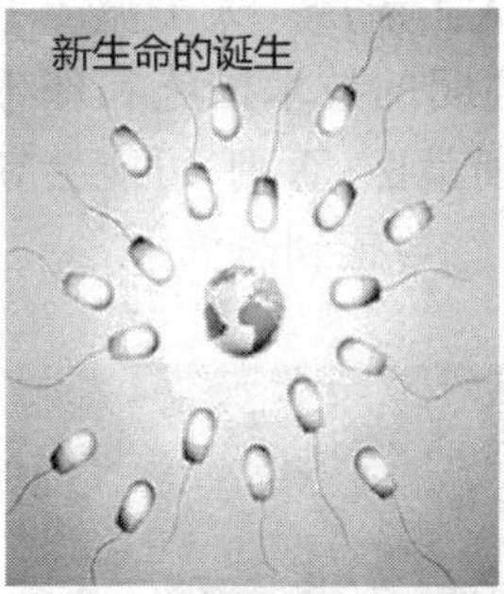
新生命的诞生

成熟的精子与卵子互相结合，成为一个新的细胞，称为受精卵。这一结合的过程称为受精。成熟的女性在每个月经周期的排卵期间，都有一个成熟的卵子从卵巢排出。在男性射精，精液进入阴道后，精子借其尾部的运动向输卵管内游动，与卵子相遇，即发生受精。

性别是由染色体决定的，女性为两条相同的性染色体，即 XX；男性为两条不同的性染色体，即 XY。如果含有 X 性染色体的精子与卵子结合成受精卵，发育成的子代就是女孩(XX)；如果含有 Y 性染色体的精子与卵子结合成受精卵，发育成的子代就是男孩(XY)。由此可见，一对夫妻生男还是生女取决于丈夫。

完成受精后，在子宫内膜着床，从母体获得营养得以继续生长发育，并逐渐分化成许多不同的组织和器官。妊娠前 8 周为胚胎期，9 ~ 40 周为胎儿期。经安全分娩，新的生命诞生。

5. 意外怀孕

（1）早孕的识别

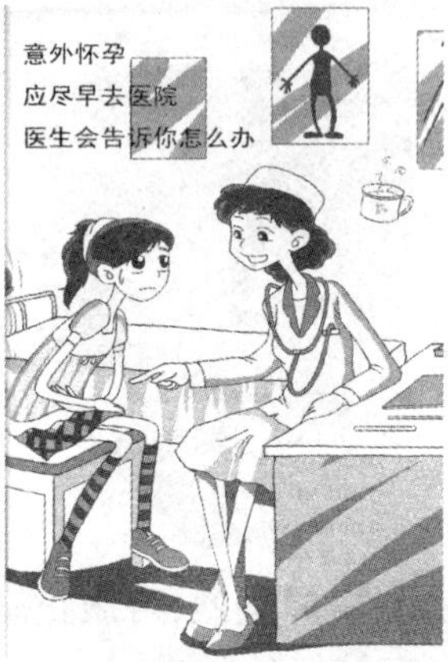

①停经。停经是怀孕早期最早、最重要的信号。如果月经过期10天以上，应疑为怀孕；如果停经超过2周以上，建议到医院检查原因。

②早孕反应。

a. 多数妇女怀孕6周以后可出现头晕、乏力、嗜睡、食欲不振、偏食（如特别喜欢吃酸性食物）、厌油腻以及不同程度的恶心、呕吐、腹胀和便秘等现象。呕吐多在清晨或空腹时发生。

b. 排尿次数增多。怀孕8周以后，可能有排尿次数增多的现象。

c. 乳房变化。乳房在雌激素和孕激素的共同刺激下逐渐增大并有胀痛感觉，乳头和乳晕部颜色加深变黑等现象。

d. 基础体温变化。妇女正常的体温在排卵前较低，排卵后升高。如果月经到期未来潮，体温升高后不再下降，并保持18天以上，怀孕的可能性较大。

（2）人工流产

在违愿怀孕的情况下，大多数女性选择终止妊娠，即人工流产。人工流产手术在怀孕3周内进行危险性较小。超过3个月，就需要高明的技术措施和理想的手术条件了。切勿因惧怕、羞愧，隐瞒或擅自到私人诊所就医，否则，可能会导致严重后果。

人工流产的方法很多，主要有以下几种：

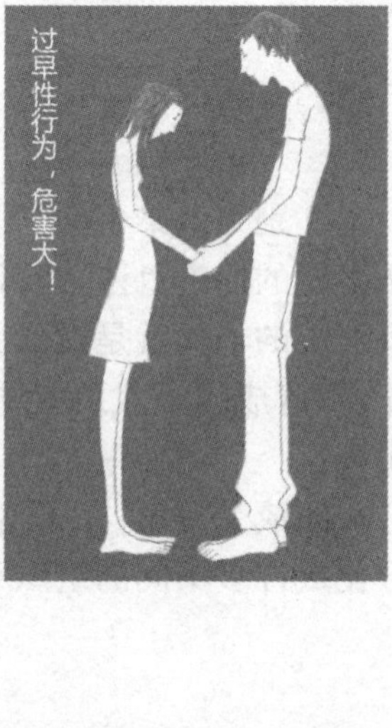

①刮宫。这是早期人工流产最常采用的方法，一般在怀孕3个月以内使用。

②人工流产吸引器。即插入吸管吸出胚胎组织，其优点是组织损伤较小，手术时间短。但怀孕时间超过2.5个月以上就不易吸净。

③药物。效果不十分理想，而且也有一定的危险性。

④手术。若怀孕3个月以上需要终止妊娠时，就要通过手术来把胎儿取出。

妊娠早期作人工流产的危险性和副作用较少，但刮宫、吸引器堕胎等人流术有造成大出血、子宫穿孔等危险。刮宫时,外来的或阴道内的细菌有可能被带到子宫腔内而引起盆腔炎症,如果治疗不及时还会变成慢性盆腔炎,出现腰痛、腹痛、白带增多等症状。虽然有些人在人流术后没有不适反应,但人流术毕竟扰乱了身体的正常生理过程,会导致月经不调、月经少等现象,也可能发生肥胖、记忆力减退等内分泌紊乱的症状。

因此,应尽量避免人工流产,防止婚前性行为。不要因一时的感情冲动,轻率地作出危害自己健康的举动。作为男生,不可为满足自己的性欲望而牺牲女方,应尊重女方的权益,为对方负责;作为女生,不可轻易将自己"献"上,必须维护自己的尊严和健康,如果对方提出有违自己意愿的要求,要勇敢说"不",坚决说"不"。

爱心提示

苏联著名教育学家马卡连科指出:"少女过早地开始性生活,不仅在身体和精神上留下创伤,而且产生复杂的、病态的心理。'审视的'目光从各方面向她投来,有的是羞辱,有的是下流猥亵,有的是同情,有的是谴责。所有这些目光都有一个共同的含义,那就是认为她有罪。它们使少女时时忘不了自己的痛苦,使她对自己的失身无休无止地反省。"

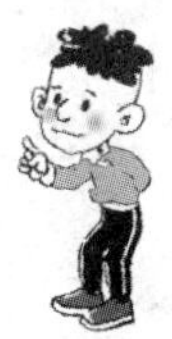

第二节　常见疾病的识别与预防

大家一起看

一天,校医务室来了位女生,说同寝室的同学肚子痛,想买点胃药和止痛片。医生极负责任,要求同学一起来检查后再给予开药。检查发现,该同学自述上腹部疼痛,但右下腹麦氏点压痛明显,医生考虑是阑尾炎的可能性最大,建议马上去医院检查,经急诊手术确诊为化脓性阑尾炎。医生说还好早点到医院,假如按胃病治,可能会使阑尾穿孔,引起腹膜炎,那样后果就严重了。医生还建议出现腹痛时不要自行服用止痛药,应立即就诊。

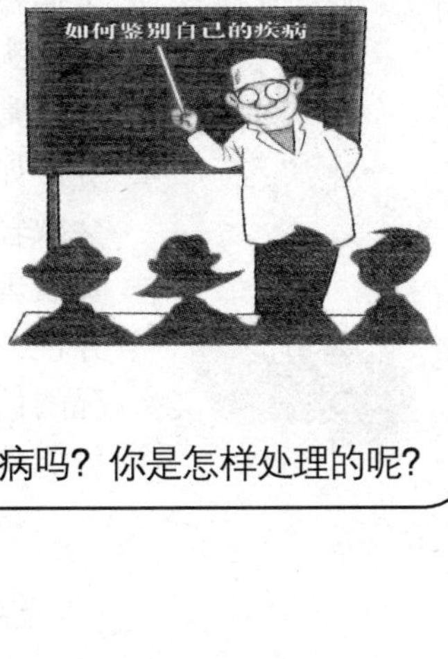

当你身体出现不适症状时,能初步识别是什么病吗?你是怎样处理的呢?

一、常见症状的特点与辨别

1. 发热

(1)概述

健康成人的体温相对恒定，正常口腔温度为36.3～37.2℃，昼夜间有轻微的波动，早晨稍低，下午稍高，进食、剧烈运动、劳动、情绪激动等也可使体温暂时升高。一般来说，口腔温度在37.5℃以上，直肠温度在37.8℃以上为发热。

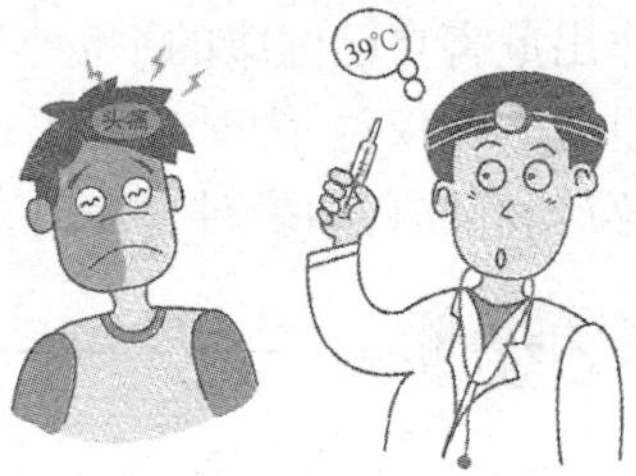

(2)分类与鉴别

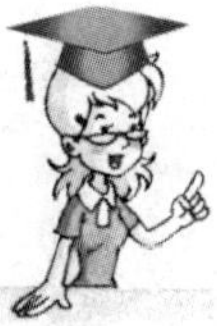

临床上急性发热疾病较常见，且不少为高热，按病因可分为感染性发热和非感染性发热。感染性发热是由病毒、细菌、螺旋体及寄生虫等病原体引起的发热，如：感冒、胆囊炎、疟疾等。非感染性发热是由过敏或变态反应、结缔组织病、血液病、组织坏死与血液分解产物的吸收、理化因素、恶性肿瘤等引起的发热，如风湿热、急性系统性红斑狼疮、急性白血病等。

2. 头痛

(1)概述

头痛是许多疾病的常见症状，通常是指眉毛和发际以上头颅部有急性突发或慢性复发的疼痛。

(2)分类与鉴别

头痛可分为牵引性疼痛、牵涉性头痛、脑膜刺激性头痛、神经刺激性头痛、血管性头痛、精神性头痛等。头痛不一定是由中枢神经系统疾病引起，我们应根据头痛特征，包括头痛发生的缓急、部位、时间、程度、伴发症状及头痛的激发、加重和缓解因素等进行鉴别。青少年头痛最常见的原因有感冒、发热、失眠、情绪紧张、情绪波动等。如感冒、发热可引起头痛，但随病情的好转头痛症状会减轻或消失，无明显特异性。头痛也可为某些疾病的主要表现，如偏头痛、三叉神经痛等。此类头痛有显著的特异性，对提示诊断有重要意义。头痛有时也是某些特殊情况的信号，如高血压动脉硬化患者突然发生剧烈头痛时，可能是脑血管意外的前兆，应引起关注。

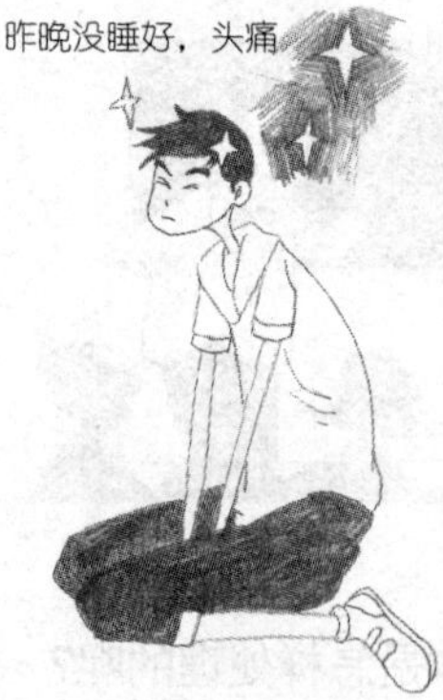

3. 胸痛

(1)概述

胸痛是指病人感觉发生于胸部的疼痛。临床最常见的器质性病因有胸壁疾患、心血管疾患、呼吸系统疾患、上腹部疾患等;非器质性或功能性病因有自主神经功能紊乱、心脏神经官能症等。常见于急、慢性皮肤或皮下组织感染性炎症、肋骨骨折、肋间神经痛、心绞痛、食管炎、急性胸膜炎、自发性气胸、急性肝炎等疾病。

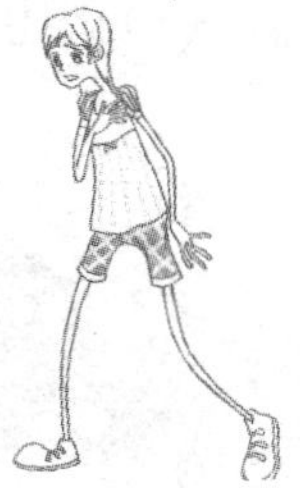

爱心提示

青少年出现胸部剧烈疼痛,伴有上呼吸道感染史,深呼吸时咳嗽加剧,应去心血管内科就诊;局限于一侧的锐痛、酸痛,应去呼吸内科就诊;间歇性、部位不固定的深部疼痛,伴刺激性干咳、咯血应去胸外科或肿瘤科就诊;伴寒颤、高热应去呼吸内科就诊;伴沿肋间带状疱疹应去皮肤科就诊。

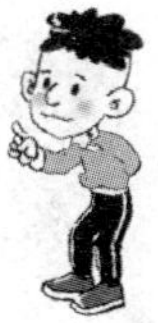

(2)分类与鉴别

胸痛主要有隐痛、闷痛、刀割样痛、过电样灼痛、烧灼样痛、撕裂样剧痛等。对胸痛患者,应详细了解其病程、胸痛的部位、性质、疼痛持续的时间,以及影响胸痛的因素、伴随症状等。

4. 腹痛

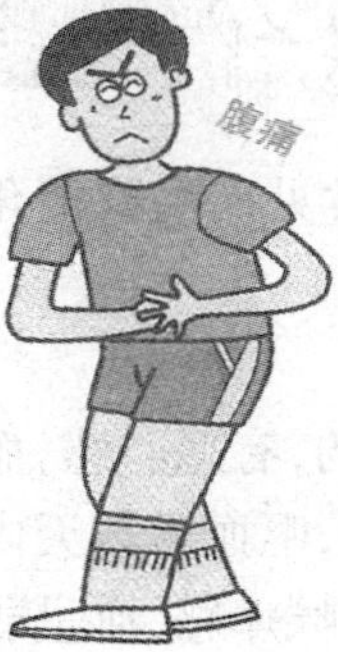

(1)概述

腹痛指腹部的胀痛、绞痛、钻顶样疼痛、隐痛及烧灼痛等,是一种常见的临床症状。按照起病的急、缓程度可以分为急性腹痛和慢性腹痛。急性腹痛的特点是发病急、变化快、病情重、病因复杂、定位不十分准确。常见于急性胃炎、急性肠炎、急性肝炎、急性胆囊炎、急性胰腺炎、急性阑尾炎、急性腹膜炎、十二指肠溃疡穿孔、急性肠梗阻、胆道蛔虫症、胆结石、肾与输尿管结石、肝脾破裂、宫外孕及痛经等疾病。慢性腹痛的特点是起病缓、病程长,或继发于急性腹痛之后、定位准确。常见于慢性肝炎、肝癌、慢性胆囊炎、胆石症及溃疡病等疾病。

(2)鉴别

明确诊断需详细了解疼痛的特点,包括发作时间、持续时间,疼痛部位,有无放射痛,疼痛性质及程度,是持续性疼痛,还是阵发性疼痛等。诱发因素包括:有无进食油腻食物、酗酒、腹部手术、腹部是否受外力的作用等。

5. 咳嗽

(1) 概述

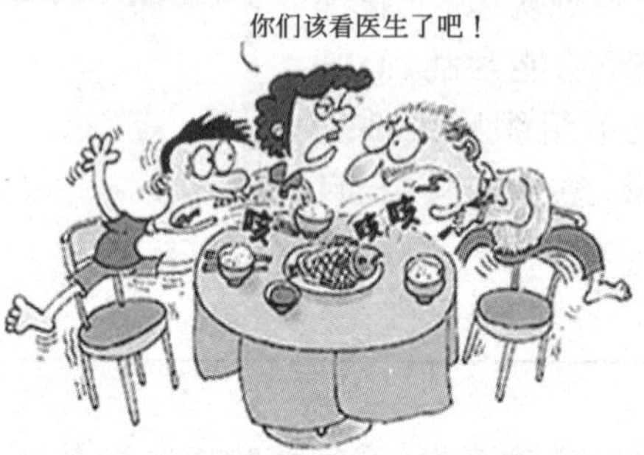

咳嗽是呼吸系统疾病的最常见症状之一。当耳、鼻、咽、喉、支气管、胸膜、肺等由于炎症、淤血、物理、化学或过敏等因素刺激时，就会引起咳嗽。

(2) 鉴别

能引起咳嗽的病因很多，急性发生的咳嗽(少于3周)，常见于感冒、急性鼻窦炎、过敏性鼻炎、肺炎等；骤然发生的咳嗽，常见于支气管内异物；慢性发生的咳嗽(多于3周)，常见于慢性支气管炎、肺结核、支气管哮喘等。咳嗽无痰或痰量很少为干咳，常见于急性咽喉炎、支气管炎的初期。

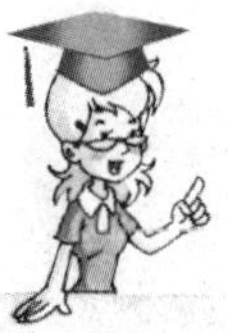

6. 咯血与呕血

(1) 概述

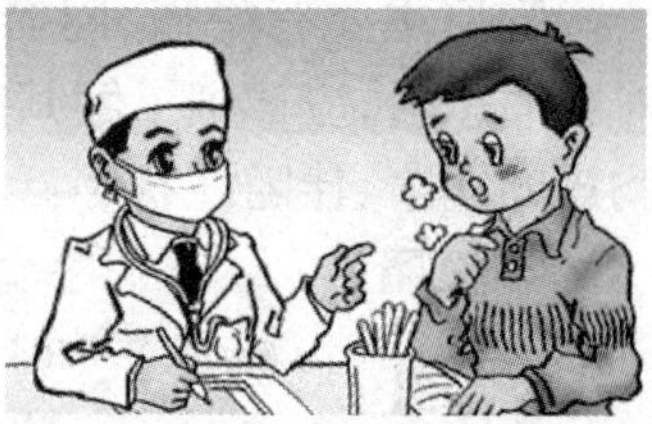

喉部以下的呼吸道出血，经口腔咯出，称为咯血。常见引起咯血的疾病有支气管扩张、支气管肺癌、急慢性支气管炎、肺结核、肺炎、肺脓肿、急性左心衰竭、左房室瓣狭窄及部分先天性心脏病。此外，在白血病、再生障碍性贫血及弥漫性血管内凝血以及抗凝药物治疗时也可能咯血，上消化道出血，经口腔呕出为呕血，出血处多位于食管、胃及十二指肠。常见疾病有消化道溃疡、出血性胃炎、肝硬化等。

(2) 分类与鉴别

咯血和呕血可根据下列情况加以区分：呕血时，血是呕出的，有恶心感，血大多呈酸性，色多暗红或呈咖啡色，有时会混有食物，易凝成块状，呕血后数天内常有黑便排出，既往有胃病或肝病病史。咯血时，血是咯出的，有喉痒感，血呈弱碱性，泡沫状，色鲜红，常混有痰液，咯血后数天内仍常有血痰咯出，既往有肺部疾病或心脏病史。

7. 便血

(1) 概述

血液从肛门排出，大便带血或全为血便，色鲜红、暗红或呈柏油样，称为便血。一般来说，下消化道（特别是结肠与直肠）出血较为常见。常见引起便血的疾病有痔疮、胃溃疡、急性细菌性痢疾、肠结核、血液病等。

爱心提示

发现出血情况应及时就医。避免情绪激动，消除恐惧和紧张心理，呕血、便血者应禁食，咯血者禁食刺激性食物，避免剧咳或用力排便，大量咯血时应注意保持呼吸道通畅，防止窒息。尽量不用镇咳、麻醉和镇静剂。

（2）鉴别

便血的颜色取决于消化道出血的部位、出血量以及血液在肠道停留的时间。便血伴有呕血提示上消化道出血，上消化道出血所排出的多是暗红色的血或呈柏油样黑便，而下消化道出血所排出的多是鲜红或较鲜红的血。

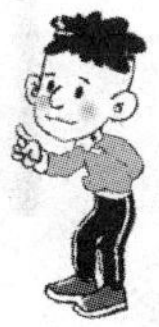

8. 血尿

（1）概述

尿液中含有较多的红细胞称为血尿。仅在显微镜下才发现红细胞者，称为“镜下血尿”。肉眼即能见尿色呈“洗肉水”样或血样，甚至有凝血块者，称为“肉眼血尿”。引起血尿的常见疾病有泌尿系统各部位的结石、炎症、结核、肿瘤、外伤及肾炎、血小板减少性紫癜等。

（2）鉴别

诊断血尿患者，首先根据病史、体格检查及尿检等基本资料，确定是否为血尿以及出血的可能部位，再根据其伴随症状，估计可能是哪一类疾病（如炎症、结石、肿瘤），然后进行必要的检查，如尿培养、膀胱镜检查、泌尿系统 X 线平片、造影、肾穿刺活检等，进一步明确病变的部位及性质。

二、上呼吸道感染

1. 概述

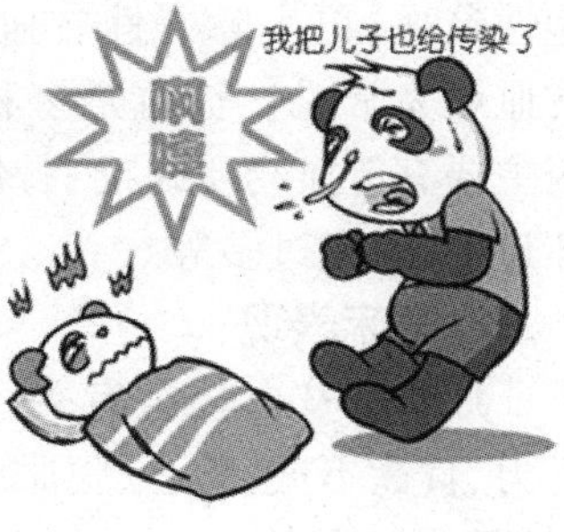

急性上呼吸道感染是鼻腔、咽或喉部急性炎症的统称，是一种最常见的呼吸道疾病。常见病因为病毒感染，少数由细菌引起。全年皆可发病，以冬春季节多发，可通过含有病毒的飞沫或被污染的用具传播，具有较强的传染性。不及时治疗可引起鼻窦炎、气管—支气管炎、风湿病、肾小球肾炎、心肌炎等并发症，需引起注意。

2. 临床表现

(1)普通感冒。俗称“伤风”，起病较急，初期有咽干、咽痒，发病同时或数小时后，可出现喷嚏、鼻塞、流清水样鼻涕等症状，2~3天后鼻涕变稠。可伴咽痛、少量咳嗽等。一般无发热及全身症状，如无并发症5~7天后痊愈。

(2)病毒性咽炎、支气管炎。急性病毒性咽炎临床特征为咽部发痒和灼热感，疼痛不突出。急性病毒性支气管炎临床表现为咳嗽、无痰或痰呈黏液状，伴有发热和乏力、声嘶、胸痛。

(3)细菌性咽—扁桃体炎。起病急，明显咽痛、畏寒、发热，体温可达39℃以上。检查可见咽部明显充血，扁桃体肿大、充血，可有颌下淋巴结肿大、疼痛。

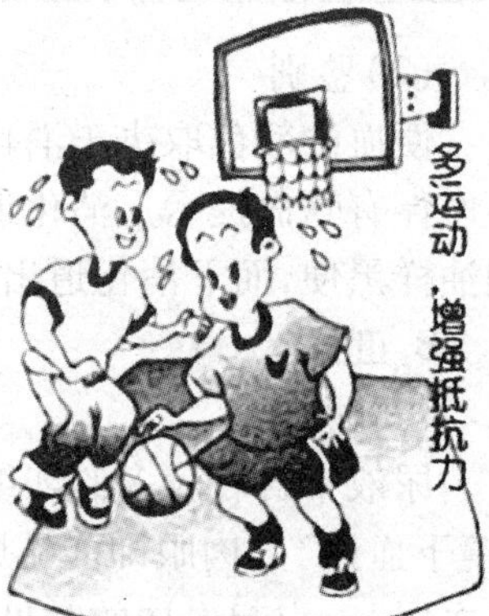

3. 治疗

以中医治疗和对症处理为主。病情较重或发热者应卧床休息，忌烟，多饮水，室内保持空气流通。如有发热、头痛，可选用解热止痛片。中成药对上呼吸道感染有其独到之处，单纯的病毒感染一般可不用抗生素。

4. 预防

坚持体育锻炼、提高机体预防疾病能力及对寒冷的适应能力；做好防寒工作，生活有规律，避免过度疲劳；注意呼吸道病人的隔离，防止交叉感染等。

三、贫血

1. 概述

贫血是指外周血液血红蛋白含量成人男性小于120g/L、女性小于110g/L，主要有缺铁性贫血、巨幼细胞性贫血、再生障碍性贫血、溶血性贫血等，以缺铁性贫血最为常见。贫血是多种疾病引起的一组症状，病因主要有造血物质缺乏、骨髓造血功能障碍、红细胞破坏过多、失血过多等。

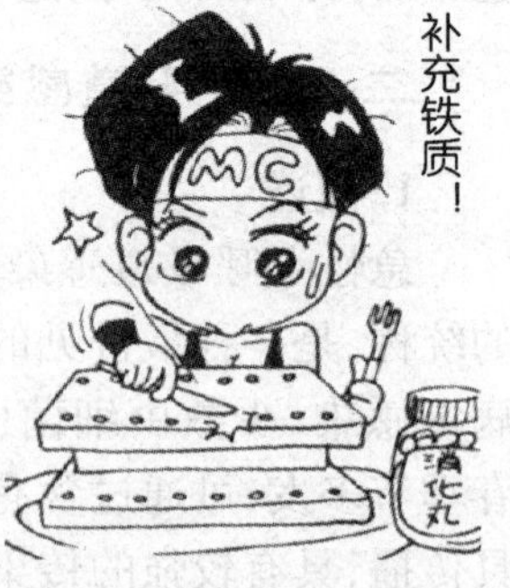

2. 临床表现

症状与贫血轻重有关，可表现为皮肤苍白、头晕、乏力、食欲不振、恶心、腹胀、腹泻、心悸、气短、心脏杂音等，重者可引起心力衰竭、肾功能改变。

3. 治疗

(1)去除病因。在贫血原因明确之前,盲目给药大多无效,反而会造成诊断上的困难。

(2)补充造血要素。缺铁性贫血和营养性巨幼细胞贫血,补充造血要素,如铁剂、维生素 B_{12}或叶酸等,可以获得良好效果。

(3)输血。必须严格掌握指征。一般慢性贫血,血红蛋白在60g/L以上,无明显症状,就不必输血。

四、慢性胃炎

1. 概述

胃炎是一种由不同病因引起的胃黏膜炎症。按发病的缓急分为急性胃炎和慢性胃炎。慢性胃炎是胃黏膜上皮遭到幽门螺杆菌感染、物理及化学损伤(长期饮浓茶、酒或吃过于粗糙的食物等)、自身免疫性疾病长期侵袭而发生的持续性慢性炎症性改变。发病率在各种胃病中占首位。慢性胃炎通常指慢性浅表性胃炎和慢性萎缩性胃炎。

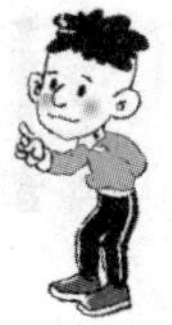

2. 临床症状

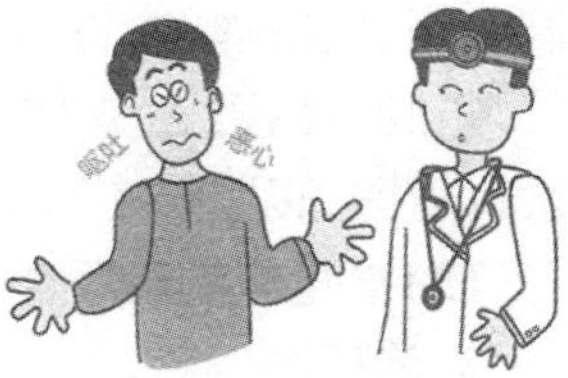

慢性胃炎病程迁延反复,大多无明显病状。部分患者表现为上腹饱胀不适、隐痛、嗳气、反酸、食欲不振、恶心、呕吐等。慢性萎缩性胃炎出现明显厌食、贫血及体重下降等症状时,往往被疑为胃癌。慢性胃炎多数无明显体征,部分患者上腹部或中上腹可有轻压痛,少数萎缩性胃炎患者还可出现舌炎、贫血、反甲等。

3. 治疗

慢性胃炎目前尚无特效药物。应注意饮食起居,症状明显时可用药物治疗。

(1)消除病因。消除口腔及上呼吸道感染。

(2)饮食疗法。活动期半流质或软食,忌酒烟,避免过于油腻及刺激性食物,生活有规律,保持心情愉快等。

(3)药物治疗。根据病情可选用硫糖铝、胶体次枸橼酸铋、胆甲氧氯普胺、普瑞博斯等药物。HP感染引起活动性胃炎,应予灭菌治疗。

(4)手术治疗。萎缩性胃炎重症不典型增生,尤其在幽门部位者,经内科治疗无改善,应考虑手术治疗。

4. 预防

注意饮食卫生及口腔卫生,避免对胃黏膜有刺激的饮食和药物,戒烟酒。患急性胃炎时应彻底治愈,以免转为慢性胃炎。积极治疗浅表性胃炎以免发展为萎缩性胃炎。对肠上皮化生及不典型增生者,应及时复查以防癌变。

五、消化性溃疡

1. 概述

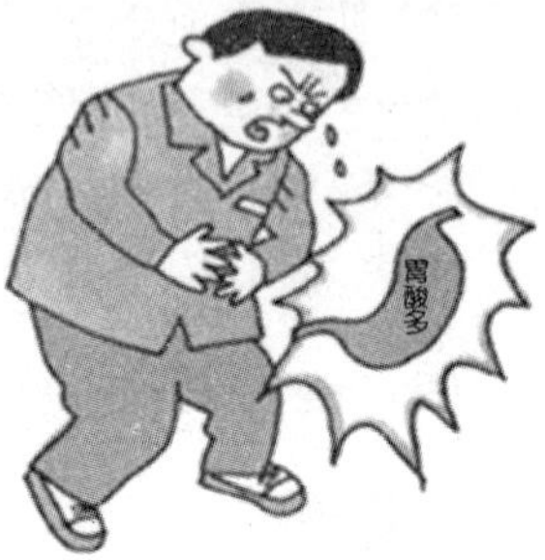

消化性溃疡主要是指发生在胃和十二指肠球部的慢性溃疡,溃疡的形成与胃酸和胃蛋白酶的消化作用有关。本病为常见病,发病率大约占人口的10%,以男性多见。临床上十二指肠溃疡较胃溃疡多见,多发生于青壮年。消化性溃疡比较明确的病因有胃酸分泌过多、幽门螺杆菌感染、精神神经因素、服用非甾体消炎药等,引起黏膜自身消化从而形成溃疡。

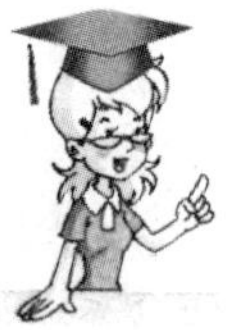

2. 消化性溃疡的临床特征

(1)慢性周期性发作。病程较长,发作期与缓解期交替,以秋冬及冬春为好发季节。

(2)上腹痛多呈节律性。上腹痛是消化性溃疡的主要症状,多为钝痛、灼痛、胀痛、饥饿痛等,胃溃疡表现为餐后0.5~1小时疼痛,至下次进餐前消失。十二指肠溃疡则表现为饥饿痛,进食后缓解。除上腹疼痛外,还可有恶心、呕吐、嗳气、返酸、腹胀等症状。

(3)消化性溃疡严重者可发生上呼吸道出血、幽门梗阻、穿孔、癌变等并发症。

3. 治疗

溃疡病首选内科治疗。治疗的原则是消除症状,促进溃疡愈合,防止并发症,预防复发。

(1)一般治疗

饮食宜少食多餐,所用的食物要易于消化,避免辛辣、过咸食物及浓茶、咖啡等饮料。戒烟酒,避免对胃黏膜有损伤的药物。要避免过度劳累和精神紧张,必要时可适当使用镇静药品。

(2)药物治疗

①抗酸剂:如氢氧化铝、氧化镁、三矽酸镁等;复合制剂有胃舒平、胃得乐等。②抑制胃酸分泌及减少胃黏膜损害药物:可选用普鲁本辛、奥美拉唑、雷尼替丁、法莫替丁等。③消灭幽门螺旋杆菌:可采用“三联”疗法,即奥美拉唑或胶体次枸橼酸铋(CBS)加两种抗生素(如克拉霉素或阿莫西林加甲硝唑)治疗以减少溃疡复发。

(3)手术治疗

手术适应症为:大量出血经内科紧急处理无效时;急性穿孔;器质性幽门梗

阻;胃溃疡疑有癌变;内科治疗无效的顽固溃疡。

六、尿路结石

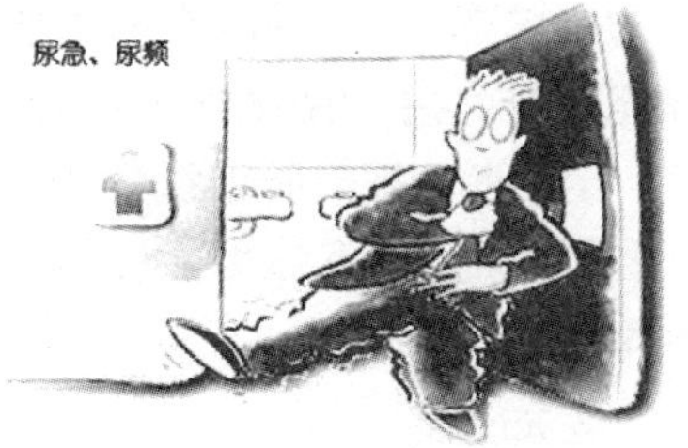

1. 概述

尿路结石是泌尿系统的常见病之一。结石可发生于尿路的各个部位,但多数原发于肾和膀胱。

2. 临床表现

(1)患侧肋脊角或上腹部持续或反复出现的胀痛或钝痛。输尿管痉挛可引起肾绞痛,患侧肾区有叩击痛,输尿管点或膀胱区有压痛。

(2)尿血。

(3)尿路感染症状,如尿频、尿急、尿痛等。

3. 治疗

保证充分饮水,多做跳跃运动,调整饮食结构,对于草酸钙结石,应避免进食菠菜、番茄、土豆等高草酸食物,以及牛奶、奶酪等含钙高的食物。高尿酸血症时避免进食动物内脏、鱼和咖啡等。根据病情不同还可采用溶石疗法、体外超声波碎石法及手术治疗。

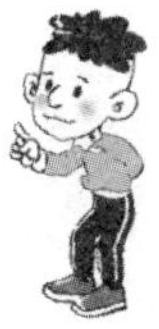

爱心提示

晚餐食物中的钙质,除了一部分钙被小肠吸收利用之外,另一部分就要进入泌尿道排出体外。人的排钙高峰常常是在餐后的4~5小时,如果晚餐吃得过晚,当排钙高峰到来时人已熟睡。这样,尿液便会潴留在尿路中,沉积下来形成小晶体。久而久之,逐渐就会扩大,形成尿路结石。

七、急性阑尾炎

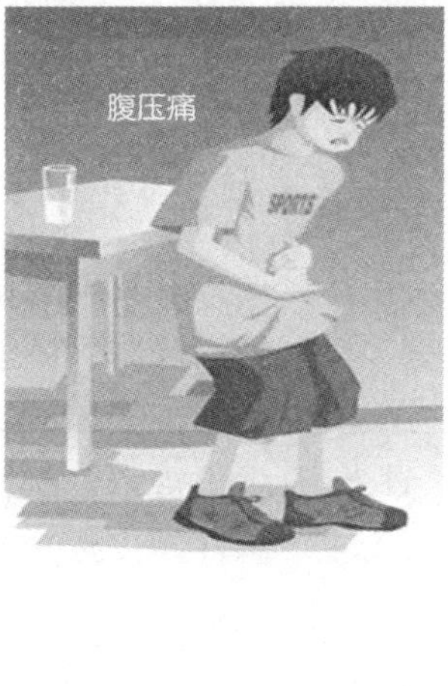

1. 概述

急性阑尾炎是临床最常见的外科急腹症之一。常因阑尾自身扭曲或腔内梗阻致远端腔内感染引起。可分为急性单纯性阑尾炎、化脓性阑尾炎和坏疽性阑尾炎。

2. 临床表现

典型的临床表现为转移性右下腹痛。开始患者自觉心窝部或脐周隐痛,逐渐加重,常伴有恶心呕吐,经数小时后，腹痛转移至右下腹，呈持续性、阵发性加剧。有一部分病人，腹痛初期为全腹痛，逐渐局限在右下腹；也有开始即在右下腹者，因此没有典型的转移痛不能排除急性阑尾炎的可能。查体发现右下腹压痛，通常以“麦氏点”为明显（即右髂前上棘与脐连线的中外1/3交界处）。若不仅有右下腹压痛，且有肌紧张和反跳痛，则炎症可能已累及腹膜。血常规检查：白细胞总数及中性粒细胞比例增高。

3. 治疗

（1）手术治疗。不论何种类型的急性阑尾炎，原则上均应早期施行阑尾切除术。

（2）保守治疗。急性单纯性阑尾炎或伴有不能耐受手术治疗的疾病时，可采用保守治疗，但须密切观察病情变化，如出现穿孔先兆时应及时手术。

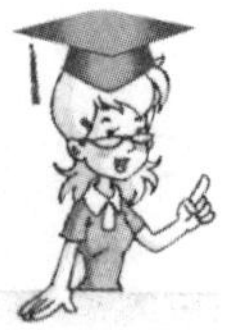

八、青春痘

1. 概述

即痤疮，俗称“粉刺”，是一种常见的毛囊、皮脂腺的慢性炎症。多发生在青春发育期，以面部多见，也可发生在前胸和后背皮脂腺分泌较多的部位，油性皮肤的人更加严重。特点为粉刺、丘疹、脓疱、结节和囊肿。

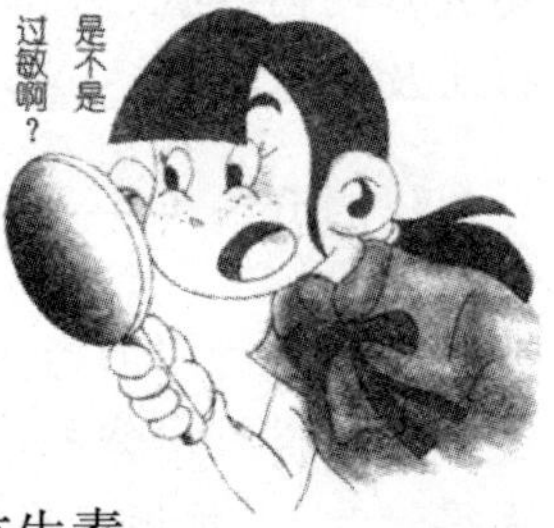

2. 治疗

症状轻者只需调控饮食，或外涂药膏，重者可加服抗生素。

3. 预防

饮食以清淡为宜，忌食辛辣、油腻等刺激性食物，戒烟酒，保持大便通畅，注意面部清洁，少用或不用化妆品。

九、湿疹

1. 概述

湿疹是一种常见的过敏性皮肤病，可发生在身体任何部位，但好发于面部、头部、耳周、腋窝、肘窝、阴囊、外阴及肛门周围等部位，发病原因未明了，过敏体质可能是发病的主要原因。食物中的蛋白质（如鱼、虾、蛋）、化学物品、动物皮毛、日光、寄生虫等都是诱发的因素。湿疹可分为急性和慢性两种。临床特征以瘙痒为主。急性期皮疹呈对称性分布，渗出比较严重。慢性湿疹皮疹呈“苔藓样”，病情易反复。

2. 治疗

去除病因。口服抗组胺药物（如西替利嗪）等，急性期外涂炉甘石洗剂，慢性期可适当选用氧化锌糊剂、皮质激素类乳膏（如皮炎平）等外涂。

3. 预防

忌食致敏及刺激性食物；避免肥皂水、热水过度擦洗，禁止搔抓皮肤；多吃蔬菜、水果；内衣以纯棉制品为宜；保持心情舒畅。

十、疥疮

1. 概述

疥疮是由于疥虫感染皮肤引起的皮肤病，可通过密切接触，如性接触，使用病人用过的衣服、被褥、鞋袜、枕巾等传染传播，往往在一家人或集体宿舍中相互传染。

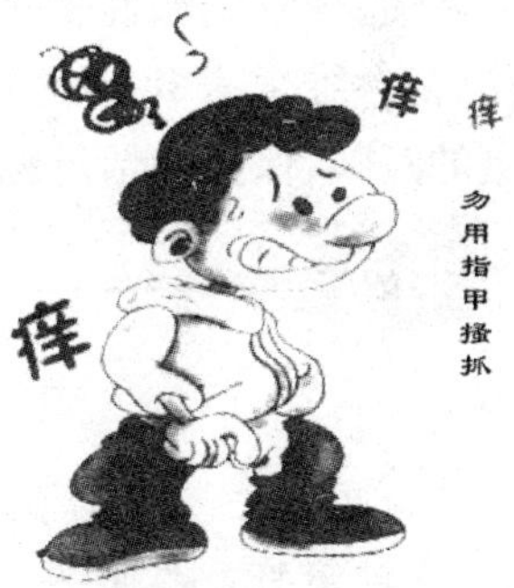

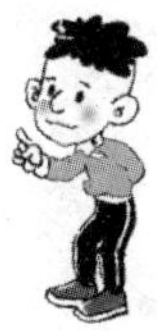

2. 主要症状

(1) 夜间阵发性剧烈瘙痒。

(2) 手指缝可见疥虫掘的隧道，长2～4mm，呈灰褐色不规则曲线。

(3) 好发于皮肤薄嫩的地方，尤其是在手指缝、小腹部、乳房、腋窝、腹股沟、阴部等。皮损主要为粟米大小的丘疹或丘疱疹。在阴囊、阴茎、阴唇、腹股沟等处可见疥疮结节。

3. 治疗

主要以外治为主，一般不需全身用药。外用药常用的有硫黄软膏、疥灵霜等。治疗期间要避免过度地搔抓，及时剪指甲，以防通过搔抓引起感染。特别要注意被褥、内衣的消毒。如家庭或室友共患本病要同时治疗。疥疮的治疗周期一般需要7～10天。

4. 预防

注意个人卫生，对被污染的衣服、被褥、床单等要用开水烫洗灭虫，如不能烫洗者，一定要放置于阳光下曝晒1周以上再用。

十一、口腔疾病

1. 概述

口腔疾病是人类最常见的疾病之一，但却约有70%的人不知道自己患有口腔疾病。根据调查,我国青少年龋病、牙周疾病、口腔黏膜病、口臭等患病率较高。

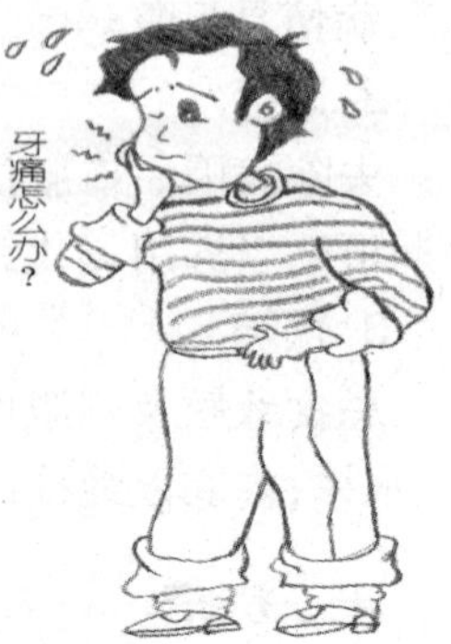

2. 治疗

找出病因,积极治疗原发病。口腔溃疡患者可口服维生素 B_{12}、加华素片含服或锡类散吹敷患处。牙龈肿痛者可服牛黄解毒片,必要时加服抗生素。伴有龋病者可服用甲硝唑,并应尽早去牙科就诊。

3. 预防

保持口腔清洁卫生,养成早晚刷牙、饭后即刻漱口的良好习惯;少吃刺激性食物如辣椒、酸醋、姜、葱及太粗糙太坚硬的食物。多吃易消化、富含维生素 B 族的食品及新鲜蔬菜和水果。养成良好的生活规律,保证充足的睡眠,保持心情舒畅、乐观开朗。

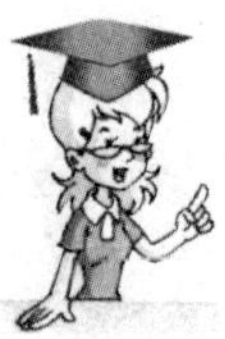

爱心提示

应当慎用润喉片

润喉片主要用于治疗口腔、咽喉部的感染性疾病,如咽炎、喉炎、扁桃体炎、口腔溃疡及口臭等。因其简单、方便、口感清凉、香甜,受到各年龄层患者的喜爱。然而,不当服用润喉片会导致过敏,引发其他口腔疾病。咽喉不适不一定就是炎症,如食道癌、肿瘤都可能引起嗓子不舒服,应在医生的指导下用药,不要一味地依赖润喉片。

4. 口臭

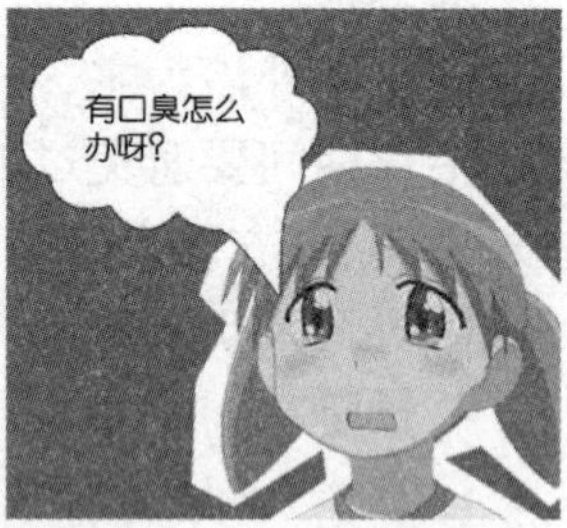

口臭有一般性口臭和疾病引起的口臭。一般性口臭主要是因为进食某种食物、药物、抽烟、饮酒等,如进食葱、蒜等可引起特殊的口臭。所以、在进入教室或其他公共场所时要尽量避免食用特殊食物,不抽烟,不喝酒,如有不得已情况时,可用几片茶叶含在口中,慢慢咬碎可消除口臭,或含服维生素 C。而疾病所引起的口臭,主要见于龋齿、牙周病,也可能由于不经常或不正规刷牙使食物残渣发酵而引起;还可以因全身性疾病,如肠道疾病、肺部疾病、肝及肾脏疾病等引起。

防治方法首先要保持口腔和牙齿卫生,进食后刷牙是非常重要的。还要定期检查有无龋齿，一旦发现，必须及时治疗。患上牙龈炎或牙周炎，应该用抗生素治疗，同时用盐水或硼酸液漱口。如果是由全身性疾病引起的口臭，一定要在医生的指导下进行有效的治疗。

十二、电脑使用综合症

1. 概述

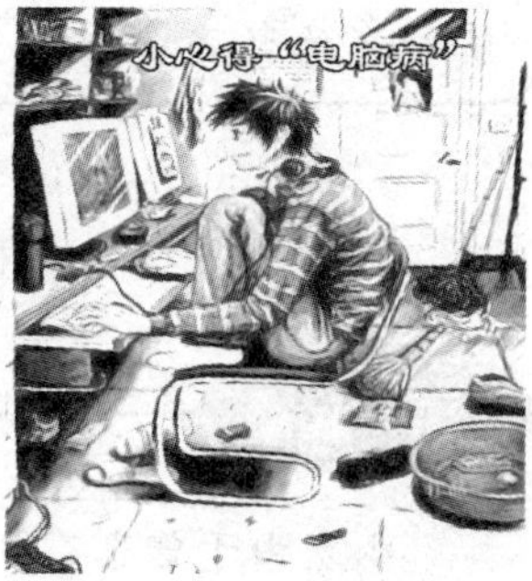

人们在长时间接触电脑后，会产生一系列症状，如双眼干涩、酸胀，看不清楚东西；出现皮疹、皮肤松弛、眼角皱纹、眼袋、黑眼圈；颈椎病、“鼠标手”；有的还有头痛、失眠、心悸、厌食、情绪低落、思维迟钝、容易激怒、常感疲乏等中枢神经失调及心理失衡症状等。以上症状称为电脑使用综合症，又称电脑病。

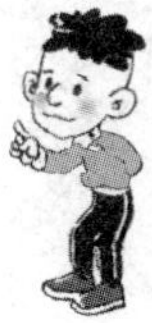

2. 防护

(1)尽量使用液晶屏幕，或至少在屏幕前加装视力保护屏。

(2)尽量保证充足的睡眠，养成定时休息的习惯。控制工作时间，控制上网时间和次数。每隔 1 小时左右，向远处眺望 10 分钟，做一会儿空间操，或在座位上活动几下头部和手臂。每天操作电脑时间不宜超过 4 ~ 6 小时。平时加强体育锻炼。

(3)面部可涂抹防护用品，临睡前注意彻底清洁肌肤。多吃富含维生素和蛋白质的食物，并可以额外补充一些维生素 E 和维生素 C、B_1、B_2 等。

(4)建议尽量应用人体工程学产品，使用鼠标时应保持正确的姿势：手臂尽量不要悬空，以减轻手腕的压力；上臂和前臂的夹角呈 90°左右；手腕保持自然姿势，不要弯曲；靠臂力来移动鼠标而不要用腕力。

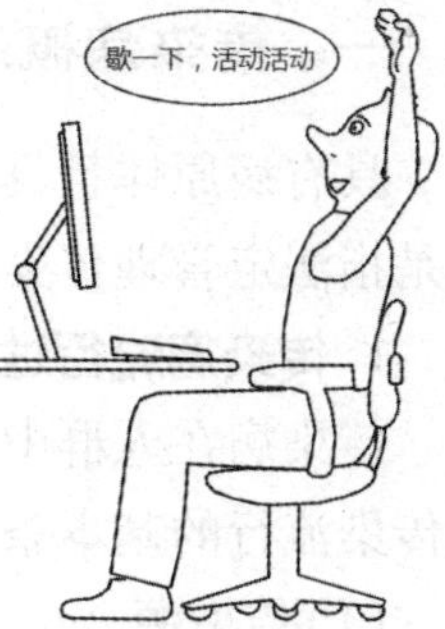

(5)要提高自我保护意识和自我保健意识。定期体检和自我心理测定。发现问题，及时调整。

随着社会的进步和发展，越来越多的人在使用电脑，越来越多的人离不开电脑，为了保证自身的健康，也为了能够高效地开展好工作，我们在平常的工作中应该注意以上几个方面的问题，那样“电脑综合症”会离你越来越远。

爱心提示

为预防角膜干燥、眼干涩、视力下降，甚至出现夜盲症等，电脑操作者应多吃些富含维生素A的食物，如豆制品、鱼、牛奶、核桃、大白菜、西红柿、空心菜及新鲜水果等。维生素 B_1 可以加强神经细胞的营养，缓解神经的紧张状态。

第三节　常见传染病的防治

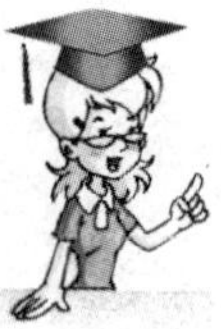

大家一起看

小宏由于曾患乙肝，同学都把他当“瘟神”一样看待，纷纷疏远和排斥他。他碰过的圆珠笔人家马上扔掉；在寝室他不敢用他人的暖水瓶倒水，一旦用了，不仅遭到同学的白眼，暖水瓶会被反复用开水烫消毒。同学经常对他冷嘲热讽，甚至让他“滚蛋”，小宏感到非常委屈和和无助。

患上肝病本已是人生的不幸，在生活中再受歧视和排斥则更是不该。事实上很多乙肝病毒携带者并不具有传染性。乙肝患者只是病人，而不是罪人！我们不应再增加他们的精神压力和心理负担。

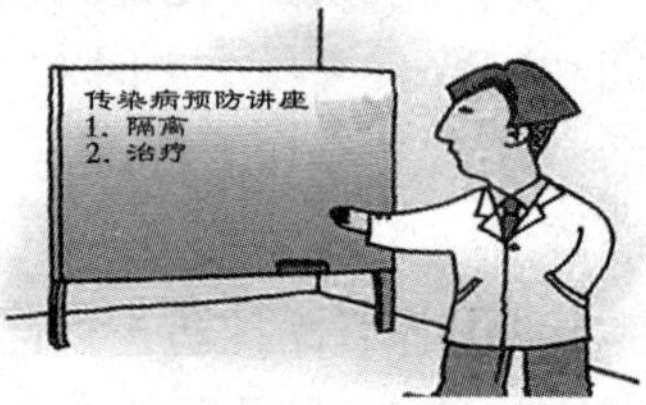

你了解怎样预防传染病的相关知识吗？会像上面同学那样惧怕传染病吗？

一、传染病概述

具有病原体且具有传播可能的疾病均可称为传染病。我们平时所说的传染病是指法定管理传染病的病种（狭义传染病）。

1. 传染病流行过程三环节

传染病在人群中发生发展、传播和终止的过程称为传染病的流行过程。构成传染流行的基本条件是传染源、传播途径及易感人群。

（1）传染源

传染源是指病原体已在体内生长繁殖并能将其排出体外的人和动物，包括患者、隐性感染者、病原携带者和受感染的动物。

(2)传播途径

病原体离开传染源后，到达另一个易感者的途径称为传播途径。传播途径由外环境中各种因素组成。

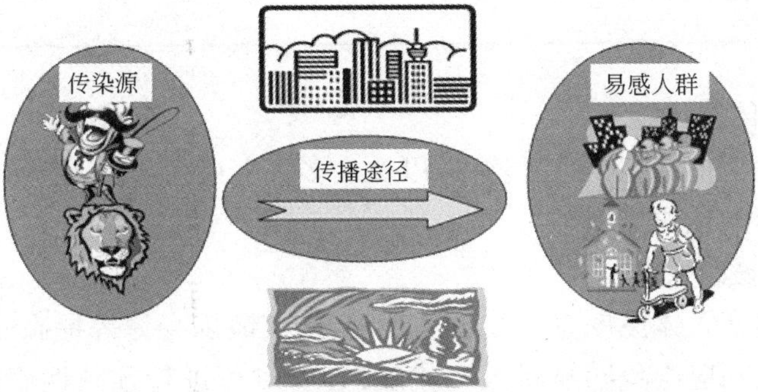

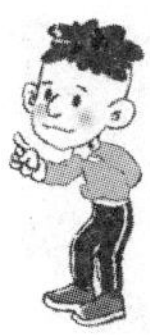

(3)易感人群

对某一传染病缺乏特异性免疫力的人称为易感者。易感者比例在人群中达到一定水平时，如果有传染源和合适的传播途径时，则这种传染病很容易发生流行。

2. 传染病分类及防治

我国对传染病实行预防为主的方针，防治结合，分类管理。《传染病防治法》将传染病分为三类，共35种。

(1)管理传染源

甲类传染病是指：鼠疫、霍乱。为强制管理传染病，要求城镇于发现后6小时内，农村12小时内上报。

乙类传染病是指：传染性非典型肺炎、艾滋病、病毒性肝炎、脊髓灰质炎、人感染高致病性禽流感、麻疹、流行性出血热、狂犬病、流行性乙型脑炎、登革热、炭疽、细菌性和阿米巴性痢疾、肺结核、伤寒和副伤寒、流行性脑脊髓膜炎、百日咳、白喉、新生儿破伤风、猩红热、布鲁氏菌病、淋病、梅毒、钩端螺旋体病、血吸虫病、疟疾。为严格管理传染病，要求城镇于发现后12小时内，农村24小时内上报。

丙类传染病是指：流行性感冒、流行性腮腺炎、风疹、急性出血性结膜炎、麻风病、流行性和地方性斑疹伤寒、黑热病、包虫病、丝虫病，以及除霍乱、细菌性和阿米巴性痢疾、伤寒和副伤寒以外的感染性腹泻病。丙类传染病为监测管理传染病。

爱心提示

学校内丙类传染病和非法定传染病(如水痘)的发病率远高于乙类传染病。学校内传染病主要病种仍以病毒性肝炎、伤寒副伤寒、痢疾、肺结核、麻疹等为主。

(2)切断传播途径

对于消化道传染病、虫媒传染病以及许多寄生虫病来说,切断传播途径通常是起主导作用的预防措施。

(3)保护易感人群

主要是提高人体免疫力。可通过改善营养、锻炼身体等提高非特异性免疫力。在流行期间应避免同易感人群接触,必要时可进行预防性服药,但更重要(关键作用)的是通过预防接种提高人群的特异性免疫。

二、艾滋病

1. 概述

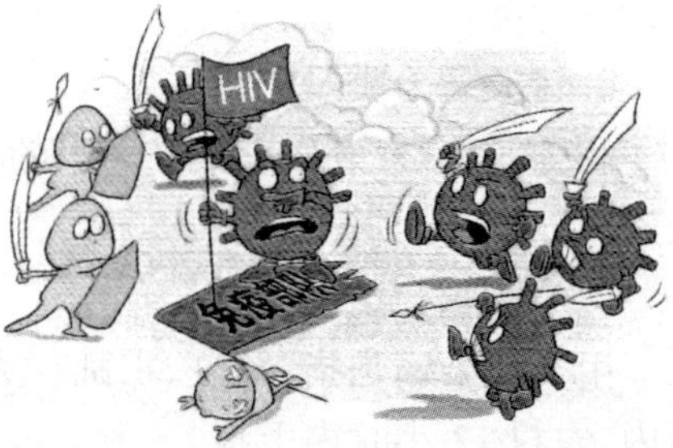

艾滋病的医学全称为“获得性免疫缺陷综合症”(英文缩写 AIDS),是由艾滋病病毒(医学全称为“人类免疫缺陷病毒”,英文缩写 HIV)引起的一种慢性致死率极高的严重传染病。“人类天生具有免疫功能”,当细菌、病毒等侵入人体时,在免疫功能正常运作下,就算生病了也能治愈。然而,HIV 所攻击的正是人体免疫系统的中枢细胞——T4 淋巴细胞,致使人体丧失抵抗能力,不能与那些对生命有威胁的病菌战斗,从而使人体发生多种极为少见的、不可治愈的感染和肿瘤,最终导致感染者死亡。

2. 传播方式

(1)传染源

艾滋病病毒感染者及病人的血液、精液、阴道分泌物、乳汁、伤口渗出液等。

(2)传播途径

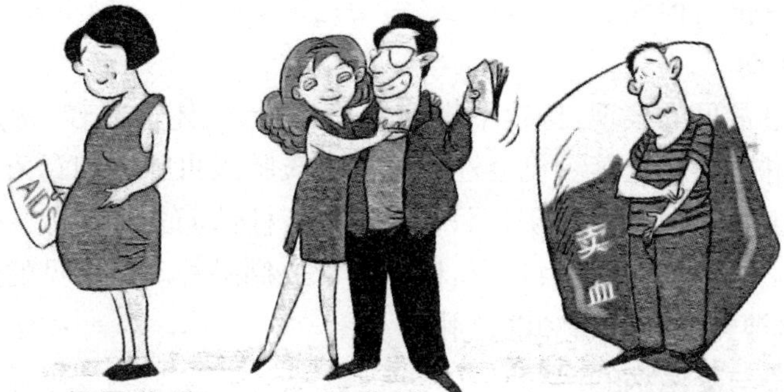
AIDS
卖血
母婴传播
性传播
血液传播

①性传播。性接触是艾滋病最主要的传播途径之一。艾滋病可通过性交的方式在男女之间或同性之间传播。性伴侣越多，感染艾滋病的危险越大。

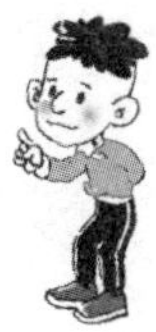

②血液传播。目前，共用注射器静脉吸毒是艾滋病的主要传播途径之一。输入被艾滋病病毒污染的血液或血液制品，使用未经严格消毒的手术、注射、针灸、拔牙、美容等进入人体的器械，都能传播艾滋病。

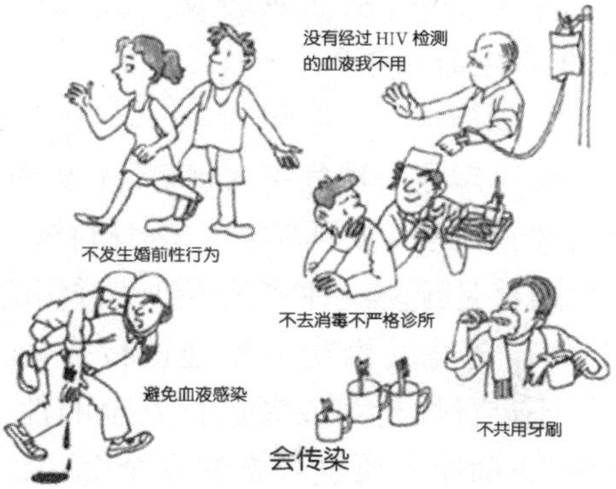
没有经过HIV检测的血液我不用
不发生婚前性行为
不去消毒不严格诊所
避免血液感染
不共用牙刷
会传染

③母婴传播。母亲是艾滋病患者或感染者，在怀孕时通过胎盘、分娩产道，产后通过母乳喂养均可将艾滋病病毒传播给胎儿或新生儿。

3. 艾滋病的临床表现

艾滋病从感染到发病一般经过以下三个阶段：急性感染期、潜伏期、艾滋病期。

（1）急性感染期

感染艾滋病病毒后有些人会于4～14周出现发热、乏力、咽痛，个别人还有头痛、皮疹、脑膜炎、急性神经炎、淋巴结肿大、肝脾肿大等类似单核细胞增多症的表现。

（2）潜伏期

潜伏期一般平均为8～10年，潜伏期可无任何可察觉的症状。不是所有感染者都会发展成为艾滋病人。在现实生活中，一些人多年（甚至10年以上）都处在带毒状态而不出现症状，或只出现一些与艾滋病相关的较轻微的病症，但这些人可以将病毒传给他人。

(3)艾滋病期

艾滋病期最常见的表现:持续不规则发热、进行性体重减轻、持续不明原因的腹泻及全身淋巴结肿大等。机会性感染有卡氏肺囊虫肺炎和真菌、带状疱疹、非典型分枝杆菌及其他革兰氏阴性杆菌(如结核杆菌)的感染及多种病毒感染等。神经障碍主要有头痛、视力障碍、精神异常或痴呆等。最多见的肿瘤为卡波济氏肉瘤、中枢神经系统肿瘤和淋巴肿瘤。

4. HIV 感染与艾滋病的治疗

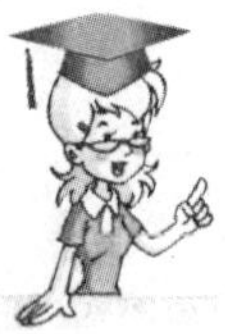

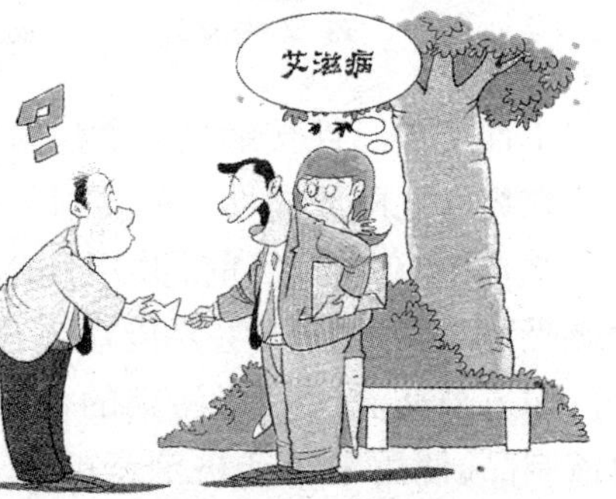

目前还没有能完全治愈艾滋病病毒感染或艾滋病的特效药物,但是目前的抗病毒联合用药,可降低血液中病毒量,提高人体免疫力,从而延缓发病或减轻症状,延长生命。

5. 预防

艾滋病是一种危害大、病死率高的严重传染病,是可以预防的。洁身自爱、遵守性道德是预防经性接触感染艾滋病的根本措施。

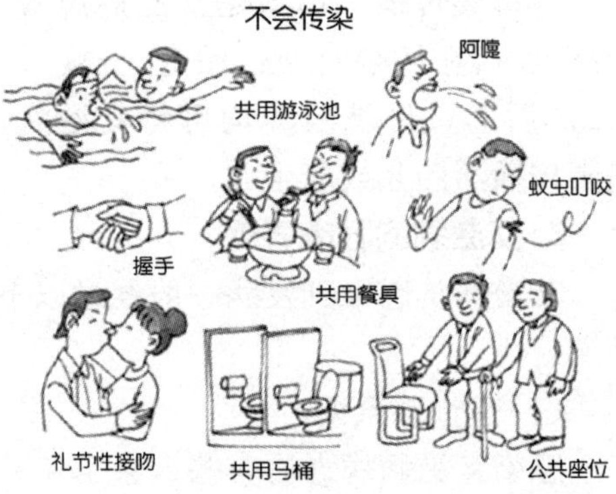

(1)防止艾滋病病毒经性行为传播。不进行性行为或者进行安全的性行为,正确使用质量合格的安全套;及早治疗并治愈性病,治愈前不进行性行为。

(2)避免有病毒的血液进入体内:避免不必要的注射、输血和使用血液制品;不使用别人用过的、未经消毒的注射器、拔牙工具、剃须刀、牙刷等;尽量避免输血,如果必须输血时,要使用经过检测的血液;避免直接接触他人的血液或伤口,必须接触时要戴手套或者使用其他可能的隔离用品。

(3)防止艾滋病病毒从母亲传染给她们的孩子,尽可能不生育。对感染艾滋病病毒的孕产妇及时采取抗病毒药物干预,减少生产时损伤性操作,避免母乳喂养等。

爱心提示

在日常生活和工作中，与艾滋病病毒感染者或病人握手、拥抱、礼节性接吻、共同进餐、共用劳动工具、办公用品、钱币等不会感染艾滋病。艾滋病也不会经马桶圈、电话机、餐饮具、卧具、游泳池或浴池等公共设施传播。咳嗽和打喷嚏不传播艾滋病。蚊虫叮咬不会感染艾滋病。

三、非典型性肺炎

1. 概述

非典症状

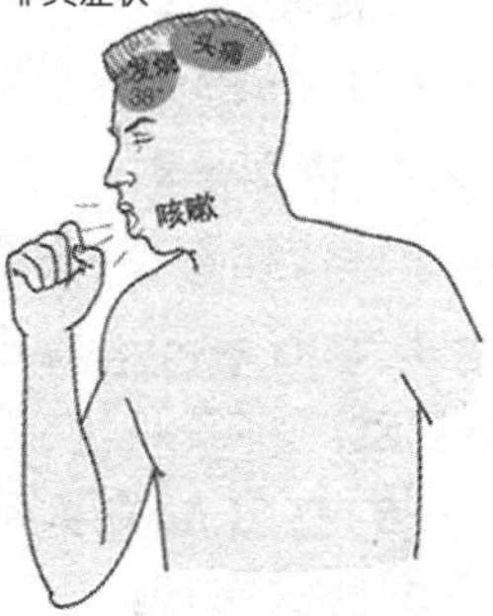

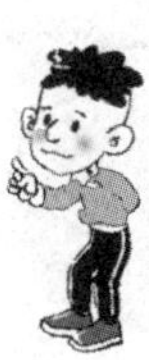

2002 年 11 月，我国广东省发现不明原因的传染性疾病，并报告首例非典型肺炎。根据其临床症状特点，将这种具有极强的呼吸道传染性的疾病命名为“严重急性呼吸综合症”（SARS）。SARS 是由冠状病毒感染引起，主要通过近距离空气飞沫和密切接触传播，发病时间在呼吸道传染病容易高发的冬、春季节。在家庭和医院有显著的聚集现象。

2. 临床表现

临床主要表现为肺炎，一般有持续发热、干咳，少部分病人有血丝痰和出现呼吸困难，少数发展为呼吸窘迫综合症等。其症状、体征、实验室检查不同于典型的肺炎。

3. 预防

（1）培养良好的个人健康生活习惯，注意均衡饮食，定时进行运动，有足够的休息，减轻压力和避免吸烟，以增强身体的抵抗力。

（2）保持良好的个人卫生习惯，打喷嚏或咳嗽时应掩着口鼻；勤洗手，不共用毛巾及其他物品。

预防非典

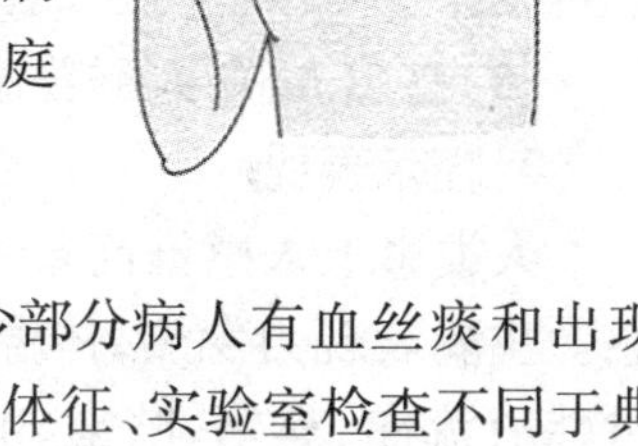

（3）确保室内空气流通；避免前往人烟稠密的地方；避免前往空气流通不畅的公共场所。

（4）如有不适并出现发烧、干咳、呼吸急促等症状，应尽早找医生诊治。

（5）学校要建立晨检制度，及时掌握学生健康状况，一旦发现学生、教职员工有发热、头痛、咳嗽等症状,要及时送到医院检查治疗。

四、禽流感

1. 概述

禽流感是禽流行性感冒的简称,过去在民间称作鸡瘟。禽类感染后死亡率很高。禽流感病毒可分为高致病性、低致病性和非致病性三大类。高致病性禽流感可以直接感染人类。1997 年,在我国的香港地区,高致病性禽流感病毒 H5N1 型导致了 18 人感染,6 人死亡,首次证实高致病性禽流感可以危及人的生命。

2. 传播方式

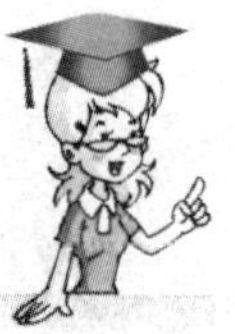

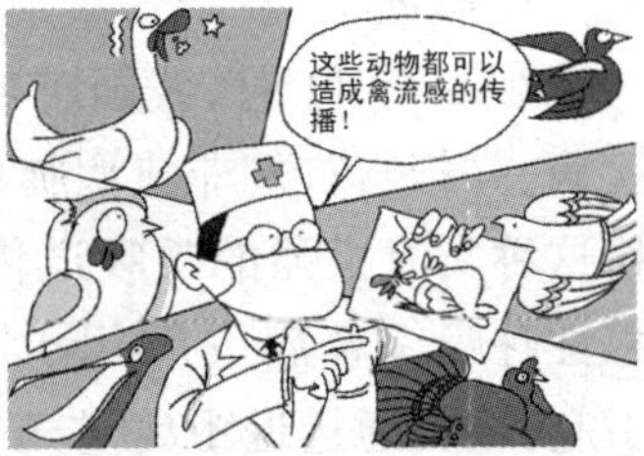

(1)传染源:主要是感染了禽流感病毒的鸡、鸭等家禽,特别是鸡。

(2)传播途径:主要为接触传播,人类直接接触感染病毒的家禽及其粪便可能会受到感染,还可以通过飞沫及接触呼吸道分泌物传播。

(3)易感人群:人群普遍易感。

3. 临床表现

人类患上人感染高致病性禽流感后,起病很急,早期表现类似普通型流感。主要表现为发热,体温大多在 39℃ 以上,持续 1 ~ 7 天,一般为 3 ~ 4 天,可伴有流涕、鼻塞、咳嗽、咽痛、头痛、全身不适,部分患者可有恶心、腹痛、腹泻、稀水样便等消化道症状,严重者还可出现肺炎、呼吸窘迫等表现,甚至可导致死亡。

4. 防治

防治人感染高致病性禽流感关键要做到"四早",即对疾病要早发现、早报告、早隔离、早治疗。

(1)早发现:当自己或周围人出现发烧、咳嗽、呼吸急促、全身疼痛等症状时,应立即去医院就医。

(2)早报告:发现人感染高致病性禽流感病例或类似病例,及时报告当地医疗机构和疾病预防控制机构。

(3)早隔离:对人感染高致病性禽流感病例和疑似病例要及时隔离,对密切接触者要按照情况进行隔离或医学观察,以防止疫情扩散。

(4)早治疗:确诊为人感染高致病性禽流感的患者,应积极开展救治,特别是对有其他慢性疾病的人要及早治疗，经过抗病毒药物治疗以及使用支持疗法和对症疗法，绝大部分病人可以康复出院。

五、流行性感冒

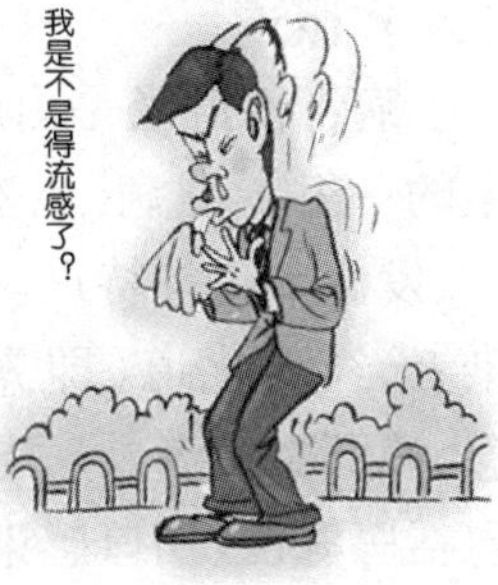

1. 概述

流行性感冒（简称流感）是由流感病毒引起的急性呼吸道传染病。流感病毒可分为甲（A）、乙（B）、丙（C）三型。其中，甲型病毒经常发生抗原变异，传染性大，传播迅速，最易引起大范围流行。流感流行初期与许多急性发热伴有呼吸道炎症的疾病相类似，易误诊为普通感冒，故须注意。

2. 临床表现

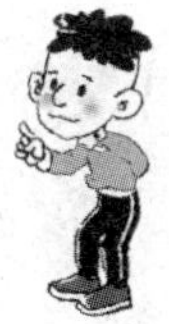

起病急骤，畏寒、发热，体温在数小时至24小时内升达高峰，可达到39～40℃甚至更高，并伴有头痛、全身酸痛、乏力、食欲减退等症状。呼吸道症状较轻，咽干喉痛、干咳，可有腹泻。颜面潮红，眼结膜外眦充血，咽部充血，软腭上有滤泡。

3. 治疗

流感是病毒性传染病，没有特效的治疗手段。患者宜卧床休息，多饮水，给予流质或半流质饮食，勤漱口，保持鼻咽及口腔清洁，高热、烦躁者可给予解热镇痛药物，必要时给抗病毒治疗。

4. 预防

保持良好的个人及环境卫生：勤洗手，打喷嚏或咳嗽时应用手帕或纸巾掩住口鼻，避免飞沫传染他人；均衡饮食，适量运动，充足休息，避免过度疲劳；每天开窗通风数次，保持室内空气新鲜；在流感高发期，尽量不到人多拥挤、空气污浊的场所；在流感流行季节前接种流感疫苗。

爱心提示

防流感认清六大误区

误区1：免疫力强者不得流感；　误区2：治流感要用抗生素；
误区3：高烧后降温越多越好；　误区4：打疫苗可保不得流感；
误区5：服用维生素抗流感；　误区6：户外可减少得流感的风险。

六、病毒性肝炎

1. 概述

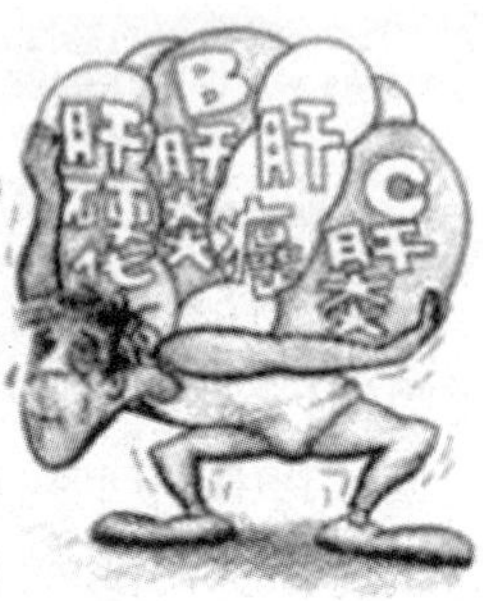

病毒性肝炎是由肝炎病毒引起的，以肝脏炎性损害为主的一组传染病，具有传染性强、传播途径复杂、流行面广、发病率高等特点。甲型肝炎的传染源为急性病人和感染者，经消化道（即粪—口）传染。乙型肝炎的传染源是急、慢肝炎患者及病毒携带者，传播途径主要是血液传播，包括医源性、伤口感染和母婴垂直传播。丙型肝炎主要通过输血、血制品及伤口感染。丁型肝炎的传播途径与乙型肝炎相同。甲型肝炎多见于儿童及青少年，乙型肝炎人群普遍易感，感染乙肝病毒或注射乙肝疫苗后如果产生了乙肝表面抗体，一般不会再次感染。

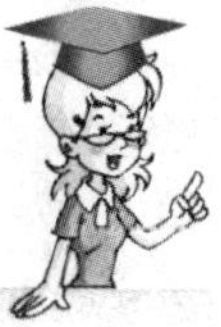

2. 临床表现

典型肝炎患者的临床表现为全身乏力、食欲不振、厌油、恶心、呕吐、上腹不适、腹胀、肝区疼痛等，有的甚至出现黄疸。急性肝炎谷丙及谷草转氨酶明显增高，血清胆红素增高或正常。病程超过半年以上，病情反复发作多次者多为慢性肝炎。

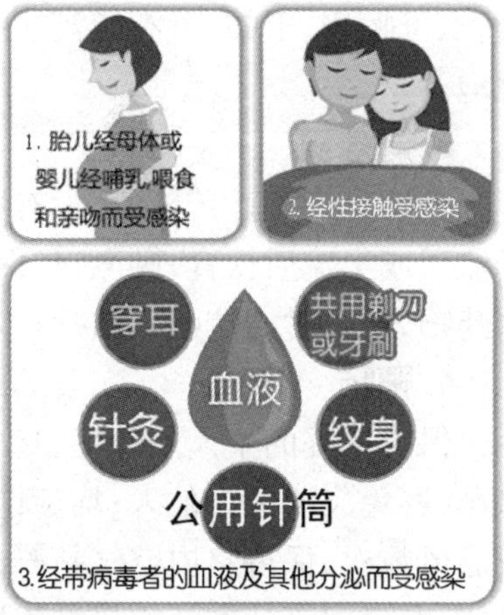

3. 治疗

适当休息，给予易消化、维生素含量丰富的清淡饮食，忌饮酒。以合理营养为主，选择性使用药物为辅，防止过劳及避免应用损肝药物，用药要掌握宜简不宜繁，可在用保护肝功能药物的同时用抗病毒药，口服肌苷片、维生素 C 等。

4. 预防

避免与肝炎患者密切接触，避免医源性感染，保护好伤口，养成良好的卫生习惯，实行分餐制；遵守性道德、洁身自爱、不搞性乱；不以任何方式吸毒；不与他人共用剃须刀、牙刷等；不接触未经严格检验的血液或血制品，注射时坚持“一人一针一管一用一消毒”；不使用消毒不严格的医疗器具进行诊疗；普及及推广疫苗接种。甲肝疫苗接种可使接种人群的抗体产生率达 100%，这表明该疫苗具有良好的保护效果；乙肝疫苗可以成功地预防乙肝病毒的感染；丙肝至今尚无疫苗可供预防接种。所以曾接受过输血、血制品的人群也应该尽早到医院进行相关的丙肝抗体检测,及早发现,接受专业规范化治疗,就可以恢复健康生活。

七、结核病

1. 概述

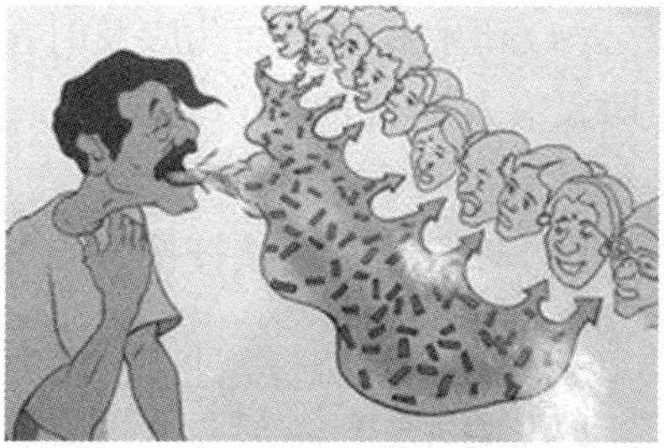

结核病是由结核杆菌感染引起的慢性传染病。结核菌侵犯肺脏称为肺结核病。结核病又称为“痨病”和“白色瘟疫”,世界卫生组织于1993年宣布“全球结核病紧急状态”,确定每年3月24日为“世界防治结核病日”。我国结核病疫情状况也很严重,据2000年全国结核病流行病学抽样调查数据显示:全国人口结核感染率为44.5%,主要集中在25岁及以上人群,估算全国有活动性肺结核病人500万,每年约有13万人死于结核病,死亡平均年龄为55.2岁。肺结核病是一种严重危害人类健康的传染病,如果不能彻底治疗就会完全丧失劳动能力,而且还会传染给他人,对个人和家庭都是极大的危害。

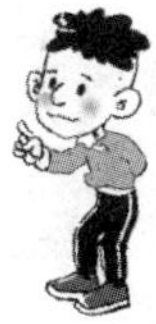

2. 传播方式

(1)传染源:痰涂片抗酸杆菌阳性的肺结核病人。

(2)传播途径:空气飞沫传染是最主要的传播方式,通过随地吐痰形成的“尘埃传染”是次要的传播方式。

3. 临床表现

连续三周以上的咳嗽、咳痰通常是肺结核的一个首要症状,如果同时痰中带有血丝,就有极大的可能是得了肺结核病。其他常见的症状还有低烧、夜间盗汗、疲乏无力、体重减轻等。

4. 治疗

患者应及时到结核病防治机构进行检查、治疗和管理。结核病的化疗原则是:早期、联合、适量、规律和全程用药。我国目前广泛应用的抗结核药物有异烟肼、利福平、吡嗪酰胺、乙胺丁醇和链霉素。在强化期几乎全部被采用,而在继续期则选择其中的2~3种药物。治疗过程中的服药方法都采用隔日服药,以便于督导化疗的实施,使病人能全程、不间断地服药,以提高治愈率。

5. 预防措施

控制传染源、切断传播途径及增强免疫力、降低易感性,是控制结核病的基本原则。减少结核病感染和发病机会的措施有：

（1）早发现、早治疗，治愈传染源，减少结核杆菌传播的机会。

（2）养成良好卫生习惯，不对着他人打喷嚏或大声说话。

（3）室内经常通风换气，坚持体育锻炼，保持身体健康，增强免疫力。

（4）新生儿和婴幼儿应及时接种卡介苗。新生儿一出生就应接种，如果出生时没有及时接种，在1岁以内一定要到当地结核病防治机构或其他的卡介苗接种站去补种。

（5）对已感染结核杆菌并有较高发病可能的人，在医生指导下给予抗结核药物来预防等。

八、水痘

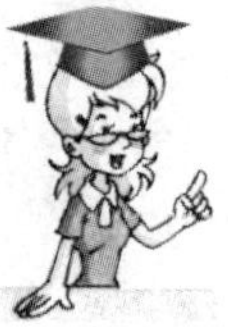

1. 概述

水痘是由水痘—带状疱疹病毒所引起的急性呼吸道传染病，多见于儿童，青少年中也可能发生，传染性很强，在中、小学等集体中易引起流行。全年均可发生，以冬春季多见。潜伏期为14～16日。

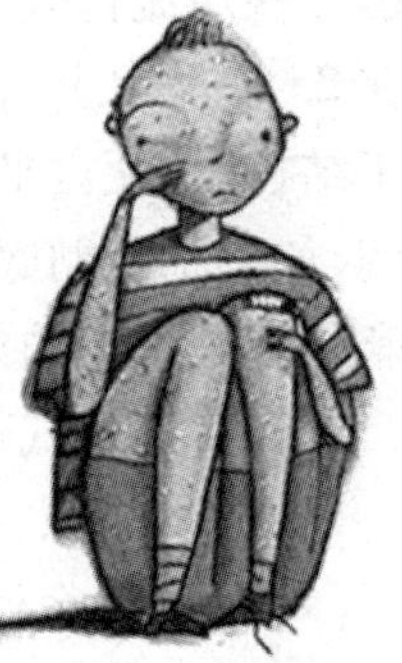

不注意通风，易得水痘

2. 传播方式

（1）传染源：水痘患者为主要传染源，自水痘出疹前1～2天至皮疹干燥结痂前，均有传染性。

（2）传播途径：主要通过飞沫和直接接触传播，亦可由于接触病人的衣物、用具等而得病。

（3）易感人群：普遍易感，但学龄前儿童发病最多。病后获得持久免疫。

爱心提示

水痘如果有发烧的情形，最好采用冰枕、毛巾、多喝水等物理性的退烧方法，千万不可以使用阿司匹林类的制剂来退烧，以免产生可怕的雷氏症候群。

3. 临床表现

开始时患者可有微热、全身不适、食欲不振、咳嗽或轻度腹泻等症状。1～2天后开始出疹，皮疹先见于躯干、头部，逐渐延及面部，最后到达四肢。皮疹分布以躯干为多，呈向心性分布，顺序为斑疹—丘疹—水疱—开始结痂。皮疹发展快是本病的特征之一，水疱稍呈椭圆形，大小不一，表浅，似浮在表面，常伴痒感。

如无感染,1~2周后痂皮脱落,一般不留瘢痕。

4. 治疗

呼吸道隔离,卧床休息。口服或静滴抗病毒药物,瘙痒者可给予炉甘石洗剂外涂;继发感染者可选用敏感的抗生素;给予高热量易消化的饮食和充足的水分;保持皮肤清洁卫生,勤换衣服,修剪患者指甲,防止抓破水疱引起感染。

5. 预防

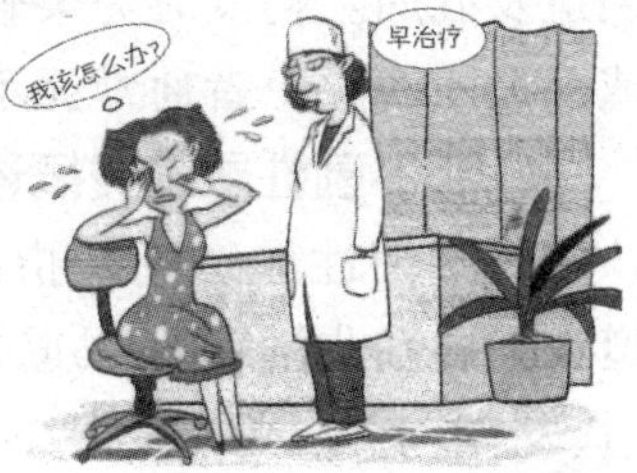

早期隔离患者至全部结痂为止。勤开窗、勤洗手,对易感人群,可口服板蓝根冲剂或注射水痘疫苗予以预防。

九、性病

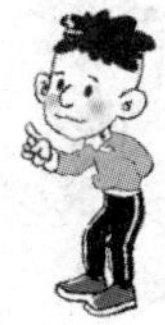

性病是指人与人之间以性接触为主要传播途径的一组疾病,属世界范围的常见传染病。包括淋病、梅毒、尖锐湿疣、非淋菌性尿道炎、生殖器疱疹、软下疳、性病性淋巴肉芽肿等。其中,以淋病、梅毒、尖锐湿疣、非淋菌性尿道炎较为常见。

1. 淋病概述

淋病通常是指由淋病双球菌或淋球菌引起的泌尿生殖系统的化脓性感染,也包括眼、咽、直肠、盆腔和播散性淋球菌感染。男性常在不洁性交后3~5天出现尿道口红肿发痒,有稀薄黏液或黏液脓性分泌物,24小时后症状加剧,出现尿痛,烧灼感,排出黏稠的深黄色脓液,也可有尿急、尿频及伴有全身不适。尿道口潮红水肿,严重者尿道黏膜外翻,夜间常有阴茎痛性勃起。女性淋菌性尿道炎常于性交后2~5天发生,出现尿频、尿痛、尿道口红肿,排出脓性分泌物,症状较男性为轻,也可以完全无症状。女性淋菌性宫颈炎在感染后10天左右出现,表现为宫颈有程度轻重不等的红肿、触痛和出现脓性分泌液。

2. 梅毒概述

梅毒是由苍白螺旋体所引起的一种慢性性传播疾病,几乎可侵犯全身各器官,并产生多种多样的症状和体征。梅毒最早的表现主要是经过2~4周潜伏期后出现的硬下疳和淋巴结肿大。病变开始时为一暗红色斑疹,迅速变成丘疹,并形成糜烂,或浅溃疡,是为初疮,即硬下疳。硬下疳出现后数天到1周,一侧腹股沟淋巴结肿大,以后另一侧也肿大。如果早期没有得到彻底治疗,梅毒病人在硬下疳出现后6~8周内又出现类似感冒的症状,以后还可以表现出全身很多复杂的症状,损害身体器官(如心、脑等)。梅毒可以通过胎盘传给下一代而发生胎传梅毒,即先天性梅毒。

3. 尖锐湿疣概述

尖锐湿疣是由某些类型的人类乳头瘤病毒(简称 HPV)引起的增生性疾病。尖锐湿疣的潜伏期为 3 周至 8 个月,平均为 3 个月。男性好发于冠状沟、龟头、包皮、包皮系带、尿道口,少数见于阴茎体。女性则多见于大小阴唇、阴蒂、宫颈、阴道及肛周。初发时为柔软的淡红色疣状丘疹,以后逐渐增大呈菜花状、鸡冠状或巨大团块。患者通常无不适的感觉。

4. 非淋菌性尿道炎概述

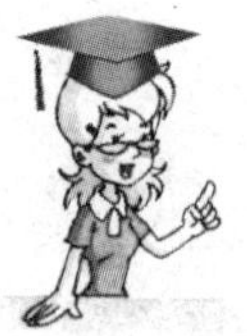

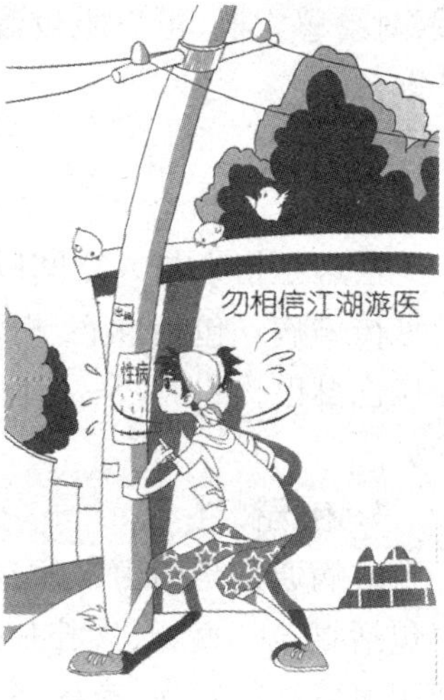

非淋菌性尿道炎是指由性接触传染的一种尿道炎。男性非淋菌性尿道炎常表现为尿道内的不适、发痒、刺痛或烧灼感,时轻时重,通常疼痛的程度比淋病轻。女性非淋菌性尿道炎的临床特点是症状不明显或无症状,严重者可出现尿频和排尿困难,或引起宫颈的炎症和糜烂。

5. 治疗

对所有性病均不主张自诊自治,当怀疑自己已得性病或出现上述症状时,应该到及时到正规医院进行检查和治疗,任何私自的诊疗行为只会导致严重后果而不能治愈疾病。

爱心提示

性病其实并不难治,通过正规的治疗和监测,复发率是非常低的。注意四点关键所在,即诊断准确、治疗系统、洁身自好、不要恐慌。性病也和其他疾病一样容易治疗。

6. 预防

(1)预防性行为传播性病:不进行性行为,即禁欲;如果要发生性行为,应该保证性行为的安全,正确使用质量可靠的安全套可以大大地减少感染性病的机会,但有些性病可能通过安全套没有覆盖的部位接触传染。如果性伴侣有一方得了性病,在未治好以前不要进行性活动。

(2)预防性行为以外的其他途径传播性病:不要与他人共用未消毒的洗澡毛巾或其他洗澡用品。在消毒条件没有保障的情况下,最好洗淋浴。公共厕所最好使用蹲式的，如果使用公共坐式马桶，应该用一次性的垫纸。

(3)怀孕妇女得了性病更应认真治疗，早期彻底治疗才能保证孩子免受危害。

第四节　意外伤害的处理与急救技术

大家一起看

教　训

2002年5月，苏北某建筑工地，电焊工袁师傅在高空施工作业时，不慎从高处的架板上坠落摔伤，现场的3名青年工人不由分说地你抬腿、我搂腰，将袁师傅搬到运土的拖拉机上送往医院。虽然运送病人是及时的，但急诊室医生却甚感遗憾："教训啊！你们只顾抢时间，没有弄清伤员什么部位着地就盲目搬运，造成了严重后果。"原来，由于现场搬运处理不当，致使老袁脊椎骨折错位，脊髓横断，造成截瘫。虽经全力抢救挽回了生命，但至今老袁仍坐在轮椅上。

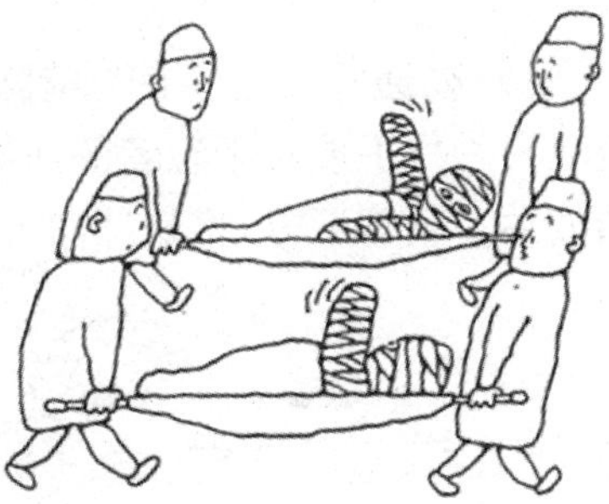

同学们，当你碰到意外时，你知道怎样防范和现场急救吗？

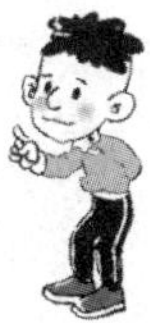

一、心肺复苏术

1. 概述

由于心脏病、窒息、触电、溺水、严重失血、中毒等各种原因使心脏停止跳动，维持生命的血液循环和氧气供应就会中断。4~6分钟后大脑即可发生不可逆的损伤。因此，对心脏停搏、呼吸骤停病人的抢救应当在4分钟内进行心肺复苏，若不及时施救，伤病者很快就会死亡。在现场救助伤者，应尽可能消除潜在的危险。例如，在交通事故现场设置路障，在火灾现场须防止房倒砸伤等，防止继发意外发生。

2. 现场心肺复苏术的操作程序

(1)判断患者意识是否丧失。抢救者可轻拍或轻摇患者的肩部，高声喊叫："喂，你怎么啦?"；5~10秒内完成。

(2)呼救及招人协助。一旦确定患者已昏迷，应立即呼救，大声叫"来人，救命啊！”。

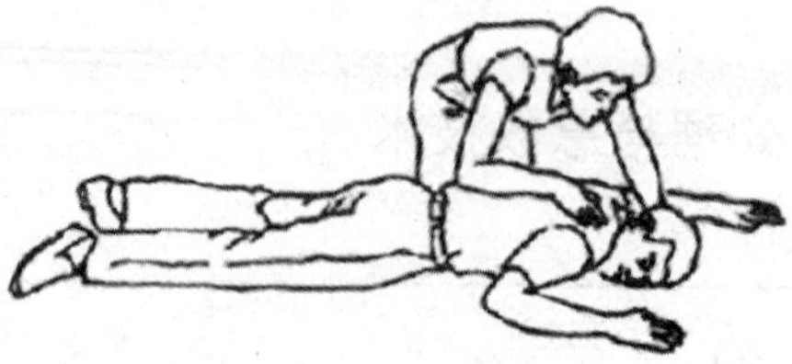

判断意识状态

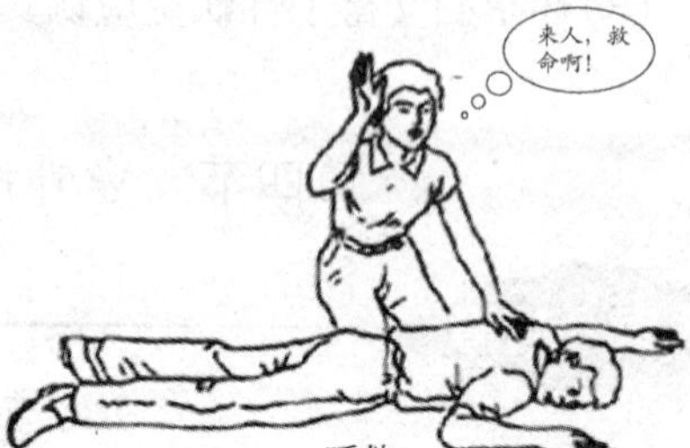

呼救

(3)协助者立即拨打急救电话，讲清事故地点、回电号码、患者病情和治疗简况，绝不可离开患者去呼救。

(4)将患者仰卧于坚实平面（如地上或木板）上，抢救者跪于患者的肩部水平。

(5)畅通呼吸道。首先清除患者口腔内异物，再用仰头举颚法开放呼吸道。抢救者一只手放置于患者的前额，用力往下压，使其头后仰，另一只手的食指、中指放在下颌骨下方，将颏部向上抬起。

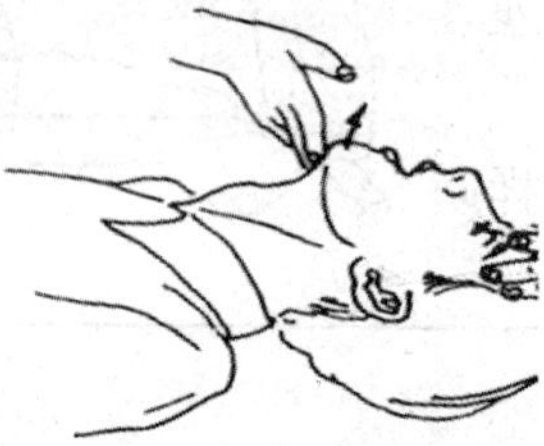

仰头举颚法

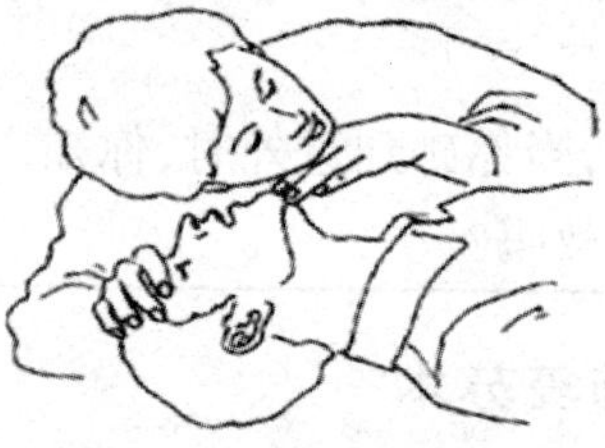

看、听、感觉判断呼吸

(6)判断呼吸情况。施救者可将自己的耳贴近患者口鼻，或侧头注视胸腹部，从以下三方面判定呼吸是否存在。

①看：患者胸部或上腹部是否有呼吸起伏；

②听：患者口鼻有无出气声；

③感觉：自己面颊部有无气体吹拂感。

整个过程要求在 3 ~5 秒内完成。

(7)实施口对口人工呼吸。抢救者用拇指与食指捏紧患者鼻翼下端，然后深吸一口气，双唇包绕封住患者的嘴外缘，用力向患者口内吹气。每次吹气量 800 ~1 200ml（成人需要量）。每次吹气后，放开鼻孔待患者呼气，并吸入新鲜空气，准备下一次吹气。开始应连续两次吹气，以后每隔 5 秒吹 1 次气，相当于每分钟 12 ~ 16 次；吹气时应观察患者胸部有无起伏，以判断人工呼吸是否有效。

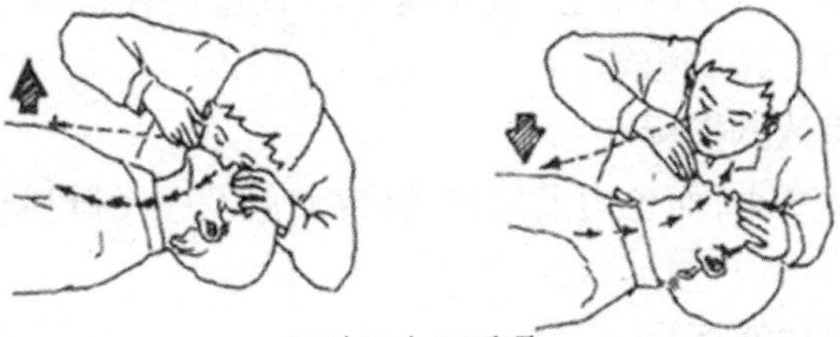

口对口人工呼吸

（8）判断有无脉搏：抢救者一手置于患者前额，使其头后仰，保持气道开放；另一手的食指、中指轻置患者喉结处，然后滑向气管旁软组织处（相当于气管和胸锁乳突肌之间）进行触摸颈动脉搏动。应在 5 ~ 10 秒内完成这一检查。

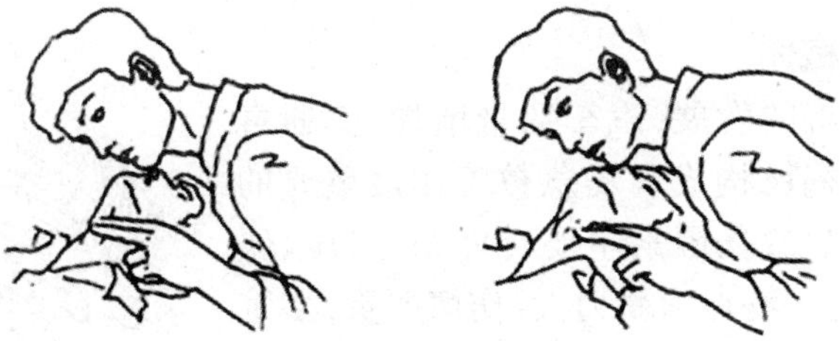

触摸颈动脉搏动

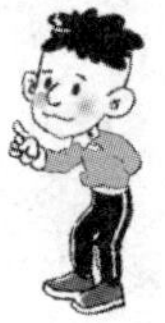

（9）胸外心脏按压。施救者用靠近患者下肢的手作为定位手，食指、中指并拢，指尖沿其肋弓处向上滑动，中指端置于肋弓与胸骨剑突交界（即切迹）处，食指在其上方与中指并排。另一只手掌根紧贴于第一只手食指的上方固定不动；再将第一只手（定位手）放开，用其掌根重叠放于已固定手的背上，两手手指交叉抬起，脱离胸壁。施救者双臂伸直，肘关节固定不动，双肩在患者胸骨正上方，用腰部的力量垂直向下用力按压，频率为 80 ~ 100 次/分钟。按压与人工呼吸的比值：单人心肺复苏为 15∶2，即 15 次按压后予 2 次人工呼吸；双人复苏为 5∶1。

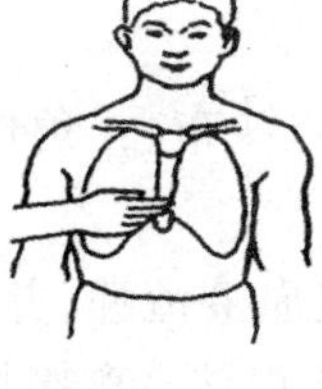

确定胸骨下切迹

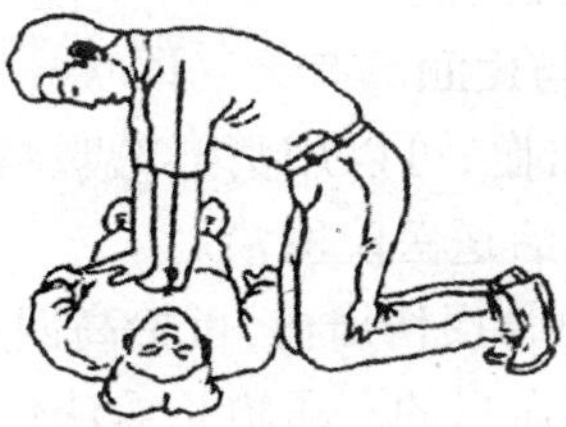

胸外心脏按压姿势

3. 注意点

按压时手指不应压在胸壁上，按压速度不宜过快或过慢，按压位置应正确，下压与向上放松的时间应相等。

4. 心肺复苏有效的指标

患者瞳孔由大变小；面色由发绀转为红润；触及颈动脉搏动；恢复意识；出现自主呼吸等。

5. 心肺复苏终止的指标

进行现场心肺复苏，一般要坚持到急救人员到来，不能无故中途辍止。若心血管系统无反应，并确认脑死亡，才可考虑终止心肺复苏。

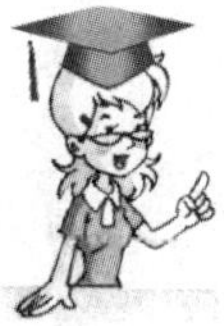

二、交通事故及外伤应急处理技术

1. 交通事故概述

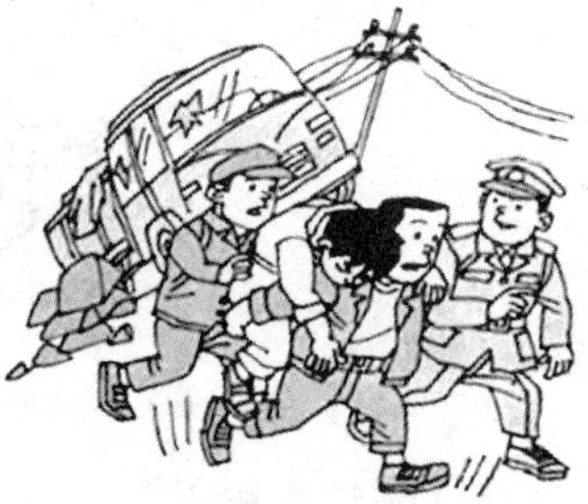

随着社会经济的发展，汽车数量增加，交通事故明显增多。车祸已构成现场急救工作最重要的一部分。交通事故致伤因素主要有撞伤、挤压、碾锉、烧伤和烫伤等。特点为暴力大，伤情严重；多脏器损伤、脊柱骨折、脱位、截瘫、颅脑损伤、血气胸、肝脾破裂等现象发生几率高、开放骨折；致残率、死亡率高。现场急救要分清主次、轻重、急缓，以先救命、后救伤为原则。

2. 交通伤现场急救程序

(1) 正确判断伤情和受伤部位。

(2) 注意正确的搬动伤员方法，保护脊柱和骨折肢体。

(3) 按先救命、后救伤的原则，先心肺复苏，后处理受伤部位。

(4) 迅速止血，包扎伤口，固定骨折。

(5) 尽快转送医院。

3. 伤口出血与止血

(1) 小伤口出血，可以用消毒的敷料或干净的纱布、三角巾、毛巾、手帕、衣服等加压包扎，然后送医院医治。

(2) 四肢大血管损伤出血，可抬高四肢以减缓血液流速，并与压迫止血法联合应用，以达到止血目的。压迫止血法包括指压止血法 、直接加压法、屈肢加压法、止血带法等。主要止血方法见下页图。

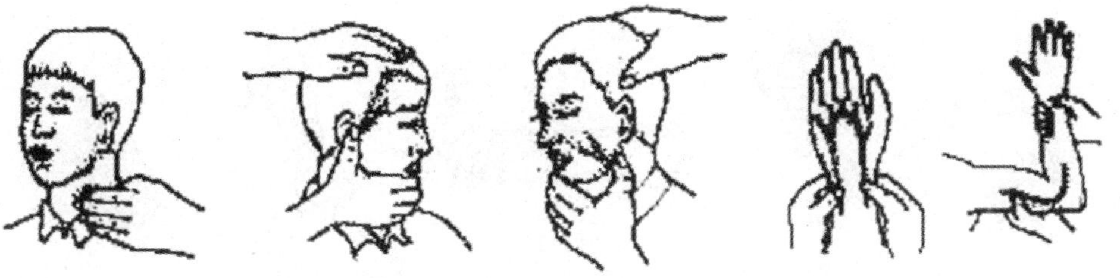

指压止血法

(3)注意事项：骨折或伤口有异物时，不适用直接压迫法；四肢有骨折、脊柱损伤时，禁用四肢抬高法；四肢骨折、伤肢远端明显缺血或有严重挤压伤时，禁用止血带法。止血过程中应严密观察病伤情及患肢情况。

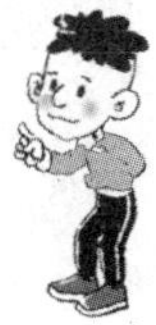

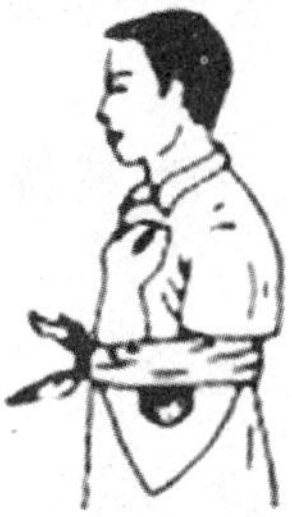

前臂出血

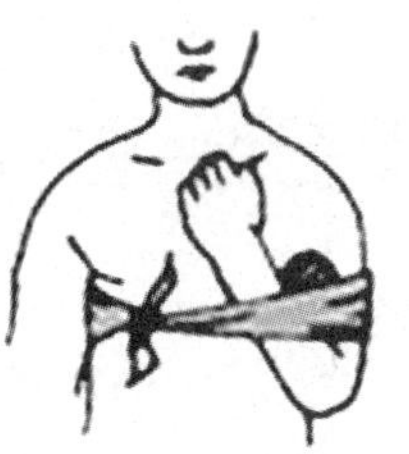

肘部或上肢出血

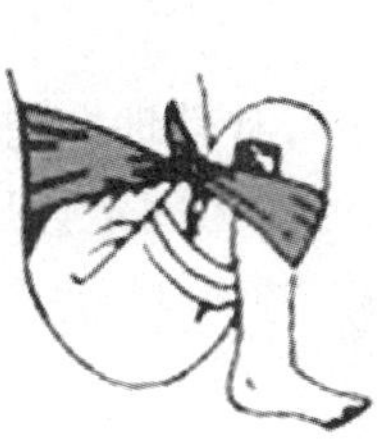

小腿出血

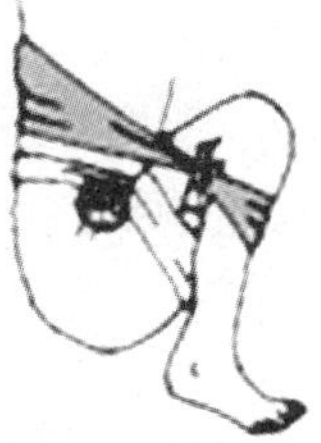

大腿出血

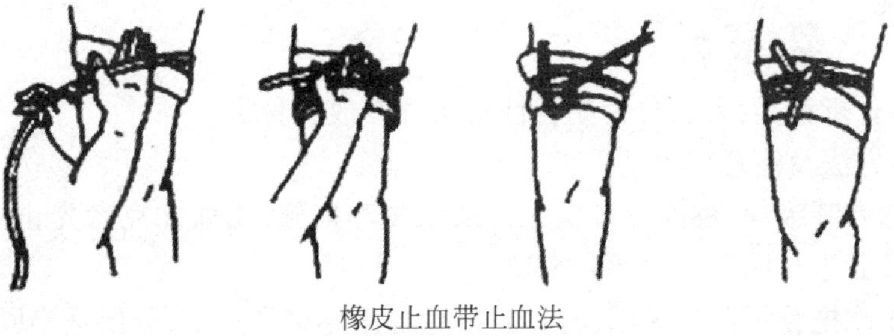

橡皮止血带止血法

3. 包扎术

(1)方法。用纱布、三角巾、毛巾、手帕、衣服等在伤口下方开始包扎，缠 2 ~ 3 圈后包住伤口，再缠 2 ~ 3 圈至伤口上方，要松紧合适。包扎方法有绷带包扎法、三角巾包扎法等。

(2)注意事项：包扎伤口时，先简单清洗伤口，再盖上消毒纱布，然后绷带包扎。包扎原则从下向上，由左向右，从远心端向近心端包扎，松紧适宜，操作时不要触及伤口。皮肤皱褶处(如腋下、乳下、膝下、腹股沟及骨突处)用棉垫保护。

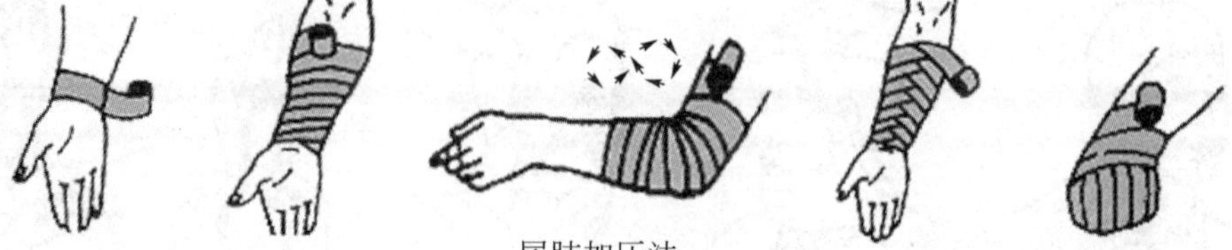

屈肢加压法

四肢包扎时,必须使之处于功能位。固定绷带的结应放在肢体外侧面,禁忌在伤口处、骨突处部位打结。

4. 骨折的固定

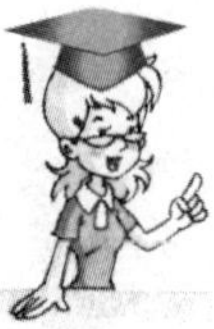

固定技术在急救中占有重要位置,及时、正确的固定,对预防休克,防止伤口感染,避免神经、血管、骨骼、软组织等再遭损伤及伤员的运送等有极好作用。

现场骨折固定时,常就地取材,如各种 2 ~ 3cm 厚的木板、竹竿、竹片、树枝、木棍、硬纸板等,都可作为固定代用品。

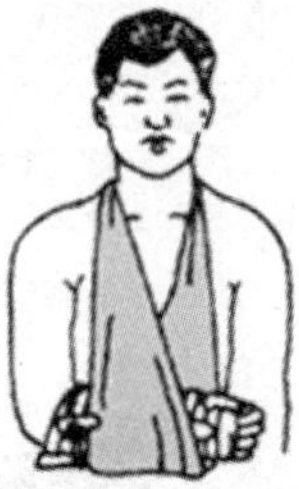

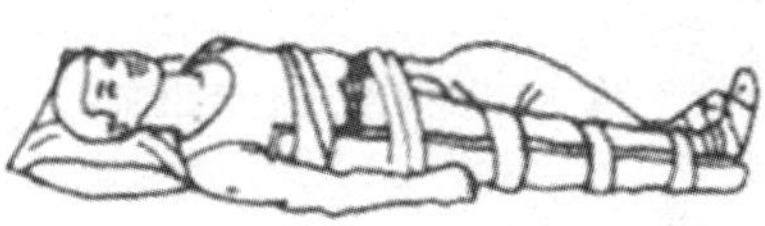

(1)骨折种类:骨折分为闭合性骨折和开放性骨折。

(2)方法及注意事项:

①遇有呼吸、心跳停止者应先行采取复苏措施,出血休克者先止血,病情有根本好转后进行固定;

②不能把骨折断端送回伤口内,以免加重感染和损伤,只要适当固定即可;

③固定时夹板要长于两头的关节并一起固定,夹板应光滑,夹板与皮肤之间应加用软垫;

④固定时应不松、不紧而且牢固,以固定条带可上下移动 1cm 为宜;

⑤固定四肢时应尽可能暴露手指(足趾)以观察是否有指(趾)尖发紫、肿胀、疼痛、血循环障碍等现象。

5. 搬运伤员技术

搬运能使伤病员迅速脱离危险地带,迅速送往医院得到治疗。但是如果搬运不当，则有可能加重病人伤势，造成病人残废，甚至死亡。

(1)方法。包括单人徒手搬运法、双人徒手搬运法、三人徒手搬运法、担架搬运法及车辆搬运法，见下图。

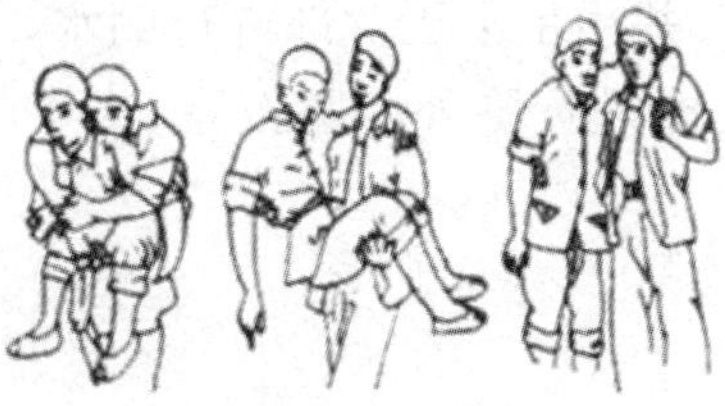

单人徒手搬运法

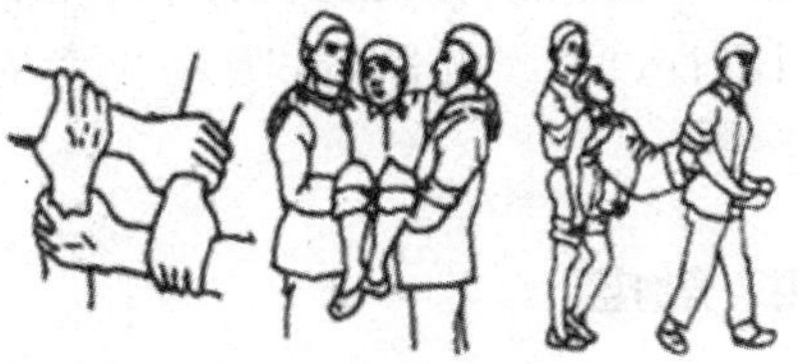

双人徒手搬运法

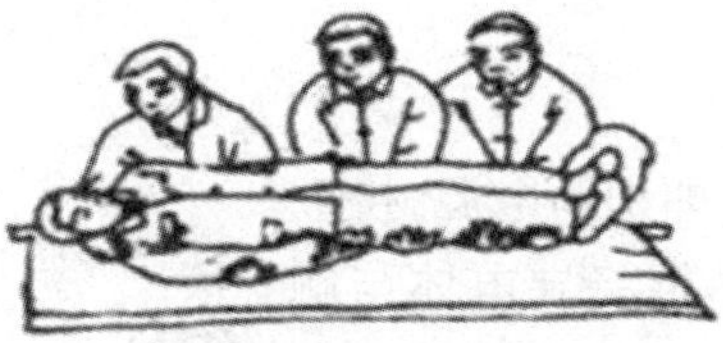

三人徒手搬运法

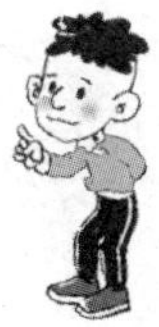

(2)注意事项：

①必须先急救，妥善处理后才能搬动。

②运送时尽可能不摇动伤者的身体。若遇脊椎受伤者，应将其身体固定在担架上，用硬板担架搬送。切忌一人抱胸，一人搬腿的双人搬抬法，因为这样搬动容易加重脊柱损伤。

③运送患者时，随时观察呼吸、体温、出血、面色变化等情况，注意患者姿势，给患者保暖。

④在人员、器材未准备完好时，切忌随意搬动。

三、溺水

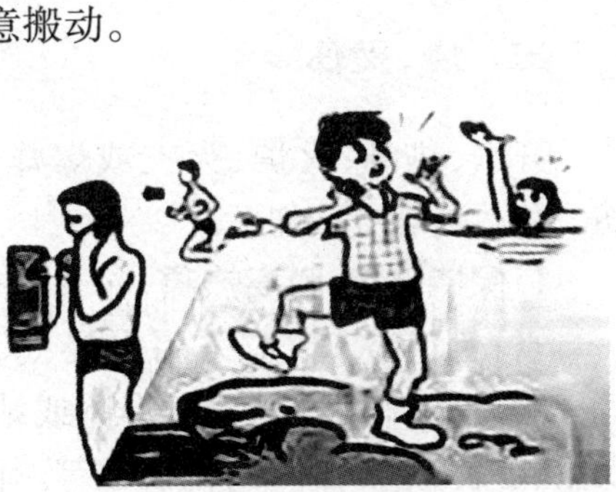

溺水常由于未掌握游泳技术或发生肌肉痉挛，使空气不能进出肺，引起窒息缺氧。若合并心跳停止的称为“溺死”；若心跳未停止的则称“近乎溺死”。两种情况的救治原则基本相同。

急救方法：将伤员抬出水面后，应立即清除其口、鼻腔内的水、泥及污物，用纱布（手帕）裹着手指将伤员舌头拉出口外，解开衣扣、领口，以保持呼吸道通畅，然后抱起伤员的腰腹部，使其背朝上、头下垂进行倒水；或者抱起伤员双腿，将其腹部放在急救者肩上，快步奔跑使积水倒出；或施救者取半跪位，将伤员的腹部放在施救者腿上，使其头部下垂，并用手平压背部进行倒水。注意排水时间不宜过长。心跳、呼吸停止者应立即进行胸外心脏按摩、人工呼吸，并立即呼救。

四、触电

触电在人们生活中偶有发生，掌握触电后的急救方法，对及时救治有很重要的意义。

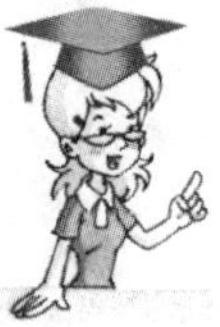

1. 急救方法

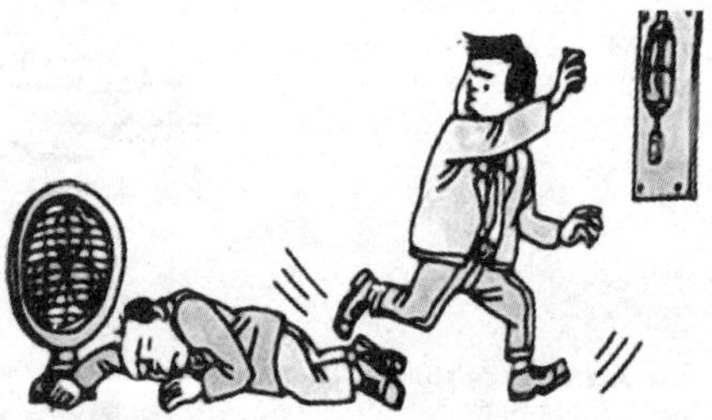

发现有人触电后，立即切断电源，拉下电闸或用不导电的竹、木棍将导电体与触电者分开。在未切断电源或触电者未脱离电源时，切不可触摸触电者。对呼吸和心跳停止者，应立即进行口对口人工呼吸和胸外心脏按摩，直至呼吸和心跳恢复为止。在就地抢救的同时，尽快呼叫医务人员或向有关医疗单位求援。

2. 预防

加强安全用电知识教育，定期检查维修电器设备，遵守用电规定，不能乱拉乱接电线，不能在通电的电线上晒衣物，不能接触断落的电线，雷雨天不要站在高墙上、树木下、电杆旁或天线附近。

五、烧、烫伤

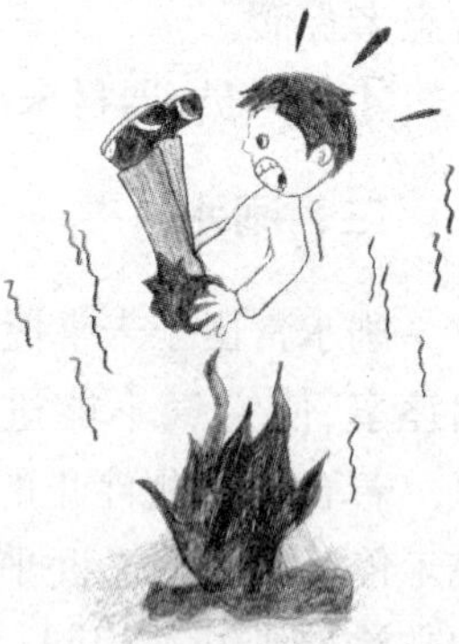

开水、热汤、火炉、火灾或爆炸，均可造成皮肤灼伤。急救处理方法如下。

1. 保持镇定、脱离热源

当衣服着火时，应采用水浸、水淋、就地卧倒翻滚等方法灭火，千万不可直立奔跑或站立呼喊；立即除去衣服、手表、指环、腰带、靴或鞋等。面积小及轻微的烧伤或烫伤用冷水浸或洗受伤部位最少 10 分钟，以助降温及减轻痛楚。

爱心提示

治烫伤的小窍门

手脚被烫伤时,可立即将烫伤的手脚伸入冰箱内,或用冰块、冰袋敷于伤处,并用消毒纱布固定,既可减轻疼痛,又能避免起泡。因为烫伤后局部热量还没散失,还会加重周围组织的损伤,通过冷疗可减少局部组织细胞的渗出。

2. 保护创面,防止休克、感染

若衣服和皮肤黏在一起,不要勉强除去,不要弄破水泡。切勿在伤口上涂药油、牙膏、肥皂、龙胆紫等,以免造成感染及影响烧伤程度的判断。伤口用大块纱布、清洁的衣服和被单等给予简单的包扎。手足被烧伤时,应将各个指、趾分开包扎,以防黏连。给患者多次少量口服淡盐水,以补充水分。

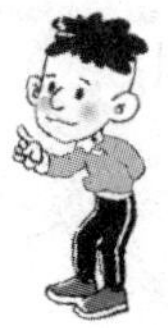

3. 合并伤处理

有骨折者应予以固定;有出血时应紧急止血;有颅脑、胸腹部损伤者,必须给予相应处理,并及时送医院救治。

4. 迅速送往医院救治

伤员经简易急救后,应尽快送往附近医院救治。护送前及护送途中要注意防止休克。搬运时动作要轻柔,行动要平稳,以尽量减少伤员痛苦。

六、中暑

1. 概述

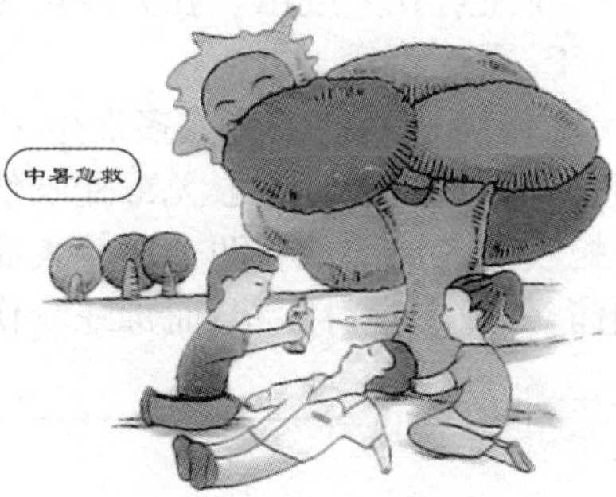

中暑是指在高温和热辐射的长时间作用下,机体体温调节障碍,出现以水、电解质代谢紊乱及中枢神经系统和心血管系统障碍为主要表现的急性疾病。表现为头痛、头昏、呕吐、面色苍白、出冷汗、肌肉疼痛,有的病人可出现高热、肌肉痉挛等症状,严重者可导致死亡。

2. 急救方法

如患者出现头昏、头疼、口渴、多汗、全身疲乏等症状,应立即将患者移至通风凉快处休息,并服用含盐饮料和降暑药物(如藿香正气水、人丹等),多喝开水,轻者即能缓解。高热患者可给物理降温,静脉补液,严重者送医院治疗。

3. 预防

注意休息,进行适当的体育锻炼,提高机体自身对高温的耐受力和适应性。

及时补充盐分和水，食用富含蛋白质及维生素类的食物，采取有效的隔热和通风措施，高温季节尽量避免在11:00～15:00之间外出，如要外出，则需要采取防晒措施。

七、动物咬伤

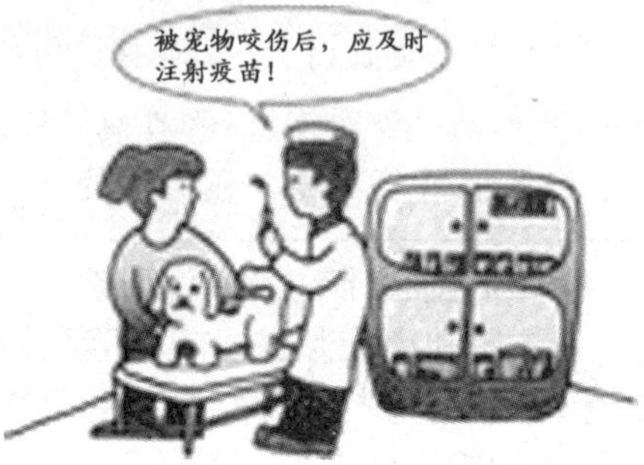

1. 狂犬病

（1）概述。狂犬病是由犬、猫或其他啮齿类动物咬、抓人的皮肤后引起的一种急性传染病，又称疯狗病。多数病例在被咬伤30天后，甚至4～6个月后才发病症，典型表现为病人对声音、光线或风之类的刺激变得异常敏感，最后各系统功能衰竭引起死亡。狂犬病病程一般不超过6天，病死率为100%。

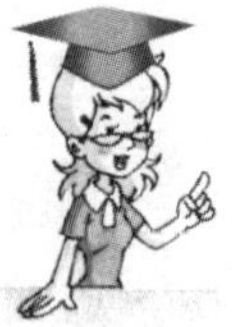

（2）急救方法：

①被咬后立即挤压伤口排去带毒液的污血，但绝不能用嘴去吸伤口处的污血。

②用20%的肥皂水彻底清洗伤口，再用清水洗净，接着用2%～3%碘酒或75%酒精进行局部消毒。

③局部伤口原则上不缝合、不包扎。

④注射狂犬疫苗。狂犬疫苗注射原则上是接种越早，效果越好。

2. 毒蛇咬伤

（1）概述。蛇咬伤人多发生于4～10月间。判断是否有毒可根据蛇的牙痕形态及牙距判断。一般无毒蛇咬伤，局部仅留下2～4行均匀而细小的牙痕。而毒蛇咬伤者局部常有两个比较大而深的牙痕。无毒蛇咬伤往往只有局部牙痕处刺痛，一般无全身症状，而毒蛇咬伤全身中毒症状明显。

爱心提示

每年7～9月，气温高，猫、狗等动物机体的散热功能较差，易烦躁和冲动，伤人几率大大增加。加上夏季是狗的发情期，狗会变得十分狂躁。碰见陌生狗时，站在原地直立不动，被攻击的可能性将大大降低。因为狗只会攻击人身体“伸出的部位”。另外，一旦发现狗的身体发抖、不停地流口水，要尽量远离。

（2）急救处理：

①蛇咬伤后切忌惊慌奔跑，行走要缓慢，立即用绳、布条、止血带或其他系带

结扎伤口的近心端5cm处，以阻断静脉淋巴回流，减少毒素在体内扩散。

②立即用清水或肥皂水冲洗伤口，以清除粘附的毒液，如伤口有毒牙残留，应及时挑出。

③用拔火罐法或用口吸吮法吸出毒液，边吸边吐，以尽快使蛇毒从局部除去。注意用口吸吮者口腔黏膜应无破损、无龋齿及其他口腔病症，以免间接中毒。

④在包扎和冲洗之后，用消毒的手术刀在局部作十字形口切开，以促使毒液排出。

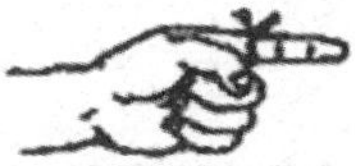
手指

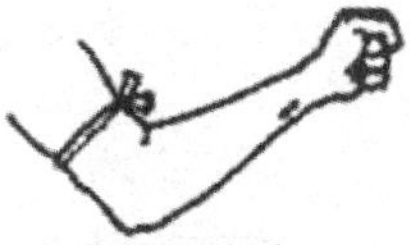
手掌或前臂

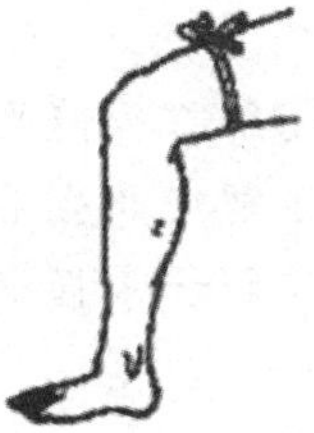
膝关节以下

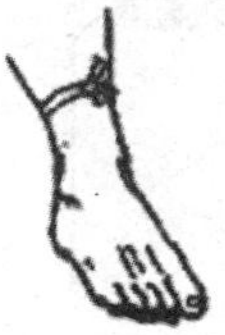
踝关节以下

⑤可选择蛇药、抗蛇毒血清、中草药等进行解毒治疗。

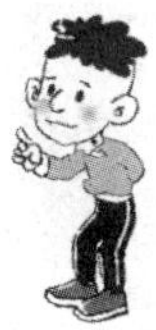

第三章　心 理 健 康

1. 了解心理健康的基础知识；
2. 了解中职生常见心理问题；
3. 了解和掌握中职生常见心理问题的调节方法。

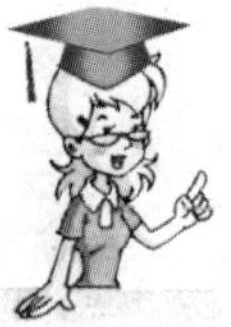

社会生活节奏的加快、经济的飞速发展、社会竞争的日益剧烈，这一切给人们带来了极大的冲击，也不同程度地影响着学生。中等职业学校学生正处于身心发展的重要时期，心理健康是他们全面发展、早日成为社会高素质劳动者的重要基础。开展中职学生的心理健康教育，提高其心理健康水平，已成为中职教育的重要组成部分。为了促进中职学生的心理健康发展，有必要让学生了解心理问题、心理辅导等心理健康知识。

第一节　心理健康基础知识

大家一起看

在我们身边普遍存在一些你认为司空见惯的现象，比如有些同学过分与人争论、抬杠，总觉得别人在背后议论自己；有些同学控制不了自己的脾气，总是大叫大嚷，乱摔东西，同学关系处理不好，常看同学不顺眼，容不得同学说他一句坏话；对父母、老师和同学忽冷忽热，学习劲头忽高忽低，感到学习压力大，一提起上学和考试就心烦、焦虑、心神不安；常常对学习好的同学不服气，对长得漂亮、长得帅的同学嗤之以鼻等。这些被认为是很正常的现象，恰恰是我们所不熟知的心理不健康的表现。

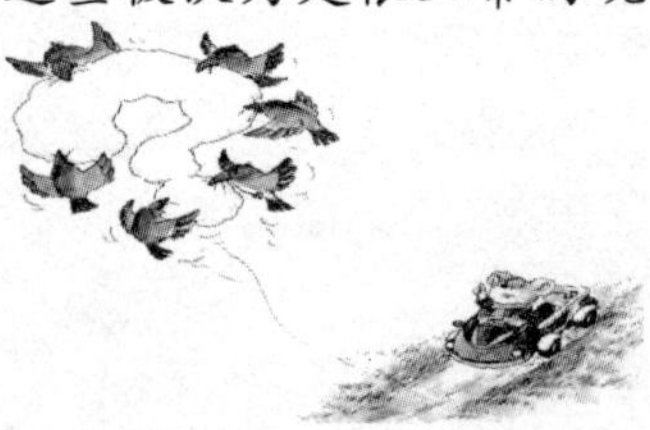

同学们：你知道怎样才算心理健康吗？怎样才能保持心理健康吗？

一、心理健康的标准

心理健康并不是一开始就被认为是健康的组成部分的，而是随着社会的发展，人们心理问题不断增多，以及人们对心理问题的认识不断深入而逐渐成为健康标准的组成部分。20 世纪 90 年代世界卫生组织将健康定义为：只有身体健康、心理健康、社会适应性良好、道德等四个方面都健全，才能算是完全健康。

由于心理活动的复杂性、多变性和隐蔽性，人们对心理健康的标准的定义不像身体健康那样明确具体，且往往因不同的社会制度和民族文化背景，对心理健康也有不同的要求。

1946 年第三届国际心理卫生大会认为心理健康的标准是：

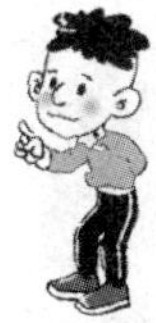

(1)身体、智力、情绪十分调和；

(2)适应环境，处理人际关系时能够彼此谦让；

(3)有幸福感；

(4)在职业工作中能充分发挥自己的能力，过有效率的生活。

马建青教授主编的《心理卫生学》认为心理健康的标准是：

(1)智力正常；

(2)善于协调与控制情绪，心境良好；

(3)具有较强的意志品质；

(4)人际关系和谐；

(5)能主动地适应和改善现实环境；

(6)保持人格的完整与健康；

(7)心理行为符合年龄特征。

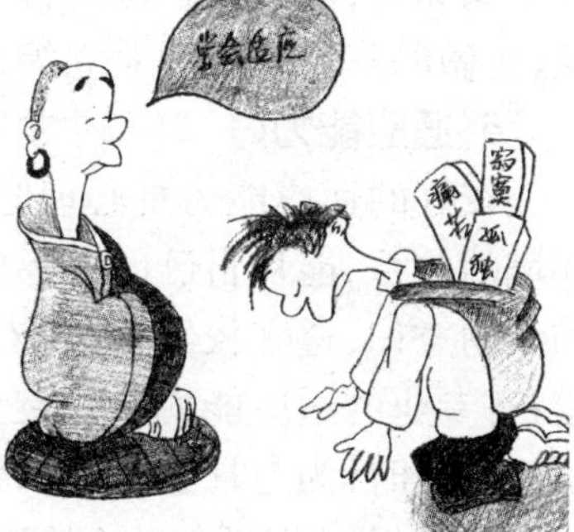

综合心理学专家的观点，结合中职学生的特点，我们认为中职学生的心理健康标准可归纳为如下几个方面。

1. 学习适应

学生能主动调整自己与学习环境要求相适应，从而实现学习目标。智力正常，体脑协调，认真学习，自觉完成理论知识和操作技能等学习任务，没有明显的考试焦虑、厌学情绪和逃课行为。能结合自身实际，确定合理的学习目标，并努力完成。

2. 情绪稳定

情绪在心理活动中起着核心作用。学生应该能较好地控制和调节自己的情绪，使情绪的表达既符合社会的要求，也符合自身的需要，没有明显的焦虑、抑郁、强迫、神经质等情绪障碍问题。

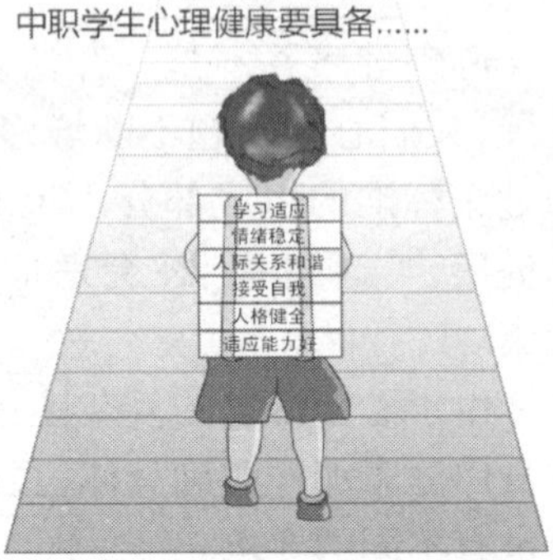
中职学生心理健康要具备……
学习适应
情绪稳定
人际关系和谐
接受自我
人格健全
适应能力好

3. 人际关系和谐

人际交往是中职学生社会化的主要途径。学生应该能尊重他人，乐于与人交往，在交往中保持独立完整的人格，不卑不亢、宽以待人、乐于助人、善于沟通、妥善处理人际交往中出现的矛盾，没有明显的退缩性人格、交往失调、偏执、过度防卫等行为。

4. 接受自我

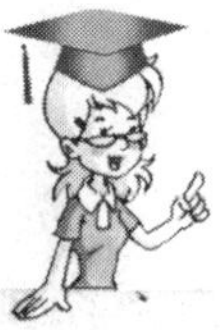

接受自我是心理健康的重要条件。学生要能够比较接近现实地认识自己，对自己的长处感到欣慰，但不狂妄自大，对自己的不足既不回避，也不自暴自弃，而是愉快地“自我接纳”，并有适度的自我期望，没有自视甚高或自轻自贱的行为。

5. 人格健全

人格在心理上是指个体相对稳定的心理特征的总和。心理健康的人，人格具有相对稳定性，即所想、所说、所做都是协调一致的。学生性格开朗、豁达，生活充满朝气，能够对自己的言行负责，有一定的独立性和自制力，没有其所想、所说、所做的互相矛盾和对立等人格缺陷。

6. 适应能力好

较好的适应能力是心理健康的重要特征。心理健康的人能有效处理与周围环境的关系，能从自己的实际出发，制定适合自己的生活目标；具有较强的道德和法制意识，遵守校纪校规；对于生活中的困难和挫折，能勇于承受，而不是回避；有专业的适应能力和对突发事件的应变能力；能正确处理个人与社会的关系，思想和行为与社会的要求相符合，而不是与社会格格不入，不顾社会公德，与社会行为规范相抵触，经常违反法律和道德，甚至敌视社会走上违法犯罪的道路。

[案例] 小刚是某中职学校汽运专业一年级学生，因父亲患精神分裂症，自己从小觉得受歧视。进入初中后，由于学习成绩不好，老师经常罚他，心里非常恨老师，同时更加感到自卑。初二时，他得了慢性肝炎，身体一直不好。进入职校后，他更感到周围的人都看不起他，对社会、对家庭、对人生、对自己极度悲观失望，提不起精神去上学，也不想上学，觉得自己是社会中多余的人。他经常腰酸、背痛、头痛、乏力，但不愿去医院检查治疗，只想死了算了。

二、中职学生心理健康问题的主要特征

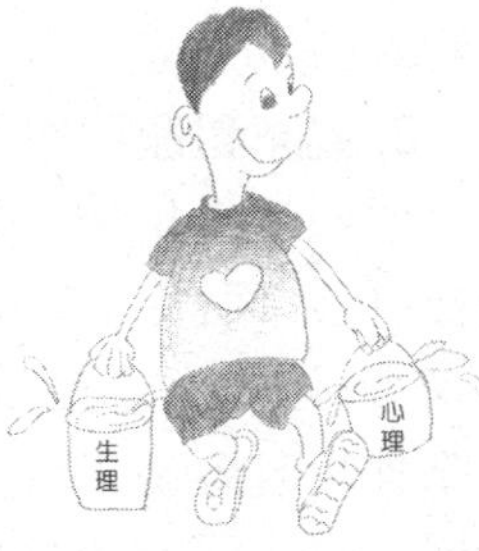

中职学生正处在生理和心理迅速发展的阶段。他们既会体验到成功，也会品尝到失败；既会有友谊的欢乐，也会有误解的痛苦；既有对美好前途的向往，也有遭受挫折的迷茫。大部分中职学生热爱生活、积极进取、乐观向上、团结合作、适应环境，但也有一部分中职生面对压力和矛盾，出现各种心理困惑，产生烦恼、焦虑、失落、愤怒等不良情绪，日积月累则会导致心理疾病。中职学生心理健康问题具有以下主要特征。

1. 身心发展的不平衡性

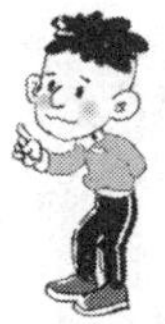

随着社会经济的发展，人民生活水平的提高，青少年的生理成熟年龄明显提前，但是其心理成熟反而有延后的趋势。这是因为我国独生子女家庭的增多，大批的独生子女早期社会化不良，表现出以自我为中心，依赖性强，缺乏独立性，自律能力、交往能力、责任感和承受挫折能力也较弱。另一原因是应试教育导致各地学校以升学为目的，往往忽视了学生的全面发展，他们在理智、道德、情感和交往等方面，都还没有成熟。也就是说，生理和心理的发展是不同步的，具有较大的不平衡性。

[案例] 小朋是中职一年级的学生，他一米八的身高，肌肉发达，生理已较为接近成年人，但是入校后，学习上遇到一些困难，同学之间有点小矛盾，他总要打电话给妈妈，让妈妈从百里之外赶来学校，见到妈妈，还要趴在妈妈肩上痛哭流涕，妈妈百般劝慰情绪才会稳定下来，不仅影响了妈妈的工作，增加了家里的经济支出，还使妈妈整天提心吊胆。

2. 自卑感和进取心的矛盾

一部分中职学生因学习成绩不理想，无可奈何选择读职校，但是他们内心也渴望成功，对未来充满希望。他们上进心强，不安于现状，希望通过自身的努力，学好理论和技能，使自己成为高素质的劳动者。但是长期学业的不顺形成了自卑心理，加上学习生活中遇到的种种挫折，又使他们对未来感到迷茫。如果能够很好地规划未来，谋得一技之长，为将来打下扎实的基础；如果没有很好地引导，可能由于学业失败而转变为人生的消极、沉沦。

[案例] 小洁中考成绩不理想，在爸爸的劝说下报考了交通学校物流专业，立志在现代物流这个新兴专业里，努力学习，做个现代物流技师。但是进校一个多月来，由于学习基础不好，有的课听不懂，再看看很多同学都无心学习，整天无所事事，得过且过，没有一点追求和理想。小洁心中就感到前途渺茫。“难

道我真的一无是处吗？我要不要继续念下去？我该怎么办？”

3. 偏激和理智的矛盾

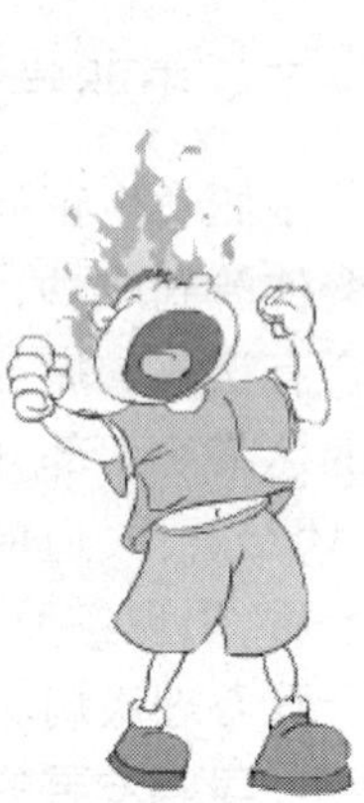

中职学生年轻气盛，正所谓初生牛犊不怕虎，他们思维敏捷，但片面性较大，易偏激；他们热情，但容易冲动，情绪波动大；他们意志品质日趋坚强，但面对困难时毅力不够，遇到挫折时容易生气。他们情绪易失控，行为易反常，往往会因一点小事与人争吵，对社会上各种现象常常看不惯、难以适应。由于不善于处理情绪与理智之间的矛盾，容易导致一些不计后果的冲动行为，是意外伤害概率最高的年龄阶段。在处理社会、他人和自我之间的关系上容易出现困惑、苦闷和焦虑；对老师、家长的教育，表现出较普遍的逆反心理和行为。这些都需要加强科学地认知、情绪调适与行为自控的教育，使中职学生学会自我调适、自我控制。

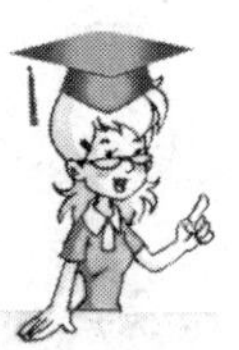

[案例]　小军父母离异，家庭生活贫困，每月由学校“爱心基金”资助生活费，由此导致了小军性格内向、自卑。同学小海来自富裕家庭，看不起小军，在班级中常常欺负他、嘲笑他、捉弄他。有一天，小海又把痰吐在小军的床单上，小军一气之下，拿刀捅向小海，正好捅在心脏部位，抢救无效死亡。小军后悔不已。

4. 依赖感和独立性的矛盾

中职学生在心理上正处于逐渐脱离父母的时期。随着自我意识的成熟、处理事务能力的提高，他们在观念和行为上逐渐表现出强烈的自主性。不管是在个人生活的安排上，还是对社会问题的看法上。他们都有了自己的主张和意见，不希望成人时时刻刻地管束他们。成人若干扰太多，会使他们产生逆反心理，对抗情绪随之而起。但是由于缺乏社会经验，加之长期形成的依赖感仍然难以摆脱，对社会问题和个人问题认识较肤浅，这使得他们对自己的评价、对他人的评价常常是不成熟的。他们顺利时容易得意忘形，受挫折时容易垂头丧气，面对社会复杂的环境，常常心中茫然，不知所措。

5. 交往需要与孤独感的矛盾

中职学生不像儿童那样，常常向成人敞开自己的心扉。他们的内心世界丰富多彩，但不愿意轻易表达出来，他们非常希望有单独的房间、带锁的抽屉。心理的闭锁性和其成人感的发展是相互联系的。成人感发展，内心的秘密随之增加，闭锁成分也会增加，它是智力发展和情感深处的反映。但心理发展的闭锁性使得中职学生容易产生一种难以排遣的孤单感，因此，又产生了希望被人理解的强烈愿望。在同龄人、知心朋友面前,他们愿意倾诉内心的秘密,但是由于缺乏主动性和相互的闭锁,常常处于左右两难的矛盾之中,家长和老师也觉得困惑不解,感到学生变了,不再信任自己了。

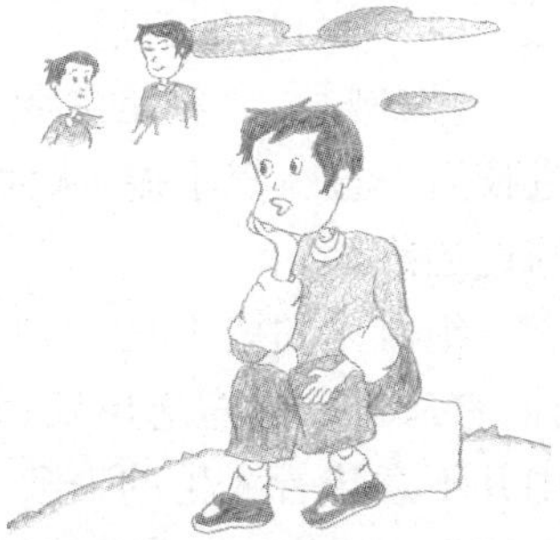

6. 理想和现实的矛盾

理想自我是将来要实现的自己,带有自我设计的成分,是希望通过努力实现的目标;而现实自我,是生活中实实在在的自己,包括学习、品德、智能、交往等。两者是有区别的。中职学生好幻想,对未来有美好的向往和憧憬;他们想象力丰富,但又往往脱离实际。由于对现实自我不能全面、客观地加以评价,而理想自我又带有明显的盲目性和模糊性,于是常常产生心理挫折,使自己处于矛盾痛苦之中。如果自身心理素质欠佳,承受能力不强,则易怨天尤人、相信命运、放弃理想、自暴自弃、消极悲观。如有些学生沉迷于网络聊天、游戏,热衷于虚拟角色,使他们逃避现实,造成社会适应不良。

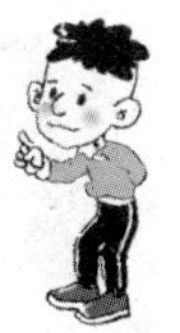

三、中职生保持心理健康的方法

中职学生寻求心理健康的途径主要有两条:一是自我心理调节;二是寻求外部帮助。要保持心理健康,必须先学会自我心理调节,主要表现在以下几个方面。

1. 认知的心理调节

认知就是指人们对周围的事物的想法和观点。认知与人的情绪和行为密切相关,直接影响着人的心理健康水平。中职学生许多的心理问题是由于其错误的认知造成的。因此,及时调节和消除不良的认知是解决中职生心理问题、增强心理健康的一个重要的途径。

[案例] 一堂体育课结束,同学们都热得满头大汗。小强一进教室,看到座位上有半瓶矿泉水,兴高采烈,“太好了,还有半瓶水可以解渴了”;小杰看到了半瓶水,垂头丧气,“我怎么这么倒霉,只剩下半瓶水,要是一瓶该多好啊!”

由此可见,同样一事件,不同的情绪和行为反应取决于个体对事物的不同认知。合理的认知产生合理的情绪和行为反应,不良的认知会直接导致不良的情绪和行为。所以,与其说事件给人带来了不适应,还不如说是人们对事物的看法因人而异。人的烦恼和快乐、紧张和轻松、焦虑和不安等都是由自己决定的,所有的心理问题都是由自己不合理的想法所造成的。不合理的想法主要包括以下几个方面。

(1)绝对化的要求

[案例] 小骏是中职一年级学生,因中考成绩不理想进入中职学校学习。进校后一直一蹶不振,认为没有考上重点高中,一辈子就完了,找不到理想工作,前途迷茫。

绝对化的要求是一种走极端的认知方法,也是不合理信念中最常见的一种,它从自己的意愿出发,常常带有必须和应该的特点。事实上,考不上重点高中并不意味着人生的失败,当不了科学家,还可以当一名优秀的技术员。随着经济发展,社会急需高技能应用型人才。在职校里认真学习,学好技能,人生照样精彩。

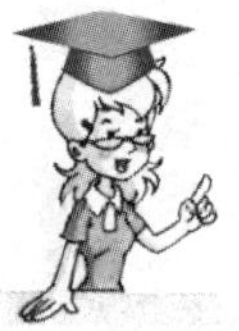

爱心提示

青少年 7 种不健康心理

一、忧郁;二、心胸狭隘;三、嫉妒;四、惊恐;
五、残暴;六、敏感多疑;七、自卑。

(2)过分概括化

[案例] 小燕是个文静内向的女孩,工作认真负责,勤勤恳恳,在竞选学校学生会主席时因票数不及他人而遭淘汰。她想不通,白天上课时精神不能集中,晚上失眠。她觉得学代会上她不能当选,证明同学们看不起她,老师也不喜欢她,在学校已经待不下去了,没什么意思了,萌生了退学的想法。

过分概括化的思维是一种以偏概全、以一概十的片面思维方式。它是指个体根据一件或很小的一件事情就武断地得出关于个人能力或价值的普遍性结论,并将它运用到其他方面的情绪之中。在以上案例中,事实上小燕各方面都不错,只是她性格内向,不善于和别人交往,同学们不太了解她,票数少了而已。

(3)糟糕至极

[案例] 小森代表学校汽修专业参加技能大赛,暑假训练了一个月,比赛时由于心情紧张,不熟悉设备而名落孙山。回校以后,一直非常自责,由于他的过错,学校荣誉受到了影响,老师们肯定对自己有看法,将来也不会被推荐到好单位就业,十分苦恼。

糟糕至极的认知方式是指个体认为一件不如意的事件发生,必定非常可怕和糟糕,从而消极地预测未来,而不考虑其他可能结果。其实任何事件都具有两重性，不可能百分之百地糟糕，若我们看到了片面、暂时的结果而忽视了事件的全部，就会得出极其片面的认识。以上案例中，小森虽然比赛失利，但是学校和小森都可以从中找出薄弱环节，加以改进。此外，尽管我们希望人生一帆风顺，但挫折和困难是人生的必修课，所以也要勇敢地去面对。

2. 情绪调节法

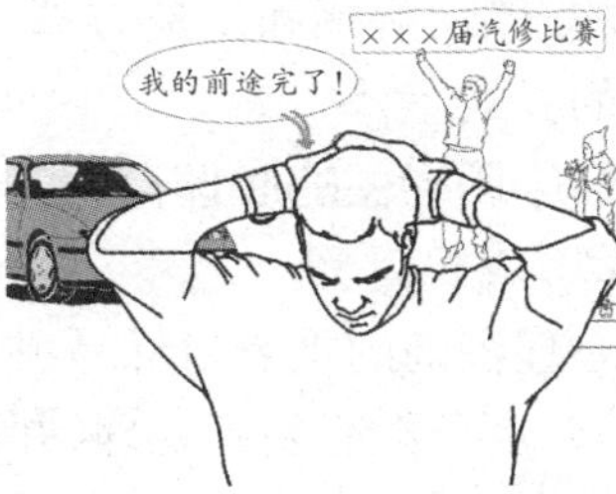

情绪是个体对客观外界事物的态度的体验，是人脑对客观外界事物与主体需要之间关系的反映。情绪一旦发生，会伴随着生理反应和外在行为的变化。情绪与中职学生的生活息息相关，是影响他们健康成长的重要因素。如何纠正不良情绪表现，改变消极心理，增强中职生对自我情绪的调控能力，使他们情绪饱满，对生活和前途充满信心，朝气蓬勃，勇敢地承受生活中的挫折，是学校心理健康教育的重要内容。自我情绪调节的方法主要有：合理宣泄法、转移注意法、转换情绪法、主动控制情绪等。

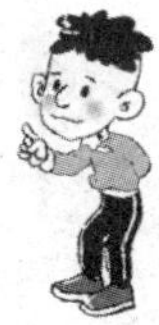

3. 行为调节法

行为调节的方法是以心理学中有关学习过程的理论和实验所建立的证据为基础。中职学生的行为，不管是正常或是偏离正常，都是经过后天学习而获得的，当然也能够通过后天学习而更改、增加或消除。这里的“学习”，就是我们要进行主动的自我修正。自我行为调节的方法主要有：自我放松法、系统脱敏法、暴露疗法、厌恶疗法、模仿学习法、自我强化法等。如现下比较流行的气功、瑜伽就是属于自我放松法。

4. 自我精神分析法

著名的心理学家佛洛伊德认为，人的行为表现是源于人们自己意识不到的动机和内心冲突。中职学生可以通过自我联想和梦境分析来了解自己内心真正的想法，从而正视自己的问题，及时调整心态。

在寻求外部帮助方面，中职学生可以在亲人、朋友、老师等的帮助下调适自己的心理状态。一般比较普遍而且正规的外部帮助是到心理咨询室寻求心理咨询工作者的帮助。

四、心理咨询

心理咨询是指心理咨询工作者运用心理学的专业知识和相应技巧，针对来诊者的心理问题进行分析、建议、缓解来诊者的心理紧张和冲突，提高其适应能力，维护和增进来诊者的身心健康，促进其人格完善和潜能发挥的过程。对那些行为属于正常范围的人来说，心理咨询可以帮助他们扫除障碍，以便更好地发挥他们的才干；对那些由于心理障碍而遇到麻烦或困惑的人来说，心理咨询可以帮助他们逐渐改变与外界格格不入的思维、情感和反应方式，并学会与外界相适应的方式。

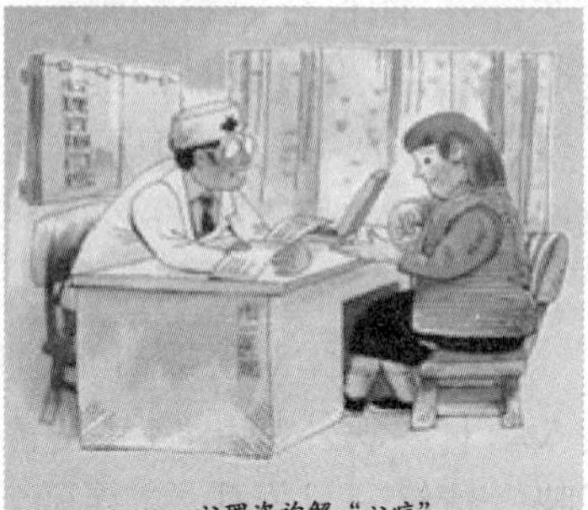
心理咨询解“心病”

1. 中职学生的心理咨询的目标

(1)成长目标

心理咨询的重要目标是成长目标。学生在学习、生活和人际关系上遇到某些困惑，自身不能妥善处理，并由此产生焦虑、苦闷等心情，这些都是学生成长过程中带来的挑战，促使他们更加深刻地反省自己、发展自己。这时，他们走进心理咨询室，求助心理辅导老师，是健康成长的需要。作为心理辅导老师，要以发展的眼光帮助学生分析生活、学习中的困难，通过认识和解决来提高个人自主自动的能力，增强自信心。帮助学生积极面对困难和挑战是心理咨询的重要任务。

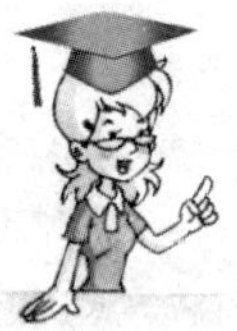

(2)学习目标

心理咨询的另一个目标是学习目标。学生通过心理咨询，既增强了对困难的了解，学会了正确解决心理问题的方法，也加强了对自我的认识。心理咨询过程可以使学生正确面对人生道路中的挫折，寻求自救的方法；使学生在困难面前善于发现个人与环境的有利因素，并加以利用来解决问题。一般来说，心理辅导老师并不直接教给你解决问题的办法，而是通过分析和指导，使学生自己努力思考领悟出来的，所以更具有主动性和自觉性，能够提高一个人的自助能力。

勇气的挑战

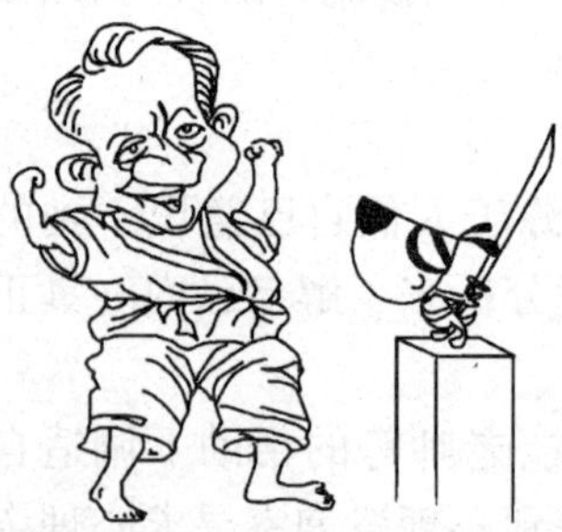

(3)自我完善目标

心理咨询的最终目标是自我完善，也就是学生通过心理咨询来更好地认识自己、发展自己、完善自己，使自己成为一个健康、成熟、能自我实现的人。使学生积极面对人生的挑战，建立健康的自我形象，充分实现人生的价值。

2. 心理咨询的原则

心理咨询过程中心理咨询人员和求助者都需要遵循如下原则。

(1)保密性原则

咨询人员应保守来访者的内心秘密，妥善保管个人信息、来往信件、测试资料等材料，不得公开来访者的真实姓名、单位或住址。

（2）来访者自愿的原则

来访者强烈的求助动机是保证咨询顺利进行，并获得满意结果的重要前提，因此到心理咨询室求询的来访者必须完全出于自愿。

（3）时间限定的原则

心理咨询必须遵守一定的时间限制。咨询时间一般规定为每次 50 分钟左右，原则上不能随意延长咨询时间或间隔。

（4）感情限定的原则

咨询关系的确立有助于心理的沟通与接近。但过密的接触不仅容易使来访者过于了解咨询人员的内心世界和私生活，阻碍来访者的自我表现，也容易使咨询人员该说的不能说，从而失去客观公正地判断事物的能力。

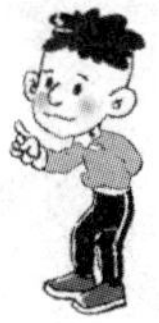

（5）理解与支持原则

咨询人员对来访者的语言、行动和情绪等要充分理解，不得以道德和个人价值的眼光评判对错，要帮助来访者分析原因并寻找出路。

（6）伦理原则

咨询活动的开展必须以一定的伦理规范约束从事心理咨询工作的咨询人员、团体，主要体现为咨询人员的道德准则和伦理规范。

（7）重大决定延期的原则

心理咨询期间，由于来访者情绪过于不稳和动摇，原则上应规劝其不要轻易作出诸如退学、转学等重大决定，待在咨询结束后，来访者的情绪得以安定、心境得以整理之后再作出决定。这样，学生往往不容易后悔或反悔的几率较小。

3. 心理咨询的步骤

心理咨询的一般步骤有三个：开始阶段、指导与帮助阶段、巩固与结束阶段。作为求助者，中职学生首先要正视心理咨询，形成寻求心理咨询的动机。很多同学对心理咨询有种错误的观点，认为去咨询会被别人笑话，结果心理问题越来越严重。其次，要积极与咨询人员建立良好的互动关系。相互信任、尊重的咨询关系是成功的开始，在咨询过程中求助者应积极思考、主动参与，提供咨询人员需要的材料，并遵守和执行商定好的咨询方案各方面的内容。再次，不要急于求成。心理问题相对而言比较复杂，一般要经过几次咨询才能够有所好转。

在求助过程中，中职学生可以参考如下求助步骤。

（1）查看自己的问题是否属于心理咨询的范围。比较严重的心理障碍或者心理危机最好到正规的心理医院去治疗。

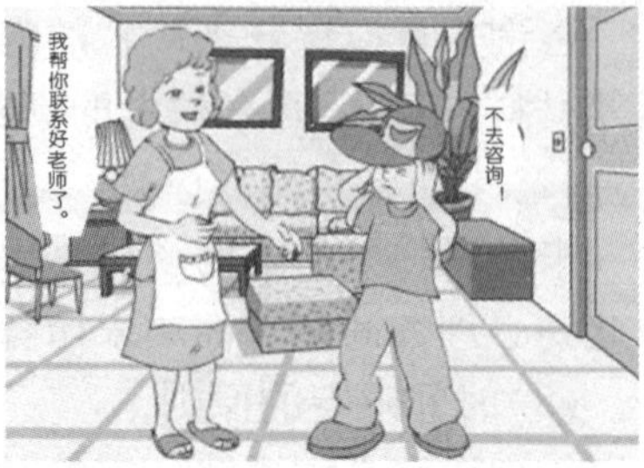
我帮你联系好老师了。
不去咨询！

(2)进行心理咨询预约，并选择心理咨询方式。由于心理咨询老师一般不多，所以最好事前进行预约，确定咨询的问题范围和期望、时间、地点、方式。一般心理咨询的方式主要包括两大类：个体咨询和团体咨询。其中，个体咨询的形式有：面对面咨询、电话咨询、互联网咨询（如电子邮件、QQ 聊天等方式）。

(3)按照事先约定的时间和地点进行咨询。如遇特殊情况，求助者应该事先告知咨询老师，以免耽误咨询老师的工作，并另行约定。

(4)反馈咨询效果，确定是否继续进行咨询。

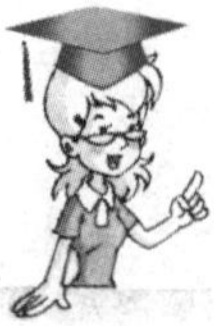

(5)配合咨询老师回访。咨询结束后，咨询老师通过电话、短信或电子邮件方式对求助者进行回访，了解咨询的中长期疗效，帮助求助者获得持久的心理健康。

第二节　学习障碍与辅导

大家一起看

小覃是怎么了？

小覃是某技校二年级的学生。第一学年，他各科成绩都很好，考试总分排名总是班上前几名。上二年级后，增加了专业课，他学习比以前更加努力，可是他发现平时成绩不如他的几个好朋友学得比他好，课堂上他回答不出的问题，他们总能答对。他很担心学不好会影响排名，于是他把更多的时间花在专业课上，可收效甚微，几次测验成绩均不如意，成绩由 80 多分降到了 60 多分。从此以后，一上这门专业课他就紧张，生怕听漏一个字。过了一个学期，其他科目成绩也下降了。任课老师还常向班主任反映，说他上课神情呆滞，不知在想什么……

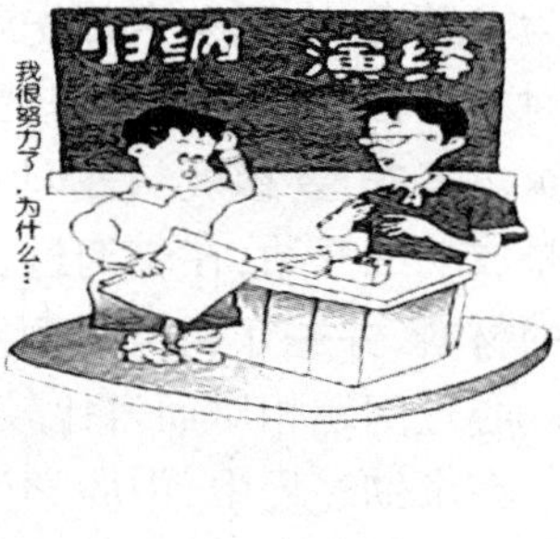
归纳　演绎
我很努力了，为什么…

同学们：你在学习过程中有没有类似现象？知道如何摆脱学习上的一些困扰吗？

学习是中职学生的主要任务，是一个人终身要做的事。学习受智力和非智力因素的影响，智力因素包括观察力、记忆力、想象力、思维能力等；非智力因素包括学习动机、学习兴趣、学习态度等。

学习障碍是指学生在智力正常的情况下，由于家庭教育、社会环境、个人性格等因素造成的学习困难和适应不良。学习障碍在中职学生中占有一定比例，他们对学习缺乏动机和兴趣，有厌学情绪，不能掌握较好的学习方法，遇到考试紧张焦虑，难以完成学习任务，而且造成情绪与成绩间的恶性循环，影响了他们的健康成长。因此，根据中职学生的心理特征，对他们的学习动机、学习方法、学习过程、考试焦虑等进行辅导，营造良好的学习氛围，发挥学生潜能，引导他们树立信心，学会自我调控，提高学习兴趣，进而促进其整体素质的提高和个性的全面发展，具有十分重要的意义。

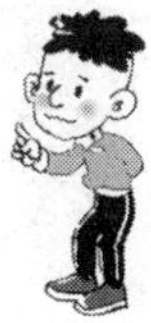

一、学习障碍的类型

1. 学习动机障碍

学习动机是指由学习需要引起的激发、推动学生进行学习活动，并达到一定学习目标的内部心理倾向。良好的学习动机是中职学生学习的基础。大部分中职学生胸怀远大理想，勤奋学习，刻苦钻研理论和技能，为自己早日成才而努力。但也有不少中职学生没有远大的理想，没有明确的人生目标，不知道为什么要学习，课堂上精神不集中，不能主动完成作业，缺乏学习动机和学习责任感，不思进取，混一天算一天，成绩逐渐下降，越来越失去学习的兴趣。

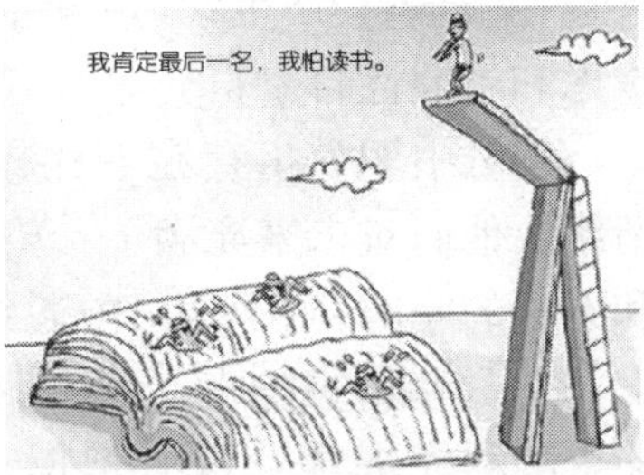

［案例］ 小舟是某职校路桥专业一年级学生，家中三代单传。小舟在家人眼里就像宝一样，含在嘴里怕化了，捧在手里怕摔了，凡事都依着他。父亲是一家知名企业的老板，家产几千万。小舟不爱学习，在课堂上不是讲话就是睡觉，作业从来不交，班主任找他谈话，他说："我爸爸赚的钱已够我花几辈子了，我还要那么辛苦干什么，我读职校只是父母要我来的，我才不愿意呢！"

2. 学习方法障碍

学习方法就是人们在学习过程中所采用的手段和途径。它包括获取知识的方法、学习技能的方法、发展智力与培养能力的方法。科学的学习方法能使学生的才能得到充分的发挥，使学生在学习中获得高效率，从而感受到学习是一件非常快乐的事。而不得法的学习，则会阻碍学生才能的发挥，导致学习中的低效率，从而给学生带来烦恼。所以要想学得好，必须掌握科学的方法，才能达到事半功倍的效果。

有的学生在学习中，一边听音乐一边做作业，或一边听课一边看小说，即一心两用，这样做的后果是学习内容不能深刻记忆，思考难以深入，影响学习效率。有的学生自控能力差，不能合理安排时间，学习无计划，缺乏自觉性、主动性和积极性。学习兴趣易转移，做事半途而废，作业拖拖拉拉，甚至一抄了之，这样做的后果是使自己对学习内容不能很好地消化掌握。学习是连贯性的，长期这样下去，基础薄弱的同学将无法继续深入学习。

［案例］ 小天人很聪明，但就是对自己要求不严，自己管不住自己，每天晚上吃了晚饭就要看电视或玩游戏，时间晚了作业来不及做，第二天早自修就胡乱做一下或抄一下，应付了事。一学期下来，成绩就有两门不及格。但他无法及时控制自己，第二学期则门门功课全不及格，只能留级。

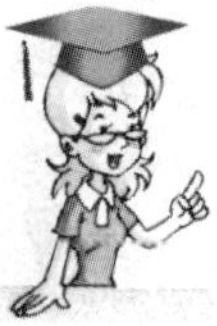

3. 学习过程障碍

学习是一个理解的过程，学习过程障碍是指在学习过程中出现的严重影响正常学习活动的学习困难。学生在学习的过程中，如果出现了他们自己无法解释的问题，学习的结果与学习的预期不一致，就会影响到他们的学习动机和学习兴趣，甚至还会产生学习心理问题，进而影响他们的学习生活，主要表现为学习焦虑和习惯性自暴自弃等。

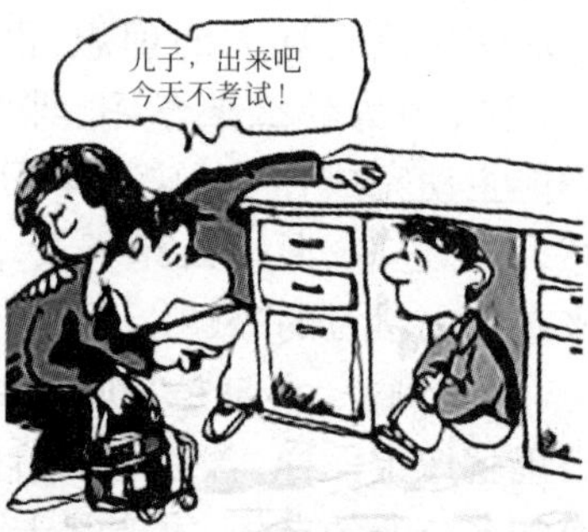

部分中职学生存在着比较严重的学习焦虑情绪。他们对未来充满了希望，却由于学习基础和方法的原因，对于学习中遇到的困难易产生焦虑、紧张情绪，害怕考试，情绪抑郁沉闷，对自己能否顺利完成学业没有把握，并产生了害怕心理，从而对不理想的学习结果产生失败感、内疚感和负罪感。再加上对前途感到迷茫，思想包袱加重，如果不能及时调整，长期使自己处于紧张、恐惧中，不仅身心受到影响，而且对学习也不利。有的学生经过努力但连续失败，多次受到挫折以后，产生了一种无助的心理而放弃了努力，则成了习惯性的自暴自弃。他们产生了自我怀疑，自我否定，自己再努力也无法避免家长的责怪、教师的批评和同学的歧视，无法满足成功的愿望，尝到的只是失败和自卑，产生了“自己天生不如别人，自己天生是差生”的想法，听天由命。这种自暴自弃倾向刚开始可能局限于一门课或某一方面，但如果不改变则可能扩展到其他领域，从而导致学生面对困难时放弃努力，同时产生动机、认知、情绪障碍，阻碍了新的学习和潜能的发挥。

[**案例**]　小丽中考时，数学没有考好，进入职校后非常努力，上课认真听讲，把数学老师讲的内容全部背下来。学习的大部分时间都花在数学上。一学期下来，期终考试数学还是不及格，她绝望了，心想自己天生不是学习的料，放弃了学习数学，渐渐地对其他功课也失去了信心。

二、学习障碍的原因

中职学生学习障碍的原因是多方面的，有社会原因、学校原因、家庭原因和个人原因，其中主要是个人原因。

1. 社会原因

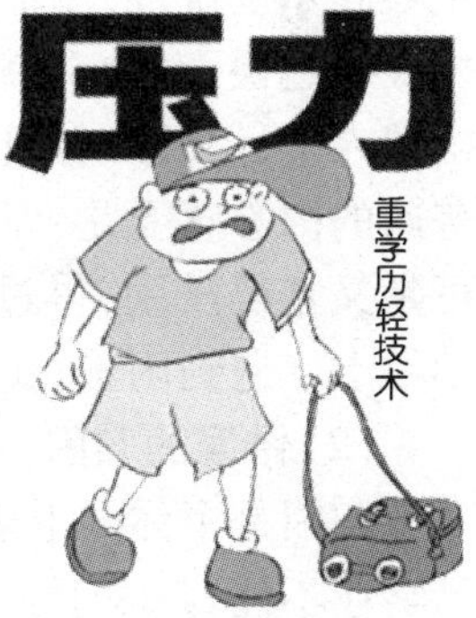

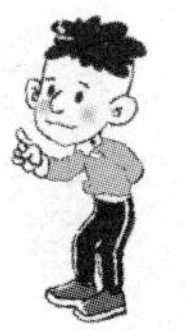

随着我国新旧体制的转换和改革开放的深入，市场竞争越来越激烈，产生了不少新情况和新问题，同时也出现了一些不良的风气。社会上重学历轻技术的错误观点，导致了很多人觉得只有读普高上大学，以后才会是白领阶层，步入上流社会，过上幸福的生活。读了职校就无前途，只能当个蓝领，低人一等，没有优越感。中职学生从心理上比较排斥现状，他们感到前途渺茫，对未来生活没有信心。

2. 学校原因

学校传统的教学模式对学生缺乏吸引力。一些教师教学方法不当，忽视启发式教育，学生常处于被动学习地位，缺乏学习的积极性、主动性，缺乏开动脑筋、积极思考的学习情绪，采用死记硬背的学习方式。有的教材内容不配套、要求过高，学生难以完成学习任务，受到了老师和家长的批评和指责，久而久之就会使学生怀疑自己的学习能力和智力水平，产生恐惧心理。这种情绪又会影响其思维活动的正常进行，从而造成恶性循环。

学校的校风、教师的教风、班级的班风、学生的学风都会对学生的心理状态产生较大的影响。良好的环境不仅能使学生朝气蓬勃、健康向上、努力学习，而且能培养学生良好的道德品质和心理素质。如果学校风气差，人际关系不融洽，生活枯燥单调，学生的特长和个性得不到充分的发挥，则会使学生产生消极、焦虑、自卑和自暴自弃的情绪。

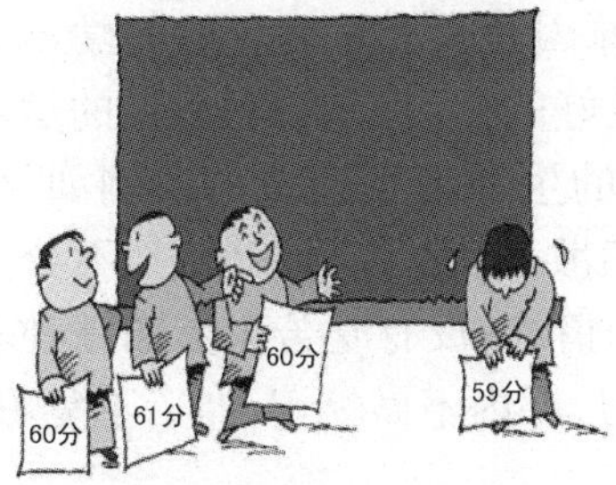

3. 家庭原因

在学生的成长中，家庭具有很强的影响力，每个人的心理品质都烙着家庭的印记。部分家长“望子成龙”、“望女成凤”，重成绩、轻品质，在生活上百依百顺、过度溺爱，但一旦成绩达不到要求，对自己的孩子则大加指责甚至打骂，形成两者之间的对立，使学生出现逆反心理，愈加失去学习兴趣。有的家长则认为树大自然直，对孩子放任自流，没能很好地行使做父母的责任，导致孩子的学习障碍。

4. 个人原因

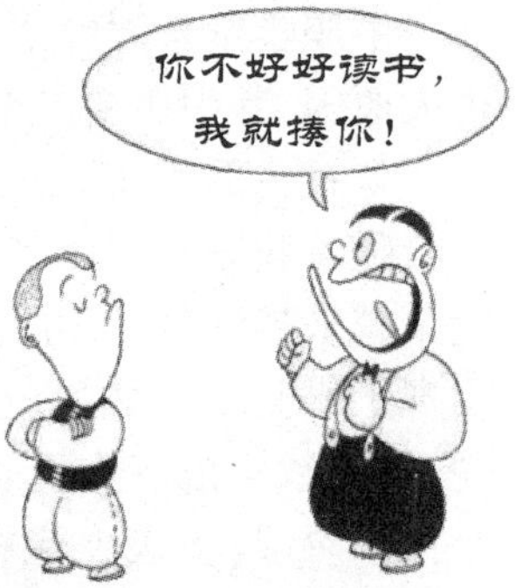
你不好好读书，
我就揍你！

(1)缺乏远大的理想和社会责任感

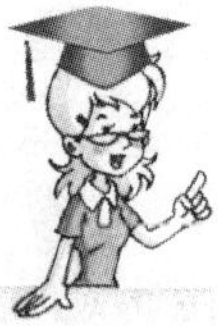

高尔基说过，一个人追求的目标越高，他的才能就发展得越快，对社会就越有益。一些中职学生没有明确的人生目标，没有很好地规划自己的职业生涯，他们普遍的内心感受是：学习没意思，迫于形势不得不学，可是又觉得没劲，得过且过、无所作为。这样，他只要学习上一遇到困难，就很容易选择退缩逃避。

(2)错误的归因

归因是个体寻求理解导致某种结果的原因的一种心理倾向。一些学生把自己学业不佳，归因于自己能力低，从而丧失了学习兴趣，产生自卑情绪，最后厌学、弃学；或归因于教师水平低，教法不当，讲解不清；或归因于课堂纪律不好，没有良好的学习环境和积极向上的学习气氛。也有的学生偏课严重，认为只要学好技能课就行了，文化课学了没用。他们没有从自身上去分析失败的原因。错误的归因使他们缺乏学习动力，对学习的反应和态度是消极的。

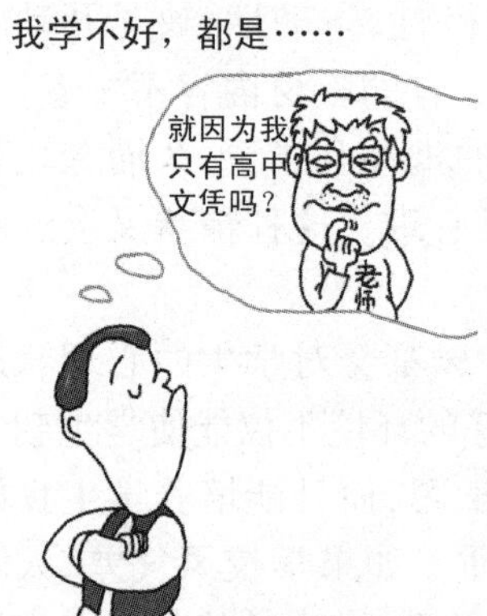
我学不好，都是……
就因为我只有高中文凭吗？
老师

(3)不良的学习生活习惯

习惯常常领导着我们的思想与行为，好习惯是开启成功的钥匙，坏习惯则是一扇向失败敞开的门。有些学生学业不佳的原因是没有掌握良好的学习方法，究其根源是没有良好的学习习惯，而不良的学习习惯很多都是由不良的生活习惯造成的。例如，生活作风拖拖拉拉、懒懒散散，做事没有计划、不分主次，只凭自己的兴趣和情绪，没有吃苦耐劳的精神和顽强拼搏的毅力，这些生活习惯导致了课前不预习，课内不做笔记，课后不复习，作业不规范，对学习内容不求甚解等学习习惯。

三、学习障碍的辅导

1. 学习动机障碍的辅导

(1)强化学习动机,端正学习态度

中职教育是我国教育体系中重要的组成部分。随着经济的发展,国家需要千千万万的技能型人才。就读中职学校是光荣的,是大有前途的,既可以继续深造,读高职或通过成人高考读大学,而且有着其他类型教育不可比拟的优势,可以在相对较短的时间里学到实用的技术知识,为自己立足社会谋得一技之长。近年来,中职学生的就业优势就充分说明了这一点。当不了科学家就当一个能工巧匠,掌握一门绝活,同样受人尊敬,受社会认可。学生要树立学习的信心,从而确定学习目标,才能有学习的动力,端正学习态度。

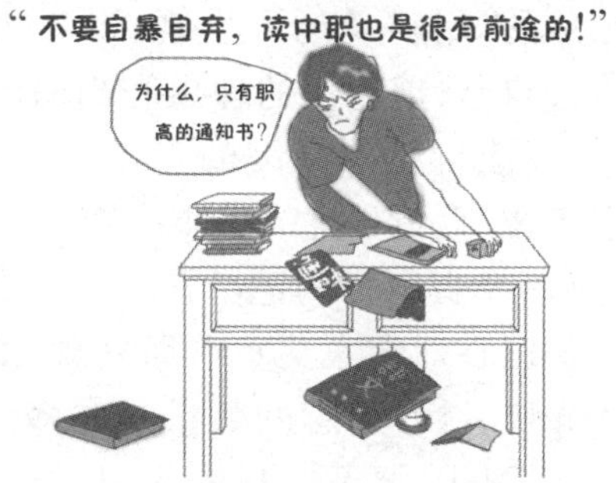
“不要自暴自弃，读中职也是很有前途的!”
为什么，只有职高的通知书?

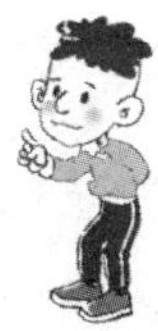

(2)提高学习兴趣,创设和谐环境

教师要调整好心态,对每一个学生都充满希望,根据学生实际因材施教,多表扬、多鼓励,让学生尝试成功,及时看到自己的进步,不断增强自信。让学生明白现在所学的内容与自己以后的工作息息相关的,是为今后继续深造和就业打基础。学习中遇到困难是正常的,学习的乐趣就在于不断地去克服困难。学习过程是螺旋式的上升,是一个提高、升华的过程。提倡“抬头教育”、“快乐教育”等教学方法,变换教学模式,积极利用现代教学手段,如多媒体、远程教育及投影仪的应用。学生还可以多多参加学校的各种学生社团活动,充分发挥自己的特长,享受到成功的喜悦,大大增强学习兴趣。

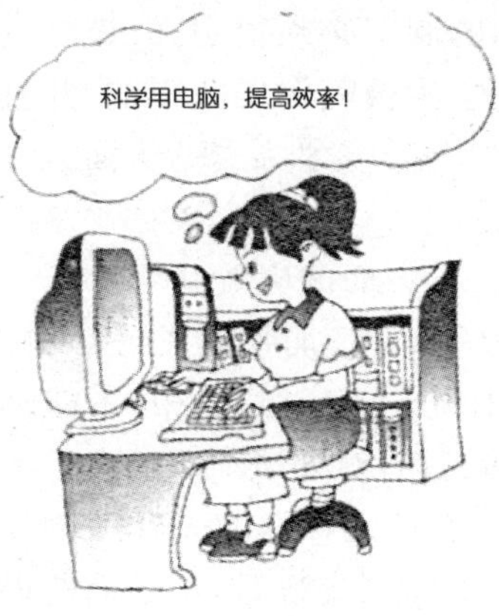
科学用电脑，提高效率!

2. 学习方法障碍的辅导

(1)制订学习计划,培养良好的学习习惯

学习计划是学生对自己学习管理的一项技能。不管做什么事情都应该有个计划和安排,这样才会有成功的希望。而学习习惯则是指在学习过程中经过长期的、逐渐养成的、比较稳定的思维方式、行为方式和行为习惯。学习习惯对学生的影响很大,符合心理学规律的学习方法有利于提高学习的效率。

要养成良好的学习习惯,首先要培养自己高度集中的学习注意力。注意力的集中和稳定是一种可贵的品质，在学习中十分重要，有些同学上课时思想开小差，做作业心不在焉，思维离于形外，结果什么也做不好。其次，要合理地支配时间。学习的过程是一个领会、巩固、应用的过程，合理安排和支配好时间，不仅有利于提高学习成绩，还能使自己养成珍惜时间的好习惯。再次，要养成良好的用脑习惯。学习是一种极其繁重的脑力劳动，用脑须劳逸结合，不打疲劳战，保持愉快的心境，避免紧张烦恼的情绪影响大脑的工作。最后，加强意志力的培养。人的意志品质不是天生的，而是靠后天生活实践中逐步形成的，用科学的人生观、世界观和价值观武装自己，把远大的理想和当前的学习结合起来，使自己有高度的责任感，启发自己坚忍不拔、百折不挠的品质。

(2)掌握科学的记忆方法

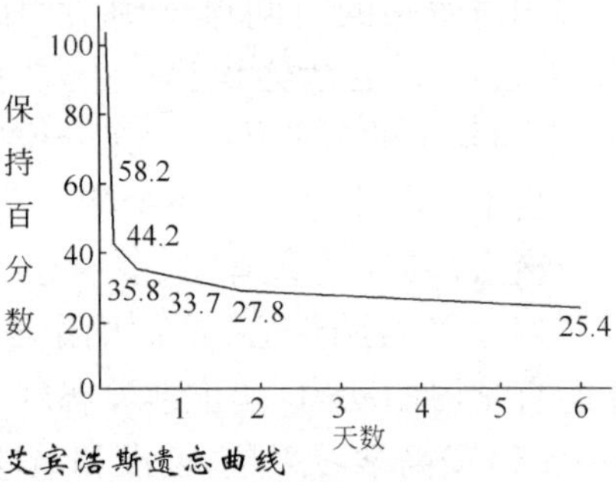

艾宾浩斯遗忘曲线

德国心理学家艾宾浩斯发现，遗忘的过程是先快后慢，遗忘的数量是先多后少。因此，在学习中，要及时巩固复习，要争取在遗忘发生之前进行复习，这样可以大幅度提高记忆的效果。因此，新学的内容要及时复习，复习的频率先密后疏，可采用列表、谐音形象、交谈、分段学习、五到(心、眼、耳、嘴、手)等记忆法记忆，记忆时要有信心，坚持苦练，并探索适合自己的方法。

3. 学习过程障碍的辅导

(1)制定合理的目标

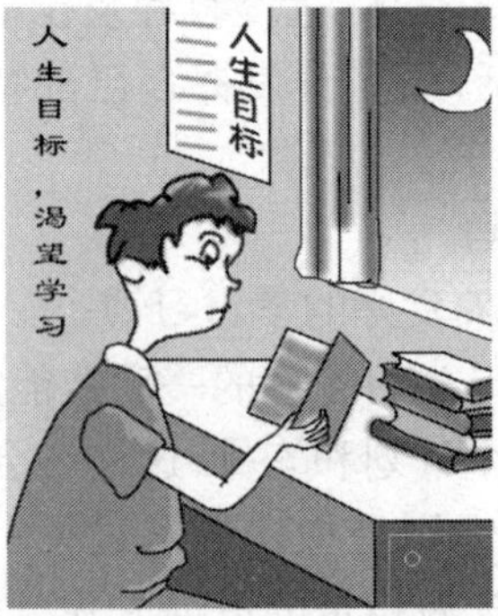

明确了自己的人生目标，可以使人生的道路有一个清晰的指引方向，学生会不知不觉将目标内化，他的行为在这个过程中随之变化，还能够以更大的勇气和力量面对困难、战胜困难。目标的制定必须很明确，是经过努力学生可以做到的，也是学生极其渴望获得的，并且是可以衡量的，包括学习、能力培养、个性品德等方面。

(2)改变认知观念

正确看待成功与失败。某方面的失败并不等于人生失败，应该全面分析失败的原因，加强意志锻炼，提高承受挫折的能力。要知道，一个人无论遇到什么困难，一定不能绝望，不能轻易放弃自己的理想。在这个世界上，没有绝望的处境，只有对处境绝望的人。遇到厄运，有的人一如既往地生活，怀抱着理想和希望；有的人理想的光环顷刻间破碎，眼里只看到自己的失败。因此，要不断改进学习方法，突破难点，从而获得成功的体验,防止自暴自弃心理的产生和发展。

(3)合理宣泄

要正确了解自我,建立切合自身实际的抱负和期望,增强自信心,减少焦虑情绪。掌握基本的心理调节方法,合理宣泄焦虑情绪。开辟教师与学生、家长与学生之间的沟通交流平台,有条件的学校要开设心理咨询室,在专业教师的帮助下,有效地控制和合理地宣泄情绪,以达到心理平衡。同时多参加丰富多彩的课外活动、文体活动,让自己从焦虑情绪中解放出来,学会放松,学会调节,强化焦虑的正面效应,淡化焦虑的负面效应,取得良好的学习效果。

爱心提示

"在绝大多数情况下,我们的学生在学校学习的知识之所以必需,并不是为了直接劳动,而是为了使一个人在接受文化财富之后,感到自己是一个真正的人,使他体验到作为一个聪明的、天才的劳动者的尊严感,使他感到自己的生活并不是为了挣得一块糊口的面包,从而感到幸福。"

——苏霍姆林斯基(前苏联教育家)

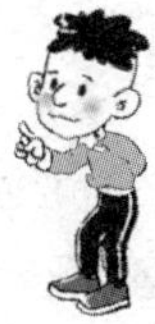

第三节　校园人际交往

大家一起看

渴望友情

女生周某在班上是有名的"孤独大侠"。寝室其他四个女生每天都是成群结队去餐厅、去教室、去购物,只有她是独来独往的。一天她敲开了心理咨询室的门,在刚开始的时候她显得难以启齿。在咨询过程中了解到,她在班级中的人缘不好,其他同学都认为她"怪怪的",尤其是看不惯她高傲、自以为是的样子。她感到非常苦恼,想摆脱处处受排挤的现状,但要完全转变她们的看法,自己又觉得太累。她不知道该如何改变同学们对她的看法,如何才能重新融入到班集体中去,如何才能拥有好的人缘。

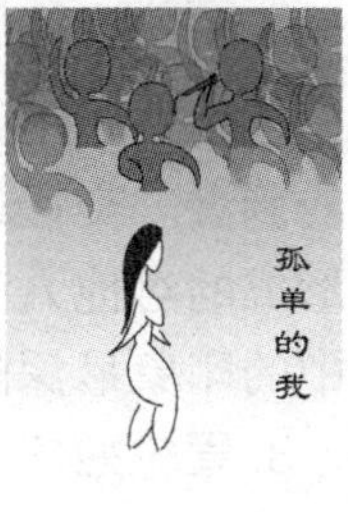

在新的学习环境中,你有没有碰到这样的苦恼?又该怎么做才能改变尴尬的交往现状呢?

中职学校的学生来自全省乃至全国各地，不同的生活习惯、不同地域文化等，使很多同学一时不能适应新的校园生活。良好的人际关系对于新的学习生活非常重要。

一、对人际交往的理解

1. 人际关系的含义

心理学中的人际关系是指人和人之间由于沟通而产生的一种心理关系，它主要表现在沟通过程中人与人之间的心理距离，反映着人们寻求爱和归属等需要的心理状态。良好的心理关系表现为认知上彼此肯定价值，情感上彼此喜欢接纳，行为上彼此接近、愿意沟通和交往。不好的人际关系则相反。

中职学生需要面对的几种校园人际关系：自己与师长的关系；自己与同学的关系；自己与异性的关系。

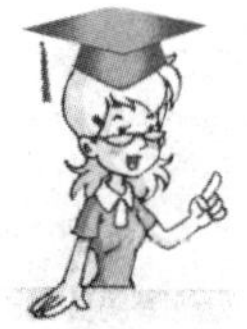

2. 人际沟通的含义

人际沟通是个体与周围人之间的一种心理和行为的交流过程，是由诸多因素组成的复杂系统，通过沟通，相互之间的心理和行为都会发生变化。一个人走向成功的过程中，良好的人际关系非常重要，而沟通是人际关系建立的基础。

二、中职学生人际交往常见的心理效应

在中职学校，有些心理效应会在不知不觉中影响学生的人际交往。这些心理效应主要有以下几种：

1. 首因效应

首因效应也就是我们平常经常提到的“第一印象”，它对印象的形成起着决定性的作用。在这种交往情景下，我们会根据对方的表情、体态、仪表、服装、谈吐、礼节等等形成对他人的第一印象。而第一印象一旦形成，要改变它就不那么容易了，即使后来的印象与最初的印象有差距，很多时候我们会自然地服从于最初的印象。

2. 近因效应

近因效应是指在多种刺激一次出现的时候，印象的形成主要取决于后来出现的刺激。交往过程中，我们对他人最近、最新的认识占了主体地位，掩盖了以往形成的对他人的评价。例如：相处多年的同学，毕业以后再相见，在自己的脑海中的印象最深的，其实就是毕业当时的场景。

3. 晕轮效应

晕轮效应是指我们在对别人进行评价的时候，常喜欢从或好或坏的局部印

象出发，扩散出全部好或全部坏的整体印象。

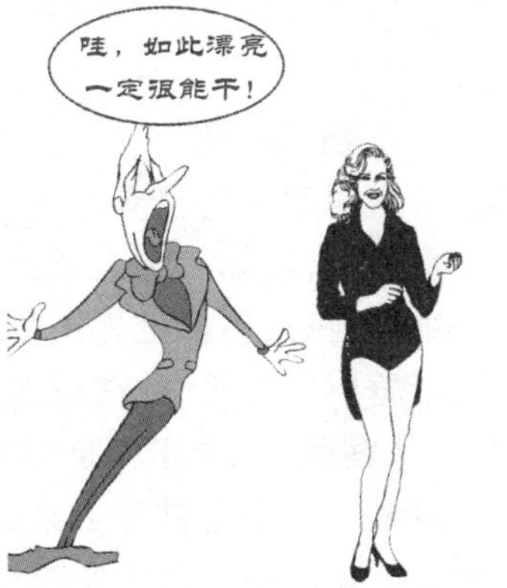
哇，如此漂亮
一定很能干！

美国心理学家戴恩·伯恩斯坦曾经做过一项实验：给参加实验的人一些人物相片，这些相片被分为有魅力、无魅力和一般魅力三种，让实验者评定几项与外表无关的特征，如婚姻、职业状况、社会和职业上的幸福等等。结果，几乎在所有特征上，有魅力的人都得到最高的评价。常常只是因为长得漂亮，他就被认为具有所有积极肯定的品质。这就是晕轮效应。

4. 刻板效应

我们在认识和判断他人时，并不是把个体当作孤立的对象来认识的，而总是把他看成是某一类人中的一员，所以很容易认为他具有某一类所有的品质。例如：男同学都被认为是阳刚的，女同学则被认为是阴柔的。

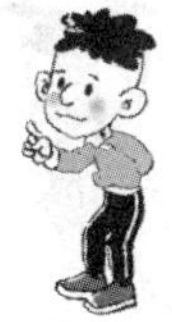

5. 定势效应

心理定势是指人们在认知活动中用已有的知识经验来看待当前的问题的一种心理反应倾向，也叫思维定势或习惯性思维。

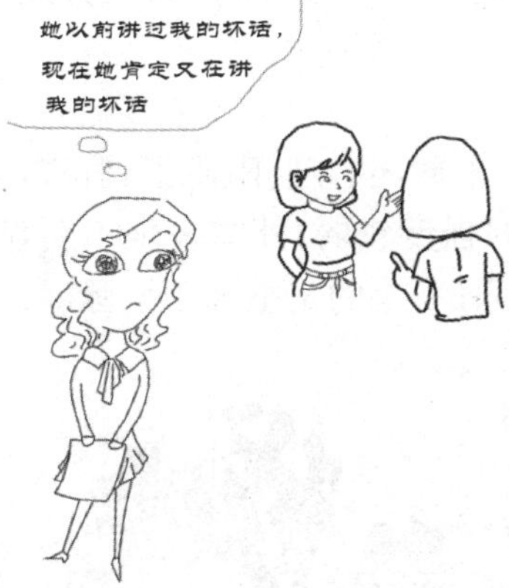
她以前讲过我的坏话，
现在她肯定又在讲
我的坏话

6. 投射效应

投射效应，即在人际认知过程中，人们常常假设他人与自己具有相同的属性、爱好或倾向等，常常认为别人理所当然地知道自己心中的想法。

心理学家罗斯做过这样的实验来研究投射效应：在80名参加实验的大学生中征求意见，问他们是否愿意背着一块大牌子在校园里走动。结果有48名大学生同意背牌子在校园内走动，并且认为大部分学生都会乐意背，而拒绝背牌的学生则普遍认为，只有少数学生愿意背。可见，这些学生会将自己的态度投射到其他学生身上。

三、校园人际交往中常见的不良心理

处于青少年期的中职学生自尊心很强，情感容易冲动，社会经验不丰富，人际交往能力还没有得到充分的发展。因此，相当一部分学生在日常生活中不善于处理同学之间的关系，人际冲突的发生率很高。部分学校几乎每天都有学生打架事件发生,由此可见一斑。中职学生在校园人际交往中主要有以下几种不良心理。

1. 面子心理

中职学生的自尊心特别强,许多人际冲突,都是发生在没有什么原则问题的小事情上,比如一次无意的碰撞、不经意的言语伤害等,双方都在用不适当的方法维护自尊,仿佛谁先道歉就伤了面子,谁在威胁面前低了头,谁就“孬种”。于是矛盾层层升级,往往以悲剧告终。

[案例] 小丁又被学校处以记过处分了,原因是跟同学打架。他在上楼梯的时候一不小心被冲下来的小李碰了一下,肩膀有点痛,小李没意识到撞了人继续往下走。小丁认为小李应该马上道歉,他这样不闻不问的走了就是瞧不起他,于是冲下去推了小李一下。两人都认为自己吃亏了,最后闹得不可开交。

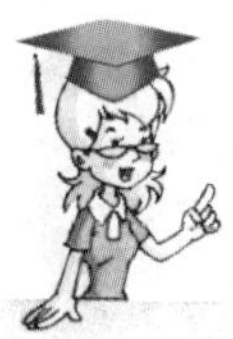

2. 冲动心理

中职学生自制能力较弱,遇事容易冲动,或者有些同学认为自己做事爽快,实则也是冲动的表现。

[案例] 某技工学校的学生李某想要走出校门去买点东西,但由于没有签请假条(学校实施的是封闭式管理)而被保安阻挡,在几次求情得不到通融后,就和学校保安大打出手。由于李某之前已有多次违反校规校纪行为,而且此次违纪性质恶劣,结果就是因为这件事被学校开除了。

3. 封闭心理

有些中职学生由于种种原因,形成了不同程度的封闭心理,阻碍了其正常人际关系的形成。有的是因为性格内向,情感冲动的强度较弱,外露表现不明显,被人误认为封闭,实际上他们是情感深沉,乐于助人的;有的是整天忙忙碌碌,始终处于疲倦状态,自然也就很少有高涨的热情,只要紧张气氛松弛了,他们的热情一般能很快地调动起来;有的则是因为心灵上的创伤所致,如过去曾坦诚待人,结果却遭欺骗、暗算,因此对人渐存戒心,不轻易暴露自己的思想感情;有的因为屡屡受挫,眼中被蒙上了一层灰暗的色彩,失去了对自己信心,失去了对生活的追求,自以为是看破红尘,新的事物、新的活动难以再激起他的热情。

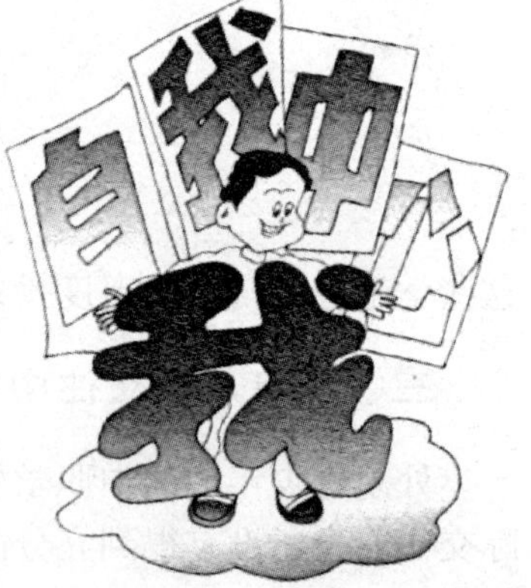

4. 自我中心

大部分“80后”一代,尤其是“90后”一代,多数都是独生子女,没有兄弟姐妹,长期生活在“四二一”的家庭宠爱环境中，自我中心意识较强。他们往往注重自己的情感，不注意他人的感受，也不会倾听他人的意见，极易形成同学不愿与其交往的尴尬局面。

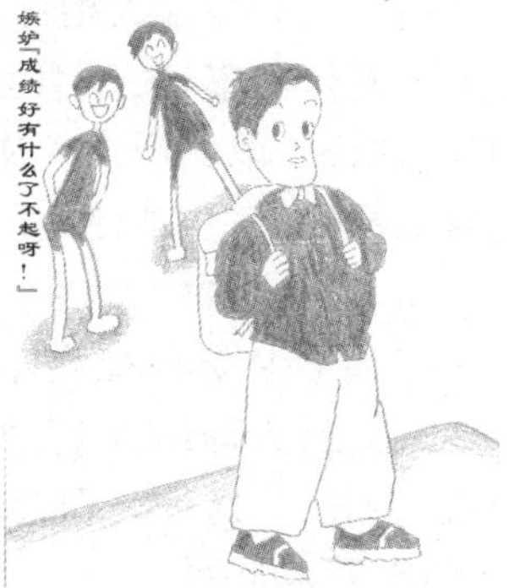
嫉妒「成绩好有什么了不起呀！」

5. 嫉妒心理

嫉妒是指意识到某人、某事可能对自己有威胁时，产生的一种怨恨、愤怒、痛苦的复杂情感，是一种极不愉快的负面心理体验。有些学生表现为看不得别人比自己好，常常讽刺挖苦、诽谤攻击他人，以求通过别人的失误甚至伤害别人来达到自己的目的。

6. 猜疑心理

部分学生过分敏感，在与人交往中过分留意别人的脸色和言语，猜疑成癖，捕风捉影，往往节外生枝，自寻烦恼，制造隔阂。

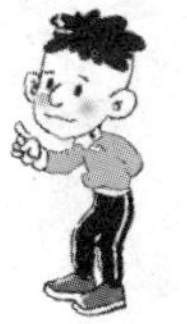

［案例］　一天晚上，学生陈某在寝室里面找不着自己的手机，怀疑是王某偷走了。王某的家境不太好，每个月的生活费不高，但是那个月王某的生活消费比以前都高。陈某认为是他把手机偷了之后卖了作为生活费，并向学校反映。学校经过调查后发现，手机是同寝室另一名同学李某拿的，王某突然多起来的生活费是在外面打工赚来的。虽然问题解决了，但寝室里同学间的关系从此就没有再好过。

7. 自卑心理

部分学生习惯于拿自己的短处去和别人的长处比较，过低地评价自己，常有“我不行”、“我不如他们”等消极暗示。对自己信心不足，盲目地依赖别人、取悦别人，不敢涉足新的交往领域，在交往中总是表现为羞怯、忧伤、退缩。而不敢交往、缺少交往则会使自己陷入更深的自卑中。

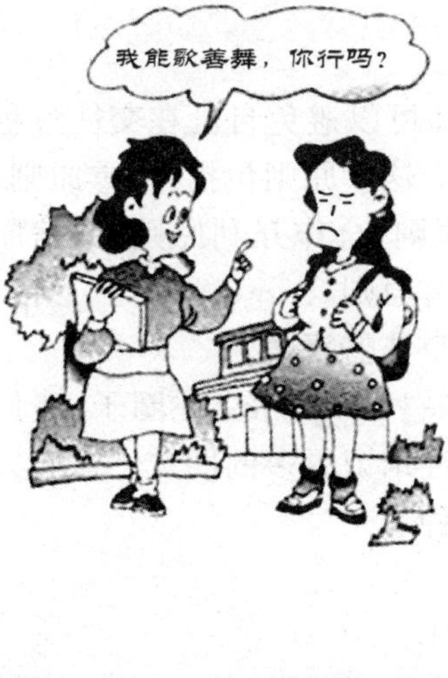
我能歌善舞，你行吗？

8. 自大心理

有些学生条件比较好，有一定的特长，就处处唯我独尊，趾高气扬，轻视别人，甚至贬低别人、嘲笑别人，听不进别人的意见。这种心理对于交际的危害很大，导致很难与别人相处。

9. 沉迷网络和小说

中职的学习生活一般都比较宽松，很多学生空闲下来不会去深入学习、不去参加文体活动，而是沉迷于网络和小说，尤其是升级类游戏、QQ 聊天和玄幻小说。这些同学对现实的交往失去了兴趣，在其他同学们心中成了孤僻的人。

10. 逆反心理

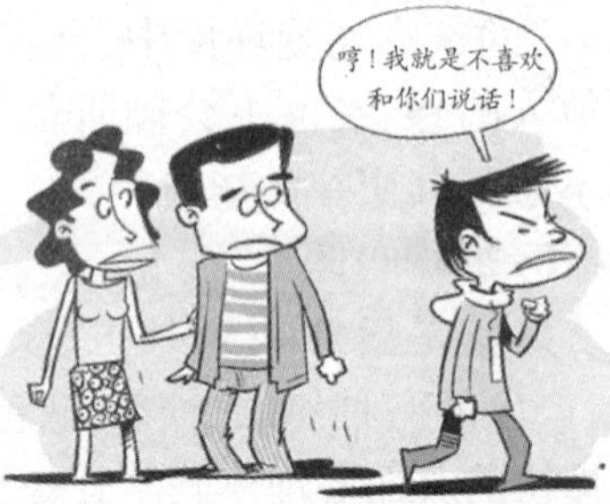
哼！我就是不喜欢
和你们说话！

有些人总爱与人抬杠，以此表明自己的标新立异。对任何事情，不管是非曲直，你说好他偏说坏，你说一他偏说二。逆反心理容易模糊是非曲直的严格界限，常使人产生反感和厌恶。

11. 自私心理

有些学生受到社会不良思想的影响，认为“人不为己，天诛地灭”。处处以自我为中心，只讲索取，不讲奉献；争名夺利，甚至损人利己。这种心理会伤害到别人，也会使自己找不到真正的朋友。

12. 互利心理

有的学生认为人与人之间不存在纯粹的友谊和感情，交朋友的目的就只是为了“互相利用”，因此他们只结交对自己有用、能给自己带来好处的人，而且常常是“过河拆桥”。这种人际交往中的占便宜心理，会使自己的人格受到损害，久而久之会失去知心朋友。

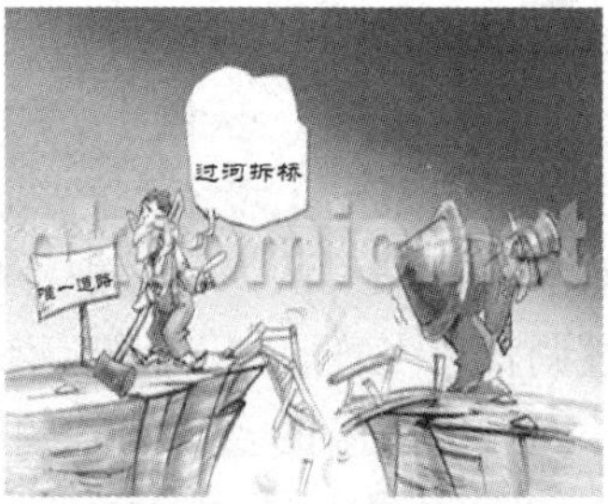
过河拆桥
唯一道路

13. 冷漠心理

有些学生不尊重别人，对同学缺乏热情、关心和帮助；对别人的苦难，言词尖刻、态度孤傲、表情冷峻，一副“事不关己，高高挂起”、“拒人于千里之外”的态度。

［**案例**］　某女生身体不是很好，有一次在班级突然晕倒后由一男生背到楼下送往医院，其他男生看到后不但不同情，反而嘲讽这位女生被人背，女生都被气哭了。这是校园中较典型的“冷漠”现象。

四、如何拓展自己的人际交往

1. 遵循人际交往原则

人际交往没有一个固定的模式，但是有些原则却可以避免自己在交往过程中犯严重的错误。这些原则包括：尊重原则；真诚原则；宽容原则；合作互利原则；诚信原则；平等原则；理解原则。

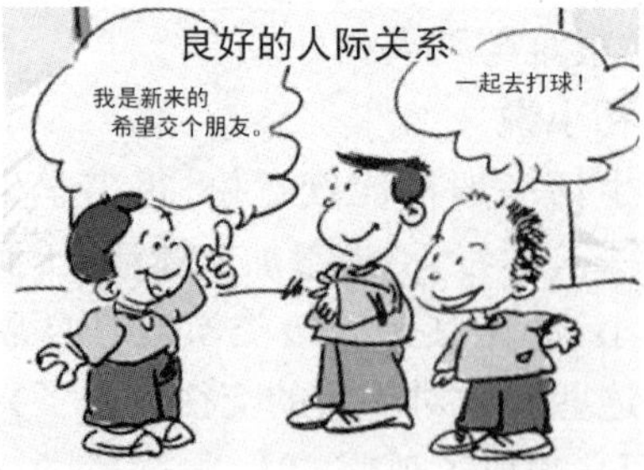
良好的人际关系
我是新来的
希望交个朋友。
一起去打球！

2. 校园人际交往的渠道

校园里面有特殊的人际交往圈子，我们可以通过某些途径结识更多的朋友。这些渠道主要有下面几种。

(1)参加学生组织(社团、学生会等);

(2)学习上的朋友(同班级、同专业、同院系、同上兴趣小组等);

(3)兴趣上的朋友(一起打牌的、一起打游戏的、一起打球的等);

(4)网络上的朋友(QQ 群以及 Q 友、博客友、BBS 友等);

(5)把朋友介绍给朋友,让朋友把他的朋友介绍给你,比如联谊;

(6)缘分(公交车上偶遇、问路等)。

3. 给你的交际圈画个等级

当你用同样的态度对待身边的每一个人的时候,往往发现自己身边的知心朋友越来越少。所以,我们需要把身边的朋友归归类,想好用不同的态度和尺度去对待他们。按照一般情况,我们可以这么归类:

(1)刎颈之交;(2)推心置腹;(3)可商大事;(4)酒肉朋友;(5)礼节性朋友;(6)保持距离。

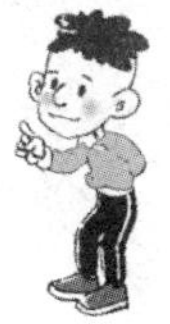

爱心提示

聆听是沟通的各项能力中最重要的能力,有效的沟通从真正的聆听开始。

——卡耐基

4. 掌握人际沟通的技巧

(1)善于积极倾听。真诚的倾听态度可以让别人觉得受到重视和肯定,使自己处处受人欢迎。我们要做到:切勿多话、真诚关注、完整地听完话、对事不对人。

(2)善于说话。很多人际关系不太好的同学都是因为不会讲话,老是得罪人或者讲话让人觉得不真诚。我们在与人交谈的时候应该做到:积极寻找共同点、能从对方的角度看问题、真诚地赞美他人、学会拒绝他人、幽默地说话。

认真听，勿多话

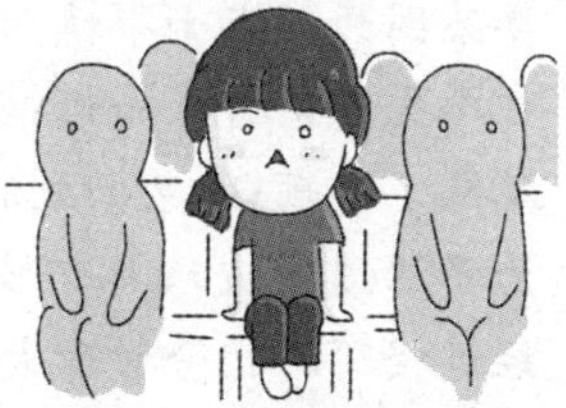

(3)注意行为规范。行为规范反映了一个人的修养,服饰、表情、距离都可以成为沟通的信号。

①注意自己的服饰搭配,做到整洁、得体,大部分人不喜欢跟脏兮兮的人在一起。

②注意自己的面部表情,真诚的微笑是沟通的法宝,眼睛是交流的“利器”。面对面交谈目光交流一般在 5 ~ 15s,与群体沟通 4 ~ 5s。

③控制人与人的距离。不同的文化背景、不同的环境、不同的人的感受是不

一样的。但总地来说，有这样一个大概的标准，美国心理学家称之为人际距离带，它分为：

a. 亲密带(0～0.5m)。在这种距离里，人们不仅仅靠语言，还通过视觉、听觉、触觉、嗅觉交流信息。所以，这种亲密距离往往只限于知心朋友、夫妻之间，其他人若介入这个空间，会引起警觉和反感。

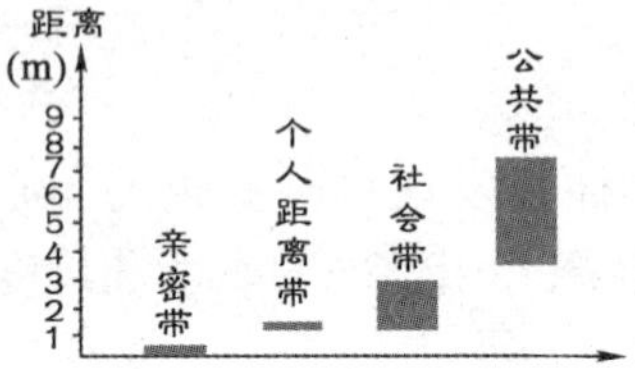

b. 个人距离带(1.5～1.25m)。这个空间有一定的开放性，朋友之间在这个空间内可以相互亲切握手、自由交谈。

c. 社会带(1.25～3m)。这种距离的交往通常是公开的社会交往，不再是私人性质的。

d. 公共带(3.5～7.5m)。这种距离通常用于公共场合下人们之间社交性的对话。

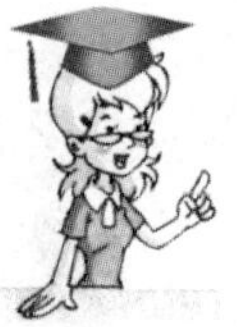

第四节 情绪调节

大家一起看

“踢猫效应”

心理学上有一个著名的“踢猫效应”：老板骂了员工小王；小王很生气，回家跟妻子吵了一架；妻子觉得窝火，正好儿子回家晚了，“啪”给了儿子一耳光；儿子捂着脸，看见自家的猫就给它狠狠一脚；那猫冲到外面街上，撞上了一辆疾驶而过的汽车，驾驶员为了避让猫，却把旁边的一个小孩给轧死了。

教师王某在家里面遇到不顺心的事情，把不开心的情绪带到课堂；学生李某因为一点小事情而被狠狠训了一顿；李某感到很气愤，下课的时候借故把学生夏某打了一顿；学生曹某去劝慰夏某时，因为夏某心情不好而被其无端骂了一顿；曹某回到寝室后感到很委屈，为了泄愤把玻璃杯仍出了窗外，正好砸中经过楼下的宿舍管理大爷。这就是每天都发生我们身边“踢猫效应”，当我们不注意控制自己的情绪，用不适当的方式来发泄的时候，很可能给周围带来更大的痛苦。

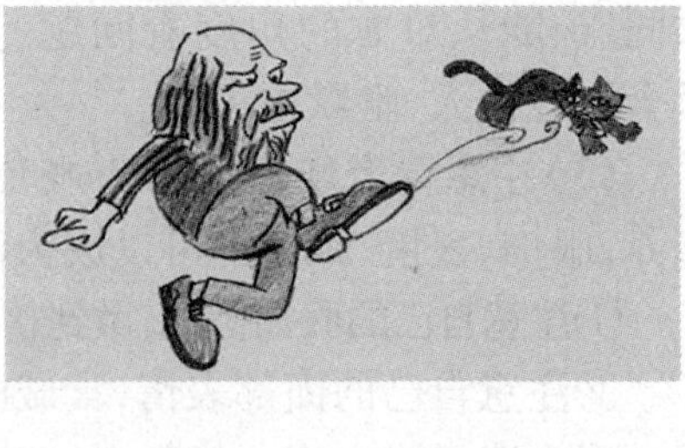

同学们：遇到心情不好时，你是怎样进行情绪调节的？

在我们的校园里也时常发生类似传染坏情绪的事,因为中职学生正处于情绪丰富多彩、又多变的年龄阶段,情绪将会渗透到他们的全部生活,对他们的学习、生活和健康都产生重要的影响。哈佛大学心理学家戈尔曼教授说:EQ(情商)是震撼人心的人类智能评判的新标准,它主宰人生的80%,而IQ(智商)至多决定人生的20%。所以,不管是现在还是将来,努力学会调节情绪都是非常重要的。

一、情绪及情商的含义

1. 情绪

情绪总是同人的需要和动机有着密切的关系,如人的某种需要得到满足或目的没有达到时,将会产生愉快或者难过等不同的感受。因此,情绪是客观事物是否符合个体的需要所产生的态度体验,是人脑对客观事物与人的需要之间关系的反映。常说的七情,包括喜、怒、哀、惧、爱、恶、欲,也可以被称作情绪。

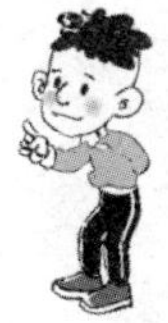

2. 情商(EQ)

情商又称情绪智力,是近年来心理学家们提出的与智力商数相对应的概念,是人的情绪、情感发展水平的一种指标,也就是指一个人感受、理解、控制、运用、表达自己及他人情感的能力,是人在情绪、情感、意志、耐受压力和挫折等方面的品质。情商让我们学会珍惜与认同他人的感受,使我们在日常的生活与工作中,有效地应用情绪的力量,学会适当地回应他人,如在他人悲伤的时候适当地表示同情,在他人喜悦的时候也表示出高兴等;情商鼓励我们继续探索自身特殊的潜能和目标,启发我们内在最深处的价值与渴望。心理学家们认为情商包括以下几个方面的内容。

(1)能够认识自己的情绪、本能的冲动和其对他人的影响,并能准确地了解自己情绪产生的原因。

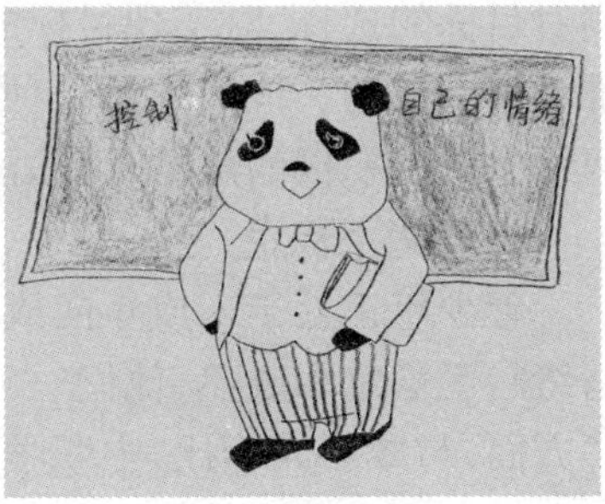

(2)能够控制自己的情绪,善于克服自己情绪的冲动,摆脱忧郁、焦虑、沮丧和消极。

(3)能够自我激励,不怕挫折,不惧困难,努力朝着目标奋进。

(4)认知他人的情绪,真诚地去理解他人、帮助他人,富于同情心,能从细微的信息觉察他人的需求。

(5)人际关系技能,即显示个人在管理人际关系上和建立网络的能力,也包含寻找共同点与建立亲善关系的能力,是管理他人情绪的艺术。一个人的人缘、领导能力、人际和谐程度都与这项能力有关。

二、中职学生情绪发展的特点

1. 对于情绪的体验丰富而深刻

中职学生的情绪体验随着自我意识的不断发展，以及各种需要和兴趣的扩展，而表现为更加丰富、敏感细腻和深刻，且更加具有社会内容。如进入中职学校以后，有些学生开始体验恋爱的情感，这会使他们的情感变得更复杂、更细腻；中职学生通过各种实践活动，初步接触社会，逐步稳固了自身的道德感、理智感和美感。

2. 情绪强烈而富有爆发性

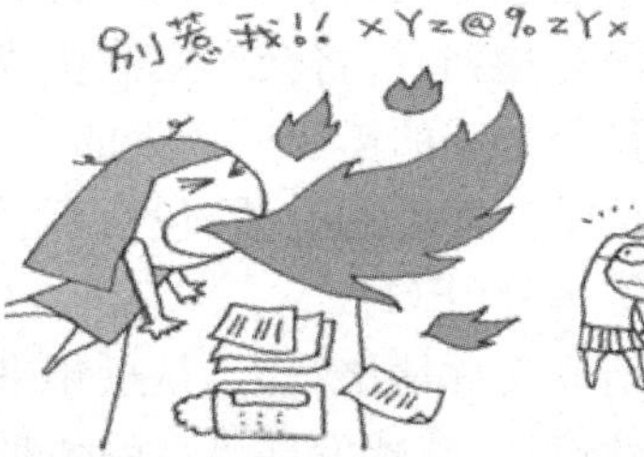

心理学家霍尔认为，青年期是“蒙昧时代”向“文明时代”演化的过渡时期。这个时期的中职学生情绪出现了动摇的、起伏的和对立冲突的特点。他把这一时期称为“狂风暴雨”时期。处于这个时期的中职学生对任何事都比较敏感，一旦情绪爆发，自己也难以控制，甚至表现为一定的盲目狂热和冲动。在处理同学关系、师生关系、家庭关系的矛盾，对待学业生活中的挫折时，常常易走极端，给自己及他人带来不必要的伤害。

3. 情绪热情高涨

就青年整体水平而言，在情绪特点上表现为乐观、活泼、开放、热情，精力旺盛、积极向上，充满着朝气和激情。他们的热情和人生目标是紧密相连的，如他们对目标的选择、对实现目标的信念、为实现目标克服困难的意志都是在热情的推动下完成的。他们的每一种热情都具有两重性，即积极的和消极的，要引导中职学生保持积极的热情，消除消极的热情。

4. 情绪不稳定

青少年正处于未成年向成年转变的阶段。一方面，相对于中小学的少年期，情绪趋于稳定和成熟，他们一般能控制自己的冲动情绪，遇事能冷静思考；而另一方面，与成年人相比，中职学生的情绪发展还具有不稳定性，容易从一个极端走向另一个极端。他们可能今天精神振奋、情绪高涨，明天就可能萎靡不振，情绪低落，而且情绪往往受制于外界情境，随着情境的变化，情绪反应来得快，消失得也快。

5. 情绪表达方式文饰化

中职学生表达情绪的方式越来越多，自我调控能力也不断提高，出现情绪的文饰化，表现为情绪表里不一致：明明心里很难过，却装得若无其事；明明很愤怒，却装作无所谓，使人捉摸不透他们内心的真实情感。文饰化是青少年心理的闭锁性特点在情感生活中的表现。

6. 情绪复杂而充满矛盾

青少年期是面临许多人生重大选择的时期，中职学生常常会呈现出一种矛盾和复杂的情绪状态，例如，希望自己独立和希望依赖于他人的需要同时存在，对自己既不满又不想承担责任，既希望得到他人的理解又不愿意接受他人的关心等。其中最主要的是现实和理想引起的矛盾情绪。中职学生为自己设计无限美好的理想自我，而现实中的自我和理想自我还有一定的差距，此时就产生了矛盾的情绪。

三、中职学生常见情绪困惑

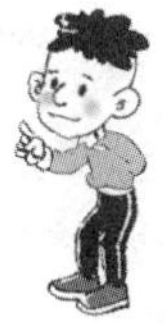

中职学生的情绪困惑按照其起因，可以分为情绪反应过度、情绪反应不足、负性情绪泛化或持续时间过长以及不能接受或无法控制情绪等几个方面。

1. 情绪反应过度造成的情绪困扰

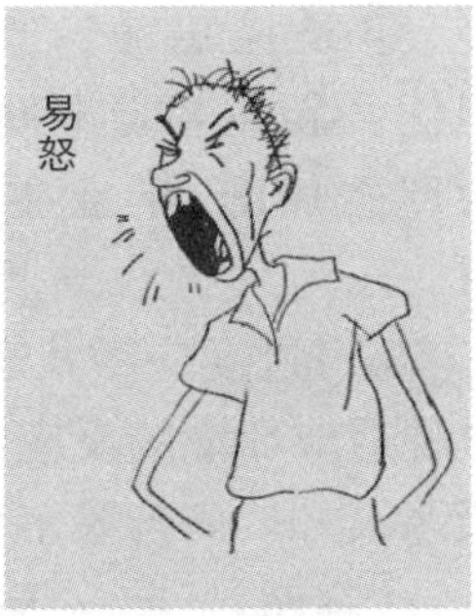

(1)易怒

易怒是指情绪、情感容易进入愤怒状态或具有愤怒倾向。中职学生由于年轻气盛，血气方刚，当自己的权益受到损害或不受尊重时，就可能勃然大怒、脸色难看，甚至拳脚相加，对他人造成伤害。少数人习惯生闷气，虽然内心很愤怒，就是不说出来、不表现出来，但是却会感觉到胸口郁闷、心跳加快、手心冒汗。这些都将导致人际关系难以维系。

[案例] 王某是某中职学校03届的学生，平时少言寡语，很少与班上的同学交往。一天，他因一点小事与班上同学李某发生冲突，大打出手，还动用了凶器，一不小心砍断了对方的手筋，造成李某终身残废。王某和李某双双被开除了学籍。事后了解到，王某从小得不到父母的爱，经常被打骂，他在内心否定了“善”、“爱”的存在，对任何人都抱有敌意。王某的易怒，实际上是过去经历中被伤害记忆所遗留下来的仇恨和愤怒情绪的一种转移，也称为“迁怒”。

(2)焦虑过度

人在面临不安或危险的情境时所产生的反应就是焦虑。焦虑是一种复杂的、综合的、较为普遍的负性情绪。大部分中职学生的焦虑反应都是情境性焦虑。这是一种在适度压力下的正常的情绪反应，待事过境迁或随着时间的延长

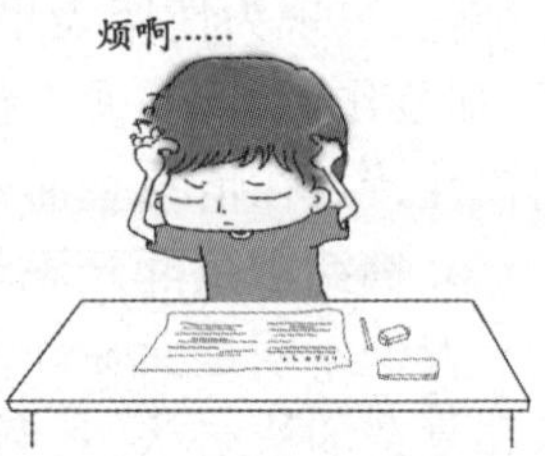

便会自动消失。因此,不能认为是“病”。相反,适度的压力会变为动力,这会促使你设法去对付不良的处境,渡过难关,从而对学习和工作起到一定的促进作用。其主要体现在以下几个方面。

①考试焦虑。是由于担心考试结果而产生的一种忧虑、紧张的心理状态。在考试的前几天就表现出来,随着考试日期的临近而日益严重。例如,成绩优秀的学生可能为能否得到第一而忧虑;成绩差的学生则为能否及格而不安;体质较差的学生特别担心长跑考试等。

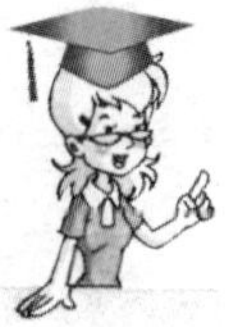

②身体健康焦虑。是由于对身体健康过分关注而产生的焦虑不安,并有失眠、疲倦等症状。例如,某技工学校曾经在校园内流行过疥疮,刚开始是从某女生寝室开始蔓延出来的,寝室里面的女学生对这种皮肤病不太了解,以为是“梅毒”,所以非常担忧,又不敢告诉老师,到最后因为几天的失眠而昏倒在课堂上。

③适应焦虑。常见于低年级,到高年级则又表现为对能否适应社会的担忧。新生对学校的环境、学习方式和人际关系等不能很快适应,因此就会产生焦虑;毕业生则因为担心能否顺利就业或找到理想的工作单位而焦虑。

(3)过度应激状态。应激状态是指当事者在某种环境刺激的作用下产生的一种适应环境的反应状态。在过度应激状态下,往往会伴随着诸如失望、震惊、厌恶、恐惧、痛苦等多种负性情绪。

[**案例**] 有一天小偷溜进某技校女生寝室偷东西,女生阮某在被小偷吵醒时忽然尖叫起来。叶某被惊醒后只看到小偷的一双鞋子,就误以为是“鬼”来过寝室,吓得大哭起来。此后只要寝室里面一有尖叫声,叶某就会联想到那个场景,并不能克制,感到恐惧,大声哭泣。

爱心提示

焦虑与学习效率

实验表明,学习效率与焦虑是个倒U形曲线的关系。正常的、适当的焦虑是一种心理压力,这种压力可以变成学生学习的一种动力;过高或过低的焦虑,却会影响学生的身心健康,降低学习效率。

2. 情绪反应不足造成的情绪困扰

(1)抑郁

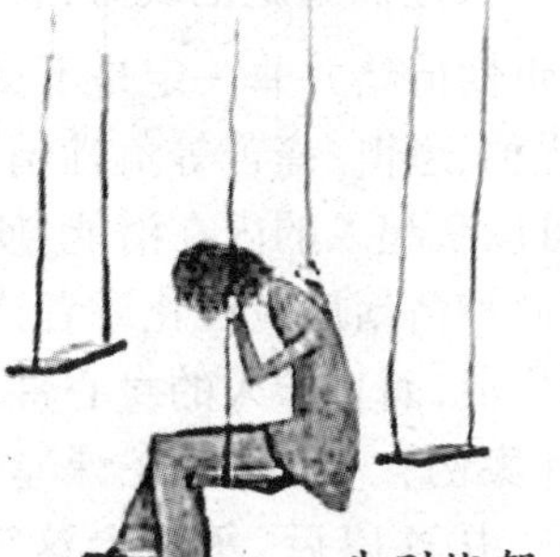

告别忧郁

抑郁又叫“忧郁”，是一种心境低落状态。心情抑郁的学生常表现为情绪低落、兴趣丧失、不愿社交、不安或反应迟钝，并伴有失眠、食欲减退、心跳减缓、疲劳、头昏、头痛等症状。严重的甚至悲观厌世，觉得活着没意思，想寻短见以求解脱。对于大多数人来说，抑郁只是偶尔的、暂时的，且以轻度表现为主。如果长期处于抑郁状态，就会导致抑郁症，产生神经衰弱，并伴有性格孤僻、内向、不爱谈吐与交往等特点。特别需要指出的是，抑郁情绪与抑郁症彼此既有联系，又有质的区别。前者属于一种不良情绪困扰，需要的是心理上的调整；后者则属于精神疾病，需要及时到医院就诊。

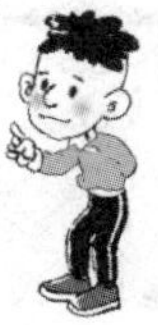

[案例] 某天一位班主任来心理咨询室说有个学生想要自杀。在跟这位学生交流之后才发现，她其实内心非常怕“死”，之所以把想要自杀这个事情讲出来，是希望得到别人的关爱和重视。在她小的时候母亲就在外面做生意，很少在她身边，父亲也因为车祸而去世。她感到世界快要崩溃了，每天都沉浸在愤世嫉俗的心态中，只想一心读书，不愿意跟人家交往。这天她的朋友不知为什么提出绝交，因一时接受不了这个事实，觉得生活忽然变得没有任何意义，就想到了自杀。

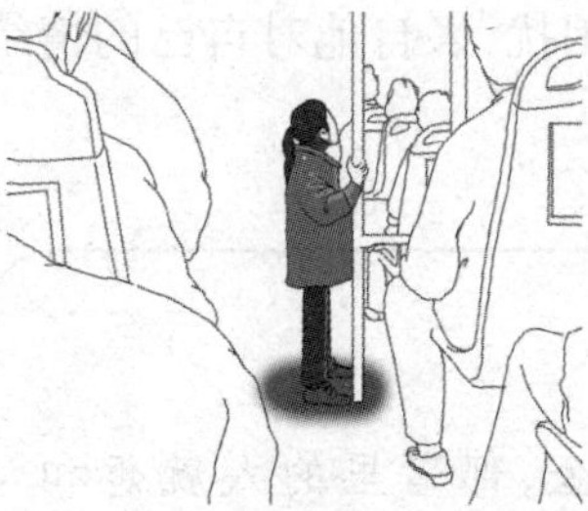

(2)冷漠

冷漠是一种对人和事漠不关心、无动于衷的消极情绪。中职学生的冷漠，多表现为不关心他人、不关心国家大事；对自己的进步、人生的价值、国家的前途等也漠然置之；看破“红尘”，对集体或集体活动不关心、不积极、不参与。日本心理学家松原达哉教授形容此种情绪状态的学生是无欲望、无关心、无气力的“三无”学生。他们往往将内心体验加以自我封闭，对生活失去乐趣，缺乏责任感和成就感。

冷漠是一种个体对挫折环境的自我逃避式的退缩性心理反应。表面冷漠的人事实上内心很痛苦、很孤寂，具有强烈的压抑感。冷漠既不利于个体的身心健康，也不利于个体的全面发展。

3. 负性情绪泛化或持续时间过长引发的情绪困扰

负性情绪并非一定是不良情绪。因为这种伴随着一定紧张状态的愤怒、憎恨、忧愁、恐惧、痛苦等负性情绪的产生，同样是人们适应环境的一种必要的反应，可以激起人的内在潜能，使之改变或脱离造成这种不良心态的环境。但是，如果此种情绪反应泛化或者持续时间过长，就会严重影响到人的正常的工作、学习和生活，而且给人的身心带来严重的负面作用。

［**案例**］ 一学生在课堂上因私下聊天被老师批评，他感到非常委屈和愤怒。从这以后，每次上这位老师的课，他都感到极度的愤怒，想要发泄出来，于是经常顶撞这位老师。这个事例是将偶然事件所引发的负性情绪的体验，逐渐泛化到了所有相似的情境之中，造成了学习和人际交往中的情绪障碍。

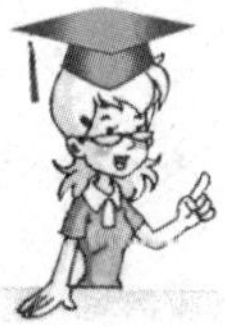

4. 不能接受或无法控制情绪引发的情绪困扰

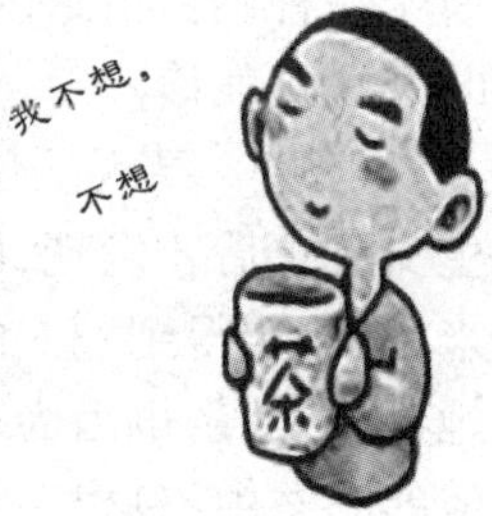

中职学生的情绪困扰，有时还来自因不能接受或无法控制自己的情绪现状而产生的不适感。这种情绪如同“喜马拉雅山上的猴子”，想要忘却，结果却是更加烦恼。当我们对某一种情绪排斥和不接受时，实际却正在关注和强化它。

［**案例**］ 有一学生最近无法进行的正常学习，因前几天他的一位朋友提出要跟他断绝关系。他想不再想念她，但头脑中总是闪现她的身影。因此，他变得更加烦恼不已，本想将其克服，反而越来越严重了，注意力不能集中，学习也无法正常进行。这位学生的情绪困扰，来自他对自己的情绪反应的不能接受。

爱心提示

喜马拉雅山上的猴子

一位神奇的老者，可以一念咒语变出好多黄金，部落里的人就想和他一样的神奇，便问老者如何去说咒语，老者便教了部落里的人咒语，但要求大家在说咒语的时候不能想喜马拉雅山上的猴子，可从此之后，部落里没有一个人可心如愿地得到黄金，因为他们都想着喜马拉雅山上的猴子。

四、中职学生常见情绪调适方法

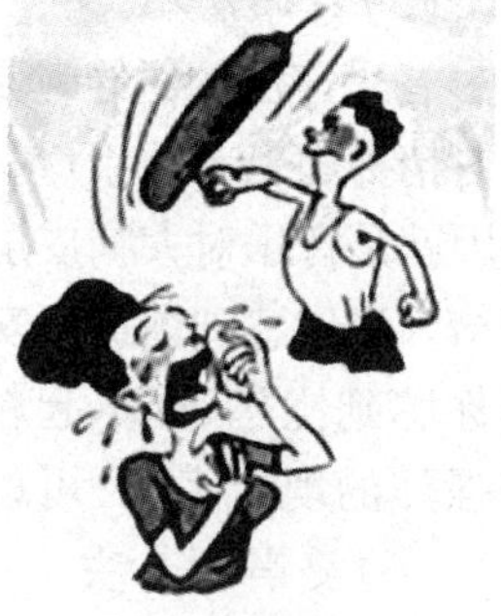

合理宣泄渠道多

1. 疏导宣泄法

疏导宣泄法是指中职学生通过不伤害自己和他人的健康、不破坏社会道德生活的方式，把心理上积存的郁闷统统宣泄出来。中职学生疏导宣泄不良情绪的方法主要有以下几种。

（1）哭泣法

哭泣是释放体内积累的能量，排除体内毒素，调节机体平衡的一种方式。当遇到了意想不到的灾难及心情郁闷或精神受到打击而觉得心里难以承受时，可以在适当的场合大哭一场。这是一种排解不良情绪的好方法。

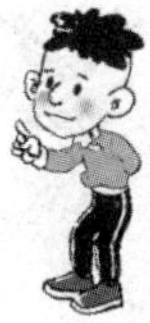

（2）运动法

剧烈的体育运动也是一种宣泄消极情绪的方式。中职学生出现负面情绪时，如果从事一些运动量较大的体力劳动或者进行一些剧烈的体育运动，有助于释放消极情绪，达到消除焦虑和宁心息怒的目的。

［案例］ 小桥和小亮踢足球时发生了争执。小桥很想打小亮一顿，后来他在田径场上跑了五圈，心情也就好了，这事也过去了。

（3）倾诉法

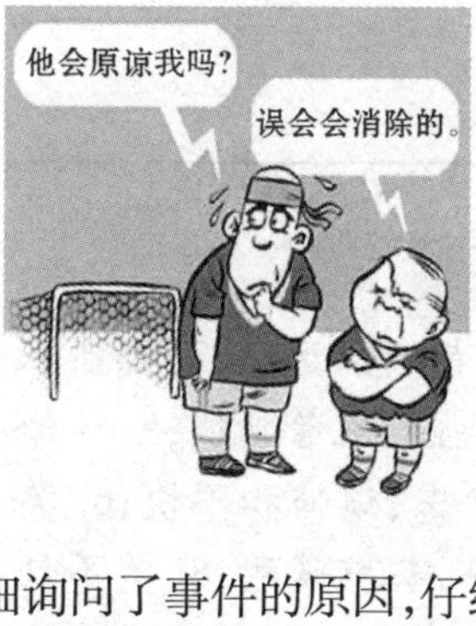

中职学生可以向闹矛盾的同学开诚布公地谈出自己的看法，通过交换意见，解开疙瘩，消除误会，缓解消极情绪；也可以向其他同学诉说心中的不平、忧愁和烦恼，通过他们的帮助和劝慰，消除不良情绪，达到心理平衡。作为听众的同学，要耐心听取他人的倾诉，并合理开导、劝解，切不可火上浇油，挑唆生事。

［案例］ 小娟在家里和爸爸、妈妈闹矛盾，一气之下想离家出走。后来和好朋友小敏讲了这件事，小敏详细询问了事件的原因，仔细帮她分析了这样做的后果，小娟很快打消了这个念头。

（4）自述法

有的同学遇到不愉快的事，就写在日记里。报纸上曾介绍，一位少女就用这种方法来消除自己苦闷情绪。她把憋在肚子里的话，毫无顾忌地都写在日记里面，借以消除亢奋的情绪。她自拟题目为“不投邮局的信”。过了许久以后，翻开日记不禁觉得自己可笑。当时的不良情绪早已消失得无影无踪了。

(5)音乐法

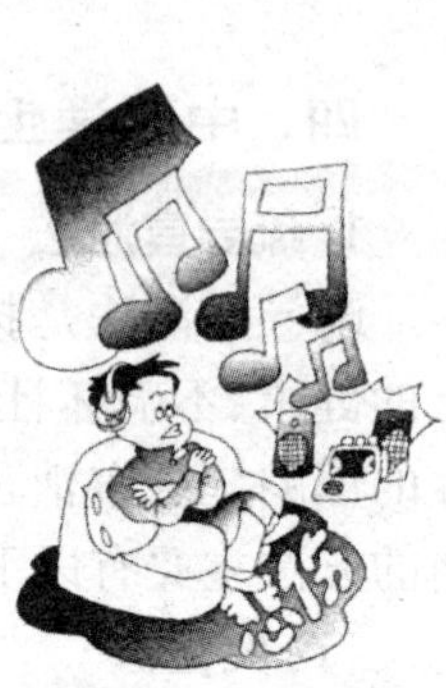

音乐疗法的倡导者是18世纪末的阿特休勒。他发现音乐对精神病患者的治疗有促进作用。音乐可以治病,其主要原因就是音乐对大脑皮层的刺激可以改变脑电波,可以调节情绪。当你感到烦躁不安、紧张过度时,可以听柔和的音乐;当你感到忧愁、提不起精神时,听一听雄壮的乐曲或节奏感强烈的现代音乐,可以促使你兴奋。

(6)笑声调节法

为了调节情绪地笑,就要无拘无束,开怀畅笑。一件事引起你发笑时,就要尽情地笑,不要计较笑的形式。凡是发自内心的、触动情感的、自然的笑,不论是开怀大笑,还是含情脉脉的微笑,都有益于调节情绪,都可以给人带来快慰和希望。

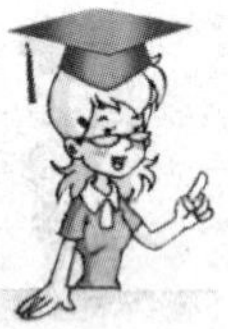

2. 格式塔疗法

"格式塔疗法"是美国精神病专家珀尔斯博士创立的心理调节术。这个学派的基本理论认为,人是一个完整的统一体,人的大脑不是被动地接受信息,它可以主动地活动,有把对外的知觉理解为整体、完形的趋势。

例如:

A

12　　13　　14

C

对于处在中间的符号,横看时被理解为数字"13",竖看时又被理解为字母"B"。根据这个原理我们发现,改变情绪的关键在于改变对于事物的态度和观念。

爱心提示

笑的八大功能

1. 笑可放松全身;2. 笑能牵动面、胸、腹部的肌肉都参加运动;3. 笑能保持呼吸通畅,促进新陈代谢;4. 笑能加速血液循环,增强心血管功能;5. 笑能调节大脑神经功能,消除紧张情绪,解除疲劳,排除忧虑、烦恼和不快;6. 笑能促进食欲,增进睡眠;7. 笑使人心情开朗,精神振奋,头脑清醒;8. 笑不仅是治疗某些疾病的良药,而且是天然的镇静剂和麻醉剂。

[案例] 有一个老太太,她每天都不快乐。别人问她为什么不快乐?她说她在担心自己的两个儿子,一个儿子是卖伞的,一个晒盐的。天下雨,她担心大儿子的盐不能晒了;天晴了,二儿子的伞怎么卖得出去。下雨她焦虑,出太阳她

也焦虑,终于生出病来了。有一个智者对她说,你换种方式来想想:天下雨你高兴,因为二儿子的伞卖得出去;天晴也高兴,因为大儿子的盐晒得干了。老太太的想法改变以后,果然病就好了。

3. 自主训练法

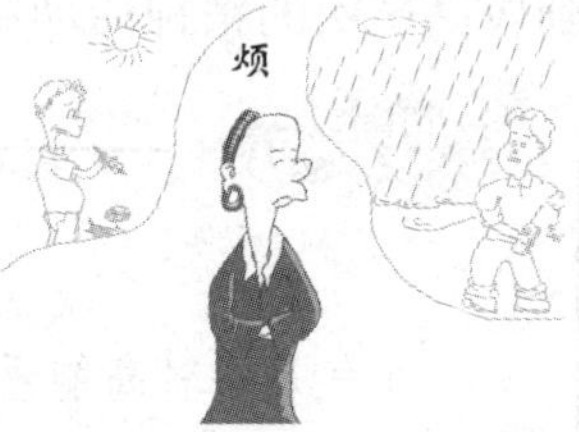

德国精神病学家舒尔兹,根据自己多年的苦心钻研,得出一条基本原理:“每个人都可以控制自己”,并且根据这个原理创建了“自主训练法”。我们为了调节不良情绪,保持轻松愉快的心境,可以采用简易可行的办法。具体做法是:静坐在椅子上,把背部轻轻地靠在椅子背上;头摆正,稍稍前倾,两眼正视前方,两手平放在大腿上;两脚摆放与肩同宽,全脚掌落地,脚心紧紧贴住地面。两眼轻轻闭合,慢慢地深呼吸三次,此时排除杂念,把注意力放在两手和大腿的边缘部分,然后把注意力集中到手心,心里默念“安静”。待两手逐渐暖和起来后逐渐将意念导向脚心。重复上述动作,脚心处也会感到暖和。手脚都感到温暖时,身体有一种飘然的感觉,此时头部会感到轻松。

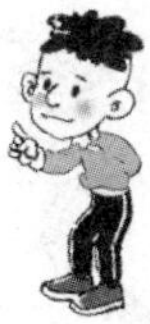

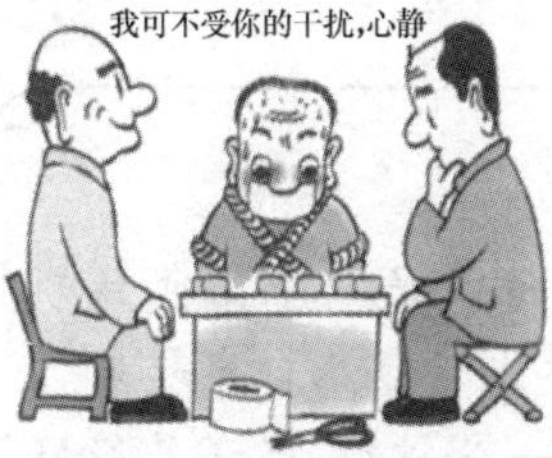

这种方法易学、省时,可以调节情绪,消除心理紧张、烦恼和心理压力。需要注意的是,第一,要相信这种方法是有效的。第二,贵在坚持。当你熟练地掌握了这种自主训练法之后,就可以随时随地地使用,可以坐着练;可以步行、乘车时练;可以在休息时练;也可以在工作间歇时练。抽出 15 ~ 20 分钟练习一下,就可能缓解你的不良情绪,使你永远保持舒畅愉快的心境。

4. 环境变换法

遇到事件产生不良情绪时,应特别注意控制自己的言行,最好离开引起事件的人和事,换换环境,暂时抛开眼前的麻烦,将注意力转移到较感兴趣的活动或话题中去,尽可能回忆自己最高兴和快乐的事,待心情平静后再来考虑和处理问题,以此来冲淡和忘却烦恼,从而调整自己的情绪。如外出散步、旅游参观,也可缓解、冲淡自己的不良情绪。

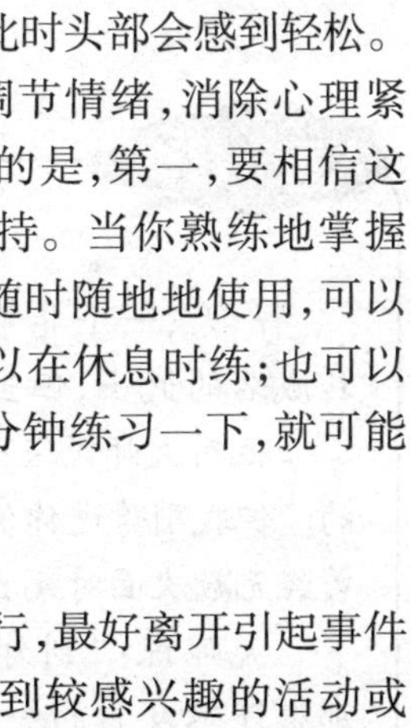

转移话题少争吵

[案例] 小平与小兵在食堂用餐为插队的事争执起来,小平一怒之下把小兵从队伍中拉出来,眼看一场争斗不可避免,但是小平想了一下,转身跑上了二楼食堂。

5. 幽默法

幽默是调节消极情绪的妙法。如果有的学生心情不好,听一个幽默的小故事,一定会变得心情舒畅起来。

6. 升华法

心理学引用的升华，是指把不为社会接受或认可的动机愿望，转移到符合社会要求的较高的目标的建设和创造上来。升华可以帮助中职学生将不良情绪转到较高层次的精神活动中去，使心理趋于平衡。

爱心提示

生气的“作用”

生气是一种高能量的情绪，可以被用来帮助我们作出反应并采取行动，可使我们能够克服那些本不可逾越的障碍和困难。它为我们提供能量，使我们采取行动对这些障碍和困难作出反应。生气就是“鼓气”，一鼓作气才能成功！

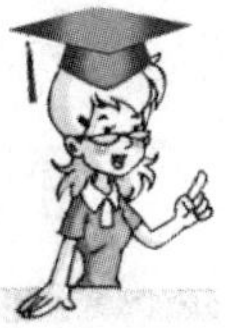

第五节　自 卑 心 理

大家一起看

高傲的武士

一天，一个非常高傲的武士前来拜访禅宗大师。他本是一个出色且颇具威名的武士，但当他看到大师俊朗的外形、优雅的举止时猛然自卑起来。

他对大师说道：“为什么我会感到自卑呢？仅仅在一分钟前，我还是好好的。但我刚跨进你的院子，便突然自卑起来。以前，我从没有过这种感觉。我曾经无数次面对死亡，但从没有感到恐惧，为什么现在感到有些惊恐了呢？”

大师说：“到外面来吧，看看这些树——这棵树高入云端，而它旁边的那棵还不及它的一半高，它们在我的窗户外面已经存在好多年了，从没有发生过什么问题。这棵小树也从没有对大树说‘为什么在你面前我总感到自卑？’一个这么高，一个这么矮，为什么我却从未听到过抱怨呢？”

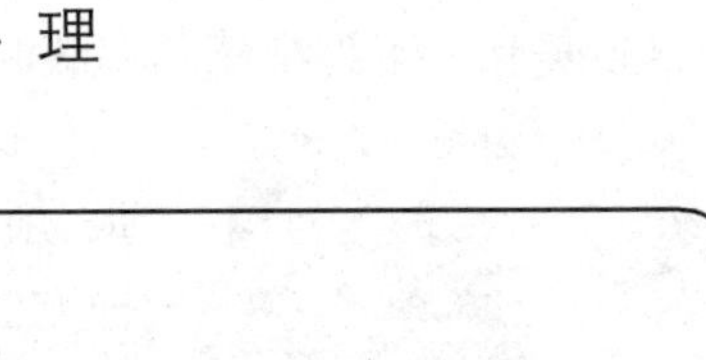

武士说道：“因为它们不会比较。”大师回答道：“那么你就不需要问我了。你已经知道答案了。”

同学们：当你觉得自己某方面不如他人时，你是怎样处理的呢？

自卑心理往往使你产生不必要的防御机制，而这种防御机制使你在别人心目中的形象越来越差。

一、对于自卑的理解

1. 自卑的含义

自卑，就是自我评价偏低，是一种因过多的自我否定而产生的自惭形秽的情绪体验。每个人都有不同程度的自卑感，因为几乎没有一个人对其现实的地位感到满意，对优越感的追求是所有人的通性。并不是人人都能超越自卑，关键在于正确对待、正确理解生活。

2. 自卑的表现

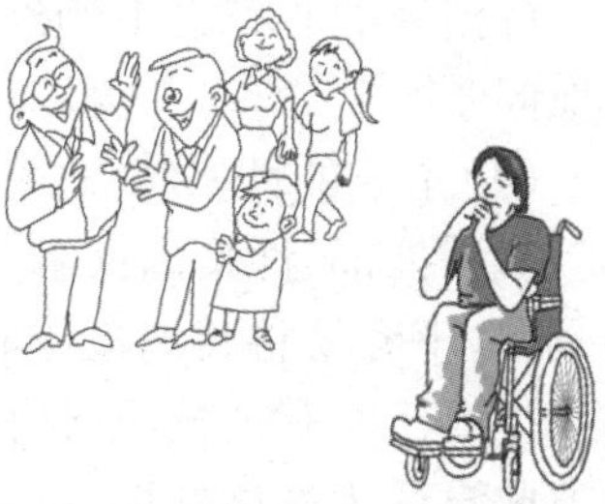

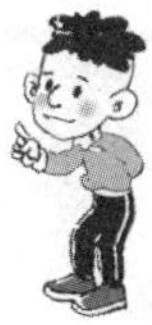

在人际交往中，自卑的主要表现为对自己的能力、品质等自身因素评价过低；心理承受能力脆弱；经不起较强的刺激；谨小慎微、多愁善感，常产生疑忌心理；行为畏缩、瞻前顾后等。

自卑的人一般都不愿涉足社交场所，这是由于感情上的敏感，常常把别人的行为和言论，同自己的弱点联系起来，产生心理上的不适应。

自卑的人不善言辞，特别不善于在公众场合讲话，担心给别人留下笑柄，所以越热闹的地方，他们反而觉得越孤独。

自卑的人常常情不自禁地夸大自己的缺陷，甚至毫无根据地臆造出许多弱点，还总爱拿自己的短处与别人的长处相比，不能冷静地分析自己所受的挫折，不能正确地看待自己的过失，不能认真地思考别人对自己的期望，也不能客观地理解别人对自己的评价，以致把自己看得一无是处，失去信心，对那些稍加努力完全能够完成的任务也轻易放弃。

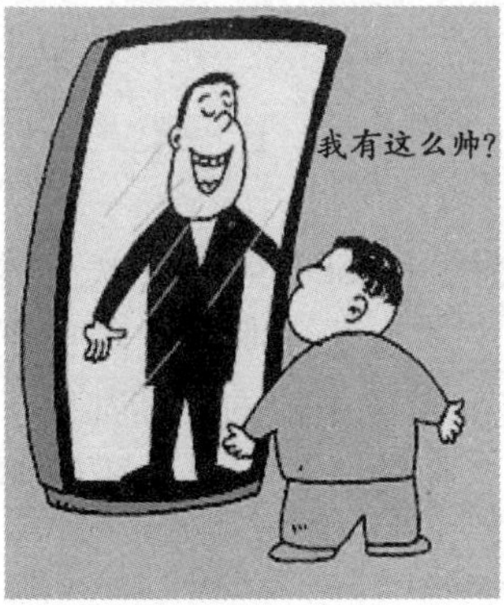

3. 自卑的成因

自卑的前提是自尊，当人的自尊需要得不到满足，又不能恰如其分、实事求是地分析自己时，就容易产生自卑心理。形成中职学生自卑的原因大体上有以下四个方面。

(1) 自我认识不足，过低地评估自己

每个人总是以他人为镜来认识自己，如果他人对自己的评价过低，特别是较有权威的人的评价，就会影响对自己的认识，从而过低地评价自己，产生自卑心理。例如，对自我形象不认同，觉得自己长得不好；或者是对自己能力的怀疑。

(2)家庭因素

部分学生由于出身贫寒、生活困难，与别的同学相比，觉得自己家庭经济条件太差，从而感到自卑。这几年，由于这方面引起自卑的学生人数有增加的趋势。如学生王某在竞选班干部的时候不敢上台演讲，认为自己跟别人相比家境太穷，怎么可能让那些家境好的人听她的话。

(3)成长经历，特别是童年经历

心理科学的研究已证实，不少心理问题都可在早期生活中找到症结，自卑作为一种消极的心态也不例外。如学生周某，从小父母就离异，在幼儿园的时候被其他同学嘲笑，所以一直以来都比较自卑。

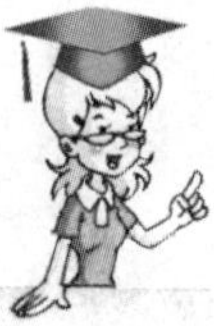

(4)个人的性格特点、意志品质

气质抑郁、性格内向者对事物的感受性强，对事物带来的消极后果有放大趋向，而且不容易将其消极体验及时宣泄和排解。因而外界因素对他们心理的影响往往要比对其他气质、性格类型者的影响大，产生自卑的可能性也相应增大。如那些自认为性格怯懦、抑郁低沉、反应迟钝的学生大多不敢主动结交朋友，常常“天马行空，独来独往”。

二、自卑对中职学生的影响

我体育不行，学习我一定超过他

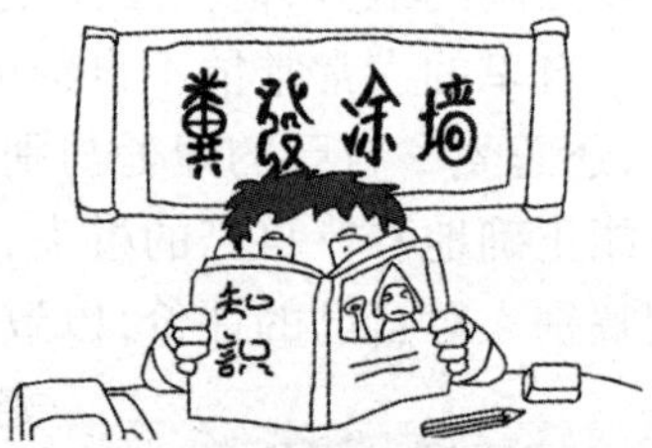

1. 自卑可以对学生产生推进作用

阿德勒认为：自卑感在个人心理发展中有举足轻重的作用，人对“优越性”的渴望是起源于人的“自卑感”，而人的自卑感是源于幼年时的无能。为了对抗自卑感，我们就会去追求卓越目标。自卑感推进力的形成过程，是由自卑引起心理压力和紧张激活主体的补偿转换机制，转化为摆脱自卑的推进力。这一模式可以在现实生活中找到不少的例子来印证。

[**案例**] 学生王某，天生身体素质较差，身材比较矮小，每周最不喜欢上体育课，因为在体育课上他的所有科目都是全班倒数第一。为了证明自己不比别人差，他在其他课堂上听课非常认真，在所有其他科目的考试中他的成绩都处于前5名，而且非常愿意亲近老师，经常帮老师工作，在老师的心目中是个不可多得的小助手。

2. 自卑对学生的阻遏作用

自卑引起心理压力和紧张，激起逃避或退缩反应，抑制自信，导致焦虑，形成内在阻遏力。这是相当普遍，也是非常有害的压力转换模式。校园中这样的事例也很多。

［案例］ 学生汪某家境不好，父母在她很小的时候就离异了，她跟着母亲生活。母亲的工作收入不高，与别的同学相比，她所使用的一切用品都显得破旧。每天晚上，等寝室别的同学都睡着后，她就会偷偷哭泣，抱怨生活的不公平。当别的同学欺负她的时候，她都不敢声张，不敢向班主任求助。最终，长期的压抑导致她晕倒在课堂上。

3. 自卑对学生生理的影响

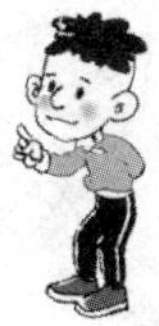

长期被自卑感笼罩的人，不仅心理活动会失去平衡，生理上也会引起变化，最敏感的心血管系统将会受到损害。生理上的变化反过来又影响心理变化，加重人的自卑心理。

［案例］ 在两千余年前的《内经》中就早有记载，“怒伤肝，喜伤心，思伤脾，忧伤肺，恐伤肾，悲伤胃”。美国生理学家艾尔马曾作过相关研究：将人在不同情绪状态下呼出的气体收集在玻璃试管中，冷却后变成水，发现在心平气和状态下呼出的气体冷却后，水是澄清透明的；在悲伤状态下呼出的气体冷却后，水中有白色沉淀；在愤怒、生气状态下呼出的气体冷却后，将其注射到大白鼠身上，大白鼠几分钟后死亡。

三、中职学生如何消除自卑心理

1. 改变对自己的看法

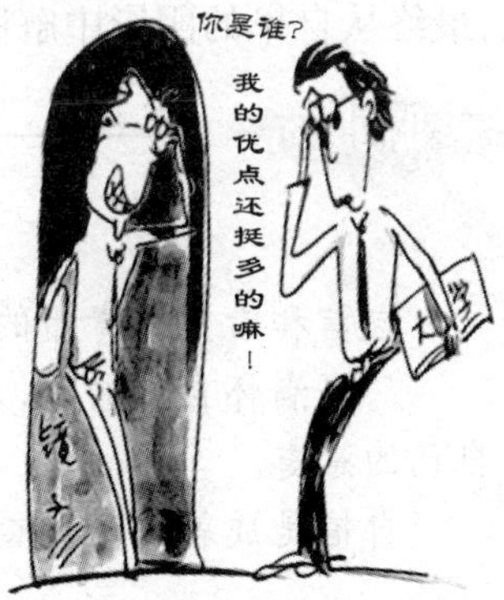

每个人都有自己的弱点和优点，我们应该坦然地接受自己的优点，但也不应忌讳自己的缺点。自卑者往往有很强的自尊心和抱负，自我评价偏高。当在学习生活中，由于自己方法不当，或缺乏处世能力而陷入困境时，自尊心受到损害、优越感严重失落，于是从自尊、自信走向另一个极端，变成一个完全失去自信的人。

2. 改变对失败的看法

中职学生由于知识和经验不足，失败时往往找不到恰当的方法排解挫折感，挫折感引起又一次的失败，结果出现恶性循环，最后导致了自卑。这就需要我们理解，每个人在人生的道路上都会碰到不如意的事情，失败是很正常的，不能因为一次失败就认为自己能力不行,同时要找到失败的真正原因。再则,失败对于同学们来说更是自己走向成熟的“磨砺”。

3. 积累自己的信心

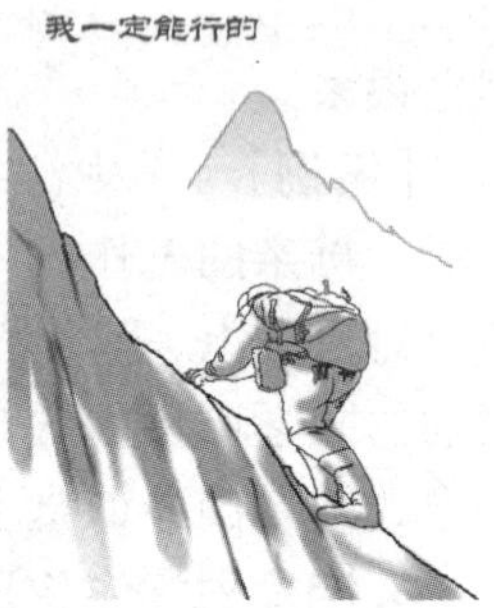

不妨多做一些力所能及、把握较大的事情,一举成功后便会有一份喜悦,每一次成功都是对自信心的强化。而自信心的恢复需要有一个过程,切不可着急。应从一连串小小的成功开始,通过不断的成功来表现自己和确立自信,来消除对自己能力的怀疑。表现自己时,期望值不要过高,也不要操之过急,要循序渐进地锻炼自己的能力,逐步用自信心取代自卑感。

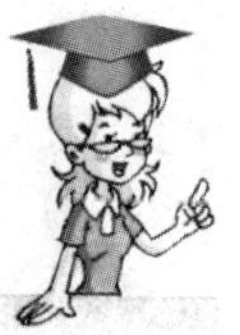

个人也可以通过积极的自我暗示、自我鼓励增强自信心。人的自我评价实际上就是对自我的一种暗示作用,消极的自我暗示导致消极的行为,而积极的暗示则带来积极的行动。每个人的智力相差都不是太大,我们在做事的时候,就应不断地暗示自己,别人能做的,我也一定能做好。

4. 寻求帮助

要摆脱自卑的泥沼,亲人和师长的关怀和鼓励、周围同学的热情和友谊都非常重要。有自卑感的学生,还可以主动求助于心理咨询老师,进行心理咨询和心理分析治疗。经过心理分析,求助者可以领悟到,一个人之所以有自卑感,并不是自己的实际情况很糟,而是潜藏于意识深处的症结使然,从而有豁然开朗之感,最终从自卑的阴影中解脱出来。

爱心提示

名 人 名 言

自信和希望是青年的特权。——大仲马

只有满怀自信的人,才能在任何地方都怀有自信沉浸在生活中,并实现自己的意志。——高尔基

自信是成就大事最重要的条件。——撒弥儿·詹森

5. 自我训练

自卑心理的人在性格上常有诸如内向、不爱与人交往、敏感多疑等等不良表现,为此我们不妨进行一下成功性格的训练。具体方法如下:

(1)随意找到四个你的熟人,问他们对你的印象如何,确定你是否喜欢他们

的回答，判断你为什么喜欢或不喜欢留给别人的那种印象。

(2)确定一下，如果你是一名演员的话，愿意扮演什么角色，以及你为什么喜欢这个角色。

(3)选择任何一个你所崇拜的人，列出他身上哪些是让你崇拜的特征和品质。

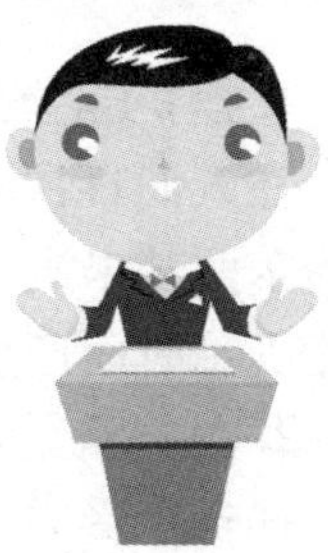

(4)把第(2)和第(3)综合为你自己所选择的性格。

(5)改变你的形象、行为、个性中你所不喜欢的东西，强化你所喜欢的东西。

(6)勇敢地展现你的新个性。

要提醒你的是：成功性格不是马上就能形成的，而是需要经过不断地自我完善和锻炼才能形成的。

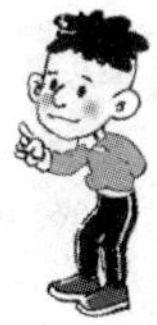

第六节 面对挫折

大家一起看

沧桑的船

在大海上航行的船没有不带伤的。

英国劳埃德保险公司曾从拍卖市场买下一艘船，这艘船1894年下水，在大西洋上曾138次遭遇冰山，116次触礁，13次起火，207次被风暴扭断桅杆，然而它却从没有沉没过。现在这艘船就停泊在英国萨伦港的国家船舶博物馆里。

一名到萨伦船舶博物馆观光的律师，他刚打输了一场官司，委托人也于不久前自杀了。他有一种负罪感。他不知该怎样安慰这些在生意场上遭受了不幸的人。当他看到这艘船时，忽然有一种想法：为什么不让他们来参观一下这艘船呢？

于是，他就把这艘船的历史抄下来和这艘船的照片一起挂在他的律师事务所里，每当商界的委托人请他辩护，他都建议他们去看看这艘船，就是告诉他们：在大海上航行的船没有不带伤的。让他们无论官司输赢，都能坦然面对。

同学们：没有人可以一帆风顺地过一生，生活中不尽如人意的事情数不胜数。你是否能把好自己人生的船舵，在疾风骤雨面前永不放弃呢？

一、对于挫折的理解

1. 挫折的含义

在人们日常的学习、工作和生活中，常常会遇到努力去做的事反而失败，需要的东西却未满足的心理体验。心理学中把这种由于遇到障碍或干扰，其需要不能满足时而产生的消极情绪和紧张状态称作挫折。

2. 挫折承受力

挫折承受力是指人们在遇到挫折时，能够忍受和排解挫折的程度，也就是人们适应挫折、抵抗和应对挫折的一种能力。挫折承受力包括挫折耐受力和挫折排解力两个方面。挫折耐受力是指人们受到挫折时，保持心理和行为正常的能力。挫折排解力是指人们受到挫折后，对挫折进行直接调整和转变，积极改善挫折情境、解脱挫折状态的能力。

3. “逆商”(AQ)

逆商这个概念是心理学家保罗·史托兹提出的，指人们面对逆境时，在逆境中的成长能力的商数，用来测量每个人面对逆境时的应变和适应能力的大小。逆商一般可以划分为四个部分，即控制感、起因和责任归属、影响范围、持续时间。

4. 造成挫折的原因

外部原因：有些挫折是由于非人为的环境因素造成的，如天灾、交通事故等；另一种外部挫折是个体在社会环境中遭受到人为因素所引起的，如某学生在竞选班干部时，由于竞争对手有强大的关系网络而失败。

内部原因：是指个人的生理、心理因素等带来的阻碍和限制，成为挫折的来源。

(1)个体生理条件的限制

[案例] 小吴，是某技工学校中技班的学生。她在一年级时非常用功，成绩很好。可到了二年级时成绩下降了。同时，由于她其貌不扬，跟同学一起出去玩时常受到同行男生的冷落。为此，她深感苦恼，后来就出现了一些反常行为。

(2)动机冲突

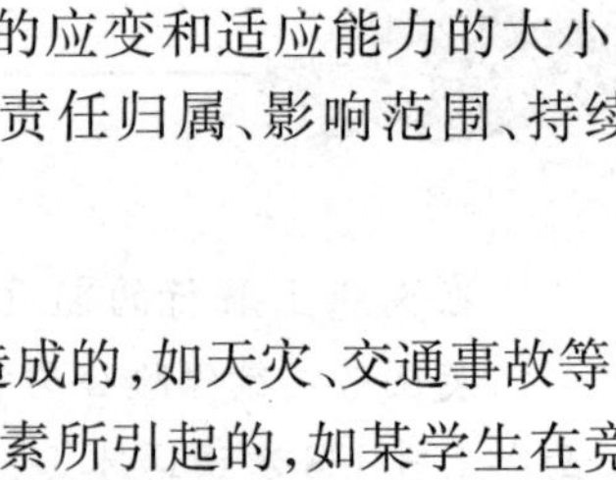

动机冲突是指同时产生了两个或两个以上的动机，但由于条件限制，二者不可兼得。如“鱼与熊掌不可兼得”的冲突；“前怕狼后怕虎”的冲突；“进退两难”的冲突等。

(3)能力和期望的矛盾

一个人如果过高地估计自己的能力，就会对自己提出不切实际的要求，制定过高或无法达到的目标或计划。一旦目标无法实现，自己又未能清醒地认识到这一点，便会产生强烈的挫折感。

(4)生活上的创伤

失去亲人或失恋等变故都可能给学生造成难以承受的精神打击，这也是常见的心理受挫因素。

[案例]　一个本来性格活泼开朗、爱说爱笑的女生，开学初母亲病故，父亲又在外面“吃喝嫖赌”，她受到沉重打击，变得少言寡语、精神抑郁，无法学习而退学。

二、中职学生的常见挫折心理

作为学生，我们每天总会有一些想要做，却不如意的事，如在篮球比赛中输球、好朋友跟自己闹矛盾等。中职学生常见的心理挫折有以下形式。

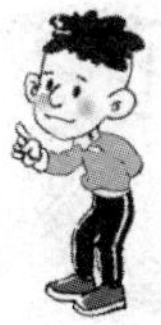

1. 外部挫折

外部挫折是指由于外部条件的限制，使某些目的无法实现，需要和愿望无法满足形成的心理挫折。

(1)缺乏性挫折

指由于外部条件不充分，致使目的无法实现，需要无法满足而形成的挫折。如部分经济贫困、家庭不完整的学生，长时间与其他学生相比存在差距，感到自己低人一等，得不到来自同龄人的羡慕和尊重，致使自尊得不到满足。

(2)压迫性挫折

指由于外部条件的变化导致心理上压迫而形成的挫折。如进入中职学校后，文化课本身基础差而倍觉枯燥无味、专业课难懂、就业形势严峻等变化，给中职学生的思想、行为、心理带来较大的影响，从而作出一些消极的反应，如不求上进，上课睡觉、聊天、吵闹，甚至旷课等。

(3)干预性挫折

指由于受到外界积极的或消极的干扰、阻止，而不能达到满足需要的目标所引起的挫折。如某技工学校的学生想要到食堂打工锻炼自己，却被别人嘲笑，心里很不舒服。

(4)损伤性挫折

指由于身体突然受到意外的损伤而引起的挫折。如某技工学校一个优秀的学生在参加技能比赛前发生车祸，手臂骨折，因而不能参加比赛，心里非常懊恼。

2. 内部挫折

内部挫折是指受自身内部条件的限制，使某些目的得不到实现、需要得不到满足形成的心理挫折。

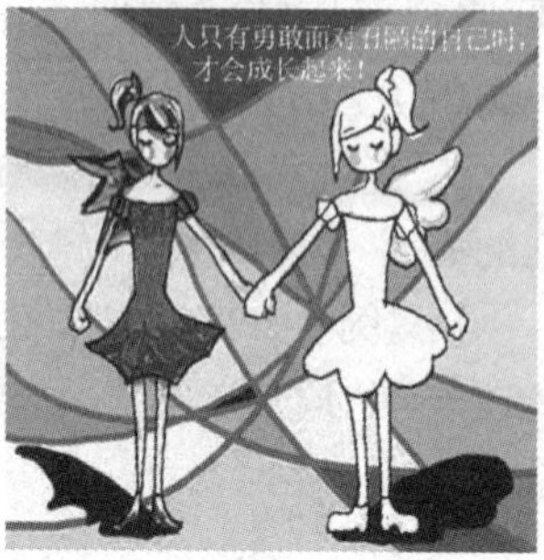

（1）失意性挫折

指自己虽经过努力仍无法使需要和愿望得到满足而引起的挫折。如某技师学院的学生在高中的时候成绩很好，因为高考前生病而名落孙山，从此一蹶不振。

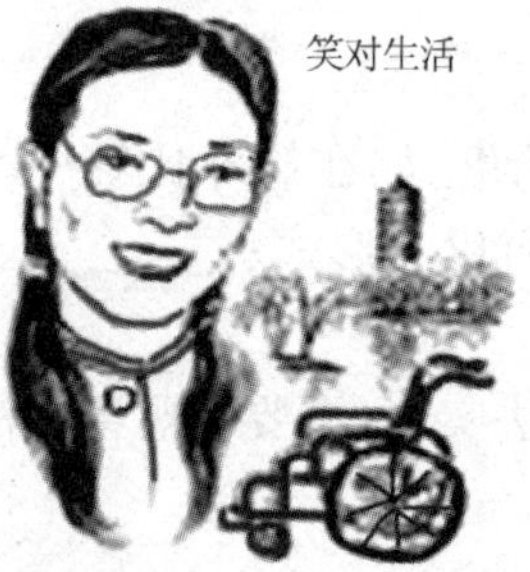
笑对生活

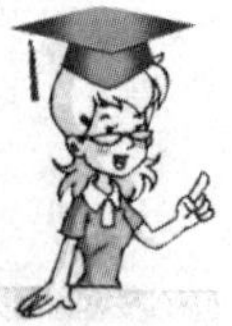

（2）缺陷性挫折

指由于生理上的缺陷或其他个体内部条件的缺陷而不能满足需要所引起的挫折。如某汽车专业的学生成绩很好，但因为他的脸上有很大的一块胎记，从而在人际交往中比较自卑。

（3）抑制性挫折

指自己从心底里抑制所需要的满足而引起的挫折。如某学生想要组建一个社团，但在操作过程中对自己的能力产生怀疑，最后不了了之。此后，他心里又一直很懊恼，埋怨自己懦弱。

（4）损失性挫折

指当满足某一需要或动机时，则必然会损害另一需要或动机的实现所引起的挫折。如某实习生胡某为了拿到毕业证书，需要请假回学校参加补考，但是他请假的话，公司将会被按比例扣除工资，她就对此犹豫不决。

三、中职学生面对挫折时常见心理防御机制

心理防御机制是指一个人在生活中，遇到了挫折时能自觉或不自觉地解脱自己的烦恼，减轻内心的不安，恢复自己情绪的稳定，维护心理平衡的一种防御机制。中职学生在面对挫折时主要采用以下几种防御机制。

1. 否定作用

这是一种否定存在或已发生的事实的潜意识心理防卫术，是最原始最简单的心理防御机制。它将已经发生而令人不快或痛苦的事情在潜意识里面完全否定，以减轻心理上的痛苦。如儿童闯祸后用双手蒙住眼睛；有学生看到其他同学被实习单位领导重用，认为是凭借关系而不是凭自身努力换来的。

2. 幽默作用

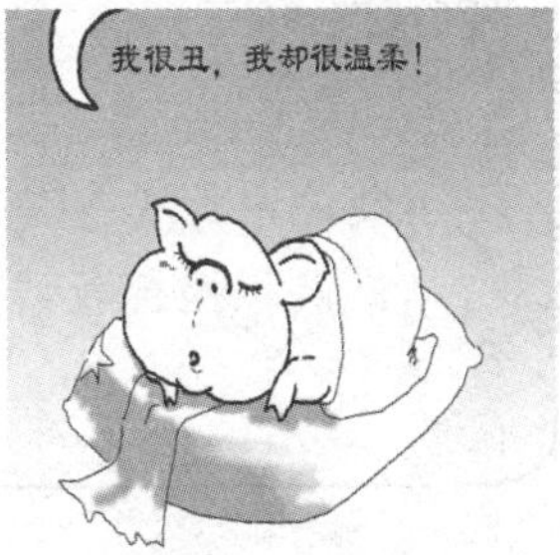

当一个人处境困难或陷于尴尬境地时，有时可使用幽默或自嘲来度过困境；或者通过幽默间接表达潜意识意图，在无伤大雅的情形中，表达意见，处理问题。如当别人说你“丑”的时候，你可以反问“没有我的丑，哪来你的美啊?”以这种自嘲的方式来表达你的不满，以退为进的阻止对方继续对自己的心理伤害。

3. 外射(投射)作用

这是凭主观想法去推及外界的事实，或把自己的过错归咎于他人的心理防卫术，又称投射作用。如很多学生平素学习不努力，考试不及格，却认为别的同学学习也不努力，考得比自己好完全是作弊的成果。

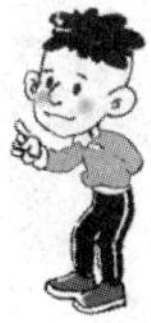

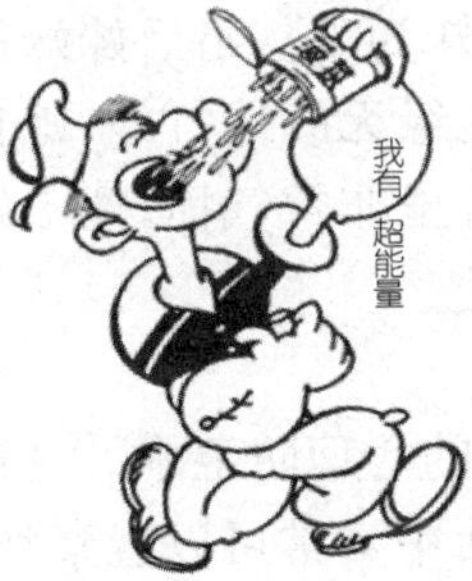

4. 内射作用

它是将外界的因素吸收到自己的内心，成为自己人格的一部分的一种心理防卫术。内射作用通常是毫无选择性地、广泛地吸收外界的东西，但有时却是通过特别的心理动机，有选择性地吸收、模仿某些特殊的人或物。这在心理上称为“仿同作用”。如很多小孩子看了动画片《大力水手》以后，模仿电影中大力水手的动作，想象自己也有了像他一样的超级力量。

5. 潜抑作用

它是各种心理防卫机制中最基本的方法，指把不能被意识所接受的念头、感情和冲动不知不觉地抑制到潜意识中去的一种心理防卫术。潜抑作用把不愉快的心情，在不知不觉中，“有目的地忘却”，以免心情不快。如我们在生活中接到一封信，如果信的内容使我们觉得不愉快，往往会把回信这件事“忘掉”。

6. 隔离作用

将部分事实从意识境界中加以隔离，不让自己意识到，以免引起精神上的不愉快。此处所讲的部分事实，乃是指整个事情中的一部分，最常被隔离的是与事实相关的感觉部分。如我们在生活中不直接说人死了，而说“过世”、“没了”、“老了”、“走了”等，因为后面这些字眼同样能表达“死”的信息，从感觉上来讲，也不会感到太悲哀或不祥；又如有些同学间闹矛盾以后，在与他人谈起这件事情时下意识的不愿意提起对方的名字，就会用“那混蛋”或其他类似的称呼来代替。

爱心提示

名人名言

顺境中的美德是自制，逆境中的美德是不屈不挠。——培根

错误和挫折教训了我们，使我们聪明起来，我们的事情就办得好一些。——毛泽东

7.转移作用

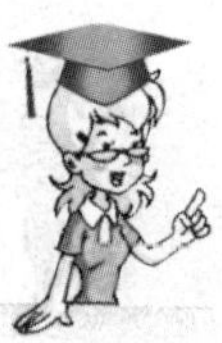

这是人们常有的倾向，即把自己对某一对象的情感，诸如喜爱、憎恶、愤怒等，因某种原因无法向其对象直接发泄，而转移到其他较安全或较为大家所接受的对象身上。如一对姐妹同时爱上同一位男子，经交往姐姐与这位男子结了婚，并生有一儿一女。后来姐姐不幸病故，这位男士便续弦其妹为妻。婚后妹妹虽对姐姐遗留下来的男孩较好，可对那位女孩却很凶，常常无缘无故地打她，她自己也莫名其妙。在心理咨询中才得知：因姐姐抢走男友，心里非常气愤，便不知不觉中把对姐姐的仇恨，都发泄到长得很像姐姐的女孩身上。

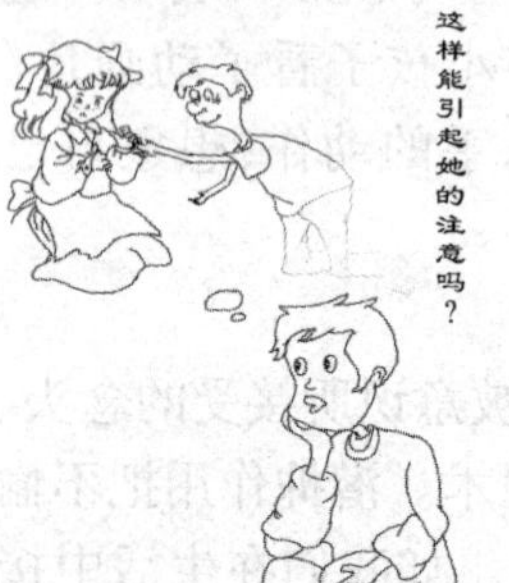

8.反向作用

这是指采取一种与原意相反的心理防卫术。这种矫枉过正的反向作用，在日常生活中常常可以观察到。如有些同学对女生有好感时，却采用一些反常的举动来吸引女生的注意，如经常用小动物吓唬女生等。

9.抵消作用

指以象征性的事情来抵消已经发生了的不愉快的事情，以补救其心理上不舒服的一种心理防卫术。健康的人常使用此法以解除其罪恶感、内疚感和维持良好的人际关系。如小孩不小心碰到门、撞到桌角而哭，做妈妈的常常会用打门、打桌子的方式来哄小孩子。其实并不是作大人的相信门或桌子真会撞人，或者是打门或打桌子就帮小孩子出了气，只不过是因为内心不安，觉得自己对孩子照顾不周，故总得作出一些事情来象征“我也尽了力”，以抵消其内疚。

10.补偿作用

指个体企图用种种方法来弥补其因生理或心理缺陷而产生的不适感，从而减轻其不适感的一种心理防卫术。如有些同学身体素质不高，不能在运动场上

骁勇称霸，于是在学习上拼命用功，在考场上夺冠摘桂。

11. 压抑作用

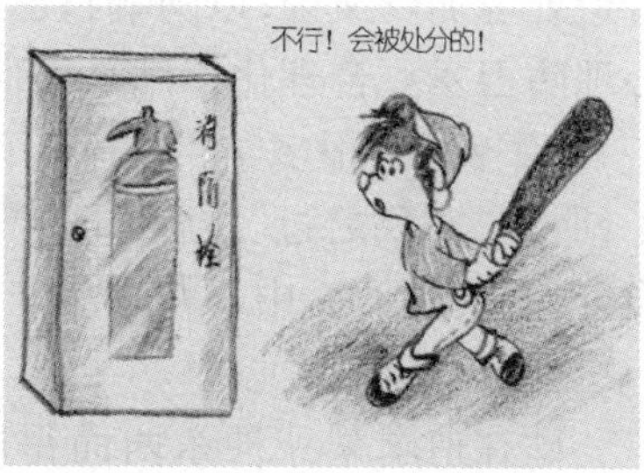

指当一个人的欲望、冲动或本能无法达到满足或表现时，有意识地去压抑、控制、想办法延期以满足其需要的一种心理防卫术。如有些学生由于学习或者生活中遇到了不顺心的事情，走到了消防设备的玻璃旁边，产生了一种想要把玻璃砸掉以发泄愤怒的冲动。但是考虑到将会被学校处分等严重后果，就会压抑这种冲动，停止破坏行为。

12. 升华作用

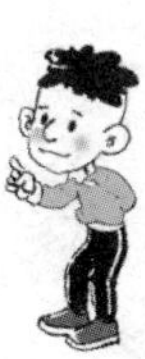

在现实社会中，将不符合社会规范的冲动或欲望，导向比较崇高的方面，使其以有利于社会和本人的形式表现出来，同时欲望也得到满足，这个过程就叫做升华。

[案例] 有位保险公司的火灾调查员，每次听到哪里有火灾，就马上跑过去看，以便调查起火的原因，帮助公司鉴定，是否需要给予赔偿。这位职员每到火灾现场时，总会产生一种说不出的兴奋。他从小就有这种玩火的欲望，却不会随便去放火，变成纵火犯，反而善于利用，当了一名火灾调查员，为社会服务，可以说是升华作用典型范例。

13. 退行作用

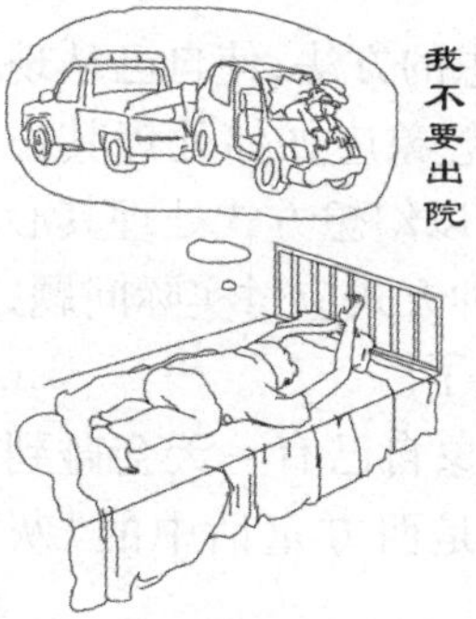

是指在遭受外部压力和内心冲突不能处理时，借此退回到幼稚行为，以使自己感到舒服、安慰的一种心理防卫法。事实上，人的一生中，难免有以重温儿时旧梦获取满足的时候。只要无伤大雅，均可用退行作用来进行心理调节。如父亲与孩子捉迷藏，像个小孩子一样趴在地上玩，这不但是正常，而且是极其需要的。

[案例] 某些病人经过死里逃生的车祸或危险的大手术之后，虽然躯体方面已经复原，但是内心却一直担心，认为身体还没好，想方设法留在医院，不敢去面对现实。这是因为病人经此变故，精神上受到打击，害怕再负起成人的责任及随之而来的恐惧和不安，而退行成孩子般的依赖。

14. 合理化作用

合理化作用又称文饰作用，是指个人遭受挫折或无法达到所要追求的目标，以及行为表现不符合社会规范时，用有利于自己的理由来为自己辩解，将面临的窘迫处境加以文饰，以隐瞒自己的真实动机或愿望，从而为自己进行解脱的一种心理防卫术。合理化作用是人们运用得最多的一种心理防卫机制。

[案例] 很多学生把某一门课学得不好归咎于老师教得不好，就心安理得了，所谓“非我之过”。而如果承认是自己天资不够、没有用心听讲或者准备不充分，则会导致心中不快。

(1)“酸葡萄”心理

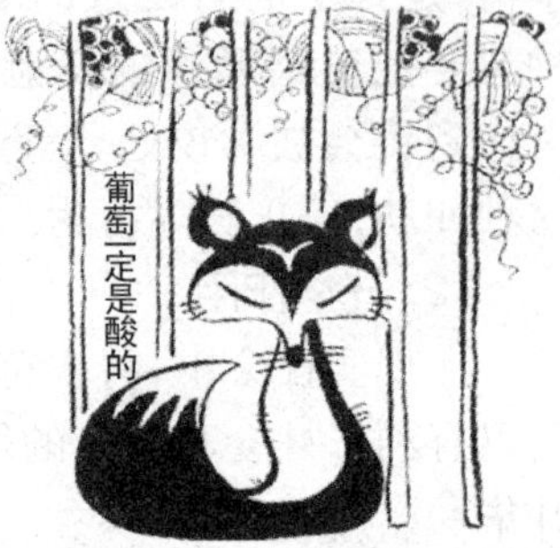

即在追求某一种东西而得不到时，为了冲淡自己内心的不安，就得为自己找一个“理由”，于是采取“吃不到葡萄就说葡萄酸”的做法，常常将对方贬低，认为并非我追求不力、条件不够，而是“不值得”太卖力，借以安慰自己。例如，有不少职业院校的学生自己成绩不好，看到别人的成绩上去了，却到处说好成绩没有用。

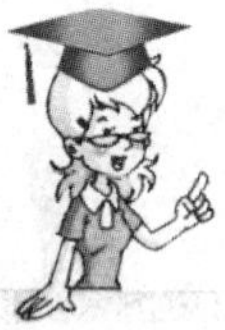

(2)“甜柠檬”心理

即不说自己得不到的东西不好，却百般强调凡是自己所有的东西，都是好的。如果他得不到葡萄，只有柠檬，就认为柠檬是甜的，这样也可以减少内心的失望和痛苦。比如说，有位老师某天发了奖金后，不小心被偷了，又抓不到小偷，只能一直劝慰自己说“破财免灾”。

15. 幻想作用

这是指一个人遇到现实困难时，因无法处理而用幻想的方法，使自己从现实中脱离开或存在于幻想的境界中，以其情感与希望任意想象应如何处理其心理上的困难，以得到内心的满足。对能力弱小的学生而言，以幻想方式处理其心理问题，是正常的现象。但如果成年以后仍然常常采用这种方式应付实际问题，就有问题了，特别是将现实与幻想混为一谈时，就沦为病态了。

[案例] 一个在现实中备受欺凌的女孩，她可以想象自己有一天会碰到一位英俊的王子，助她脱离苦境，给她带来幸福……。这是西方童话中的“灰姑娘”幻想。

16. 利他作用

利他作用是指采取一种行动不仅能直接满足自己的欲望与冲动，同时所表现的行为又可帮助他人、有利于他人，受到社会赞赏的一种心理防卫术。它是一种与升华作用类似的心理防卫机制。

［**案例**］ 学生何某很喜欢小孩，经常让小孩叫她“干妈”。毕业后她想办法去了一所幼儿园做保育员，天天可以与小孩子在一起，照顾小孩，得到小孩的喜爱、家长的称赞。这既满足了自己的兴趣，同时又对孩子们有好处，可以说是利他作用的表现。

四、中职学生如何提高自己的逆商

1. 树立辩证的挫折观

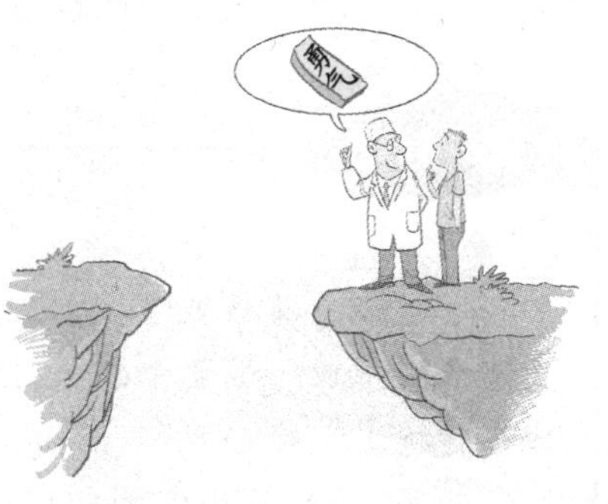

挫折对于人的影响是双方面的。一方面它可以警醒人，让我们知道现在不应该继续沉迷下去，需要奋起了；它可以教育人，让我们“吃一堑，长一智”；还可以激励人，让我们不断前行，以避免再次碰到同样的挫折。另一方面，它也会让人变得消极，同时失去创新的勇气。我们在挫折面前，应该辩证地看待它，并发扬其积极的一面。

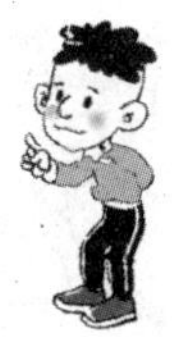

2. 善于正确认识前景目标

订立自己的人生目标时，要结合自己的素质、能力以及客观条件，不要把目标定得难以达到；同时目标的方向要准确，以免发生“南辕北辙”的悲剧；同时我们还要持之以恒地去完成它。

3. 善于化压力为动力，培养积极思维

中职学生面对挫折的态度有三种：第一种是放弃；第二种是半途而废；第三种是迎接挑战。梁启超在《论毅力》一文中对三种态度作了很好的阐述：第一种人，“那些意志薄弱的，开始坚决地说我要如何如何，认为天下的事本来是很容易，等到事件迅速来到面前，不少困难阻力也突然随之而来时，他就灰心丧气，萎靡不振”，于是这种人选择了放弃；第二种人，“凭一时的意气，通过了第一个难关，等到再遇挫折，也会退下来”，因此半途而废；第三种人“是最坚强的人，能坚持到底，战胜挫折。”我们要做那第三种人。

4. 积极磨炼自己

挫折是前进中的暂时跌倒，生活中的磨难并不是坏事。“宝剑锋从磨砺出，梅花香自苦寒来”，只有在实践中不断地磨炼自己，才能提高自己意志力，提高应付挫折的能力。当我们将原先认为是磨难的事情变得不再是挫折的时候，我们将会尝到如同登上泰山的喜悦。

5. 正确使用心理防御机制

每一个人在其行为发展过程中，均会逐渐学会种种防御性反应，以便在自我受到侵袭时，随时采取自动的防卫行为。心理防御机制用得好，能够使我们避免面对现在不能面对的现实；但使用过度，便会成为病态。

第七节　网络成瘾与辅导

大家一起看

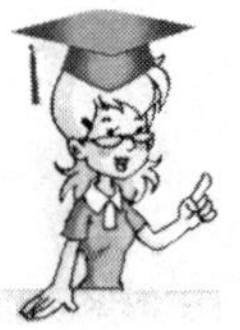

小赵的忏悔

小赵眼看快毕业了，自己还有7门功课不及格，肯定拿不到毕业证了，更不敢想就业。最要命的是，他还是忘不了网络游戏，只有想到上网打游戏才来精神。

其实，小赵从小学到初中一直品学兼优，由于父母双双下岗家境贫困，一直没钱买电脑。到了技校，跟着同学进网吧接触网络游戏后，一下子被吸引住了，从此一发不可收拾。最疯狂的时候，一个月有20多个晚上通宵泡在网吧里，白天在宿舍补瞌睡，功课自然全荒废了。

小赵的母亲知道后，一下子急出了心脏病，后来到处求人让孩子继续读书，但留了一级。一直很孝顺的小赵悔恨地说："我恨自己怎么这么不争气，都这么大了，还让妈妈操心！我下过无数次决心要远离网吧，远离游戏！可不知怎么，就是忍不住。妈妈看到我变成这个样子，不顾自己一身的病，揣上药瓶，拉着我到处求医问药，自己为了省钱却吃咸菜、住地下室。我真是对不住她！"

同学们：网络给我们带来便利的同时，也带来了一些不良的影响，你知道怎样健康地使用网络，远离网络陷阱，避免沉溺于网络不能自拔吗？

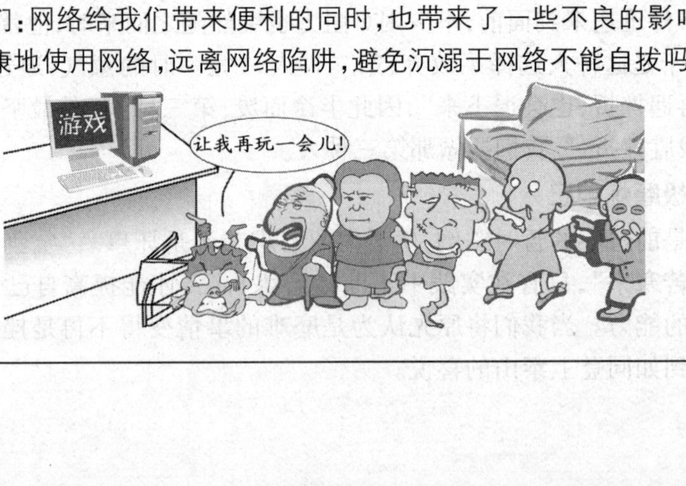

互联网自20世纪80年代问世以后,迅速从学术研究工具发展为大众信息传播和交流的手段。据统计:中国内地的网民已达1.11亿人,其中有8000万人成了网迷和网络成瘾者,14～24岁占85%以上。网络成瘾的概念是由美国精神医生伊凡·金伯格于1994年首先提出来的,是指由重复地使用网络所导致的一种慢性或周期性的着迷状态,并带来难以抗拒的再度使用的欲望。

一、网络成瘾的表现形式和危害

1. 表现形式

网络成瘾的表现形式包括网络游戏成瘾、网络交际成瘾、网络色情成瘾、强迫信息收集成瘾、网络技术成瘾。中职学生主要是前三种。

(1)网络游戏成瘾

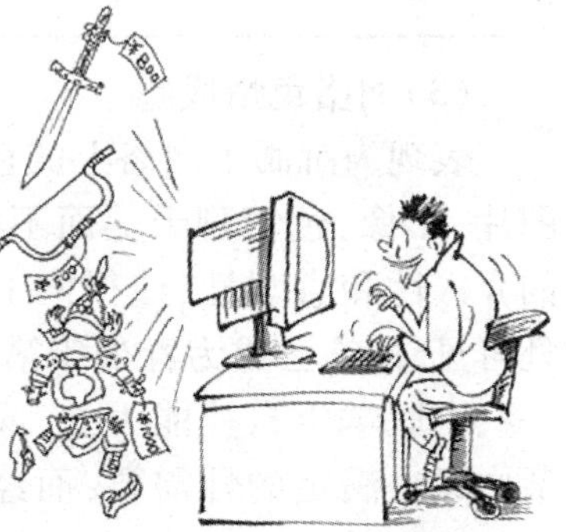

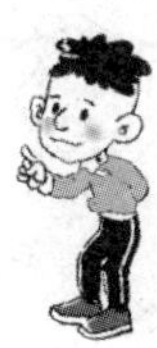

玩游戏已经成为许多中职学生上网的首选目的,网络游戏的趣味性、智力性和挑战性吸引着人们的积极参与。如游戏的层层升级,充满暴力和血腥,满足了人们的竞争、刺激、宣泄情绪及获得成就的心理,从而使人们长时间沉迷其中而不能自拔。

[案例] 小强是中职二年级的学生,刚开始玩《魔兽》游戏时并不觉得好玩,后来发现同学都比自己玩得好,级数也比自己高,很不服气,便常常去网吧练习。经过一段时间,进步较快,也让他体验到了网络游戏带来的快乐。在玩游戏时还认识了许多网上朋友,有些等级低的玩家常常向他请教,使他感到自己很威风,很有成就感,从此迷上了游戏。整天满脑子就是想如何在游戏中快速升级,如何弄到高级装备,一天不上网就会焦躁不安,书根本读不进去,考试门门挂红灯。他虽然知道这样不好,对不起父母,但是没有办法,游戏已成了他生命中不可分割的一部分。

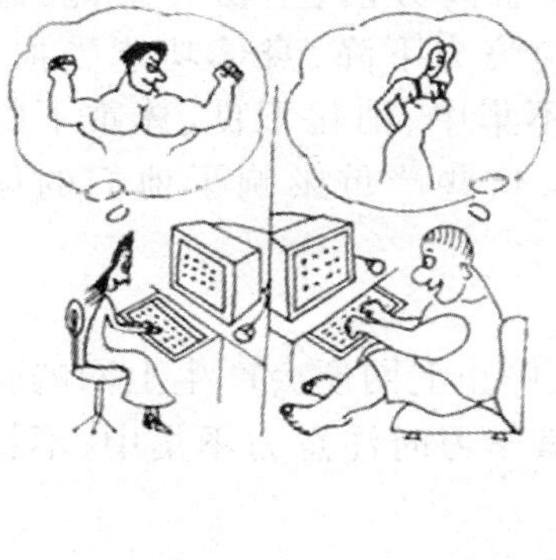

(2)网络交际成瘾

上网者通过网络聊天等进行人际间的交流,以网络社群的人际关系取代了现实生活中的亲朋好友,让人足不出户就可以结交天南地北的朋友,拓展了人与人之间交流的时间和空间。许多人一上网就与多人闲聊,并到了成瘾的程度,有的甚至发展成网恋。

［案例］ 玲玲是某中职学校一年级女生，成绩优秀，文静内向，不善与人交往，从小到大一直是父母眼中的乖孩子。半年前家里买了电脑，装了宽带，开始迷恋于各种聊天室和论坛，热衷于网上交友，每天放学回家就泡在自己的房间里。父母以为她在用功读书，尽量不去打扰她。直到期终考试后，成绩明显下降，父母仔细询问才得知，玲玲已经如痴如醉般迷恋网络交友，并深深陷入其中，难以自拔。

爱心提示

北京军区总医院网络成瘾治疗中心收治的网瘾少年中，90% 以上的是沉迷网络游戏。未成年人玩网游相对于成年人更容易上瘾。

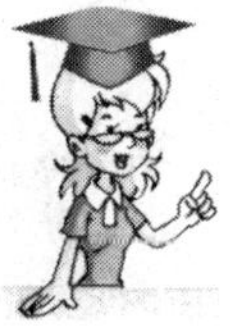

(3) 网络色情成瘾

表现为沉湎于网络上的色情文字、音乐、图片、影像、色情聊天等而不能自拔，互联网的介入性和直观性，使得网上的色情内容随处可见，网络已成为青少年第一色情信息源，一些中职学生自控能力差，或为满足日常生活中无法满足的性需要，而经常在这些网站上流连忘返。

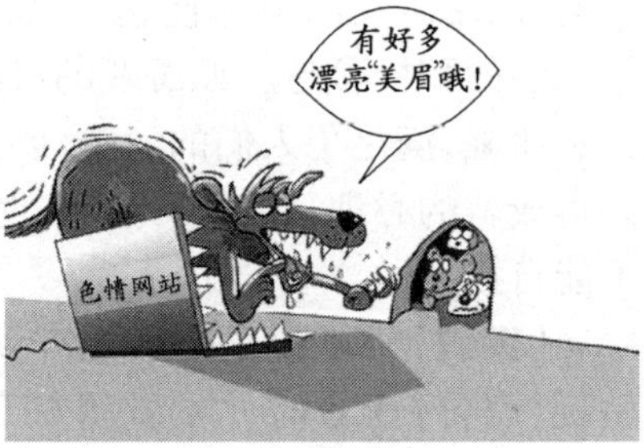

［案例］ 小光是一位中职三年级学生，一次上网中无意进入一个黄色网站，画面上赤裸的男女性爱场面，虽然看得面红心跳，但感觉新鲜刺激，有了第一次就有第二次，逐渐上课没心思，脑子里全是男女之间的性事。后来因无心再上学，休学回家了。

2. 网络成瘾的危害

(1) 躯体方面

长时间迷恋网络可导致视力下降、肩背部肌肉劳损、生物钟紊乱、睡眠不足、食欲不振；由于活动少而导致肥胖、免疫力下降、身体功能受损；甚至会出现不上网则出现头痛、失眠、注意力不集中、消化不良、体重下降的怪现象。青少年正值身体发育的关键时期，这些严重影响了他们的健康成长。

(2) 心理方面

长期迷恋网络会产生网络性心理障碍，一旦停止上网便会产生上网的强烈渴求，难以控制对上网的需要。这种冲动使其学习时注意力不集中、不持久，感到记忆力减退，情绪低落，没有愉快感，学习和生活兴趣减少；精力不足，精神运动性迟缓和激动，自我评价降低，思维迟缓，社交面狭窄，人际关系冷漠。他们整天沉浸在虚拟世界里，而对现实人际交往的复杂性则产生厌恶、逃避、恐惧等心理，久而久之，就会变得更加孤僻，缺乏与人沟通的能力，造成社会适应的严重不良。

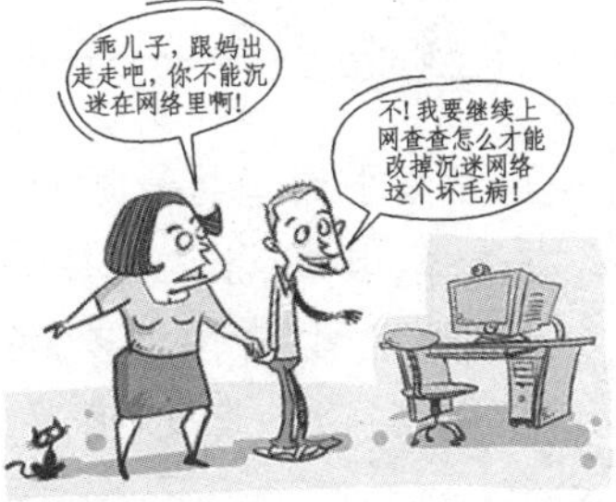
乖儿子，跟妈出
走走吧，你不能沉
迷在网络里啊！
不！我要继续上
网查查怎么才能
改掉沉迷网络
这个坏毛病！

由于青少年闭锁心理的特点，他们试图在网络中寻求精神寄托，特别是学业不佳的学生，长期得不到老师、家长、同学的认可，自信心逐渐丧失，但是精彩的网络世界却使他们享受了现实中没有的激情和满足，网络成为他们能舒缓紧张、忘却烦恼、逃避现实的避风港。这种行为只能使其更加不敢面对现实生活，心理更加闭锁，情绪更加悲观、消极。

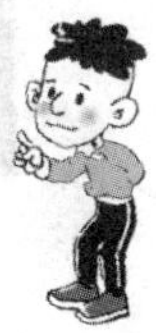

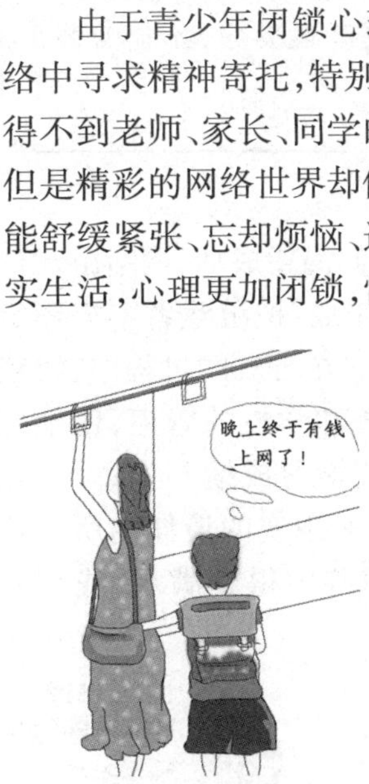
晚上终于有钱
上网了！

(3)行为方面

学生因迷恋网络而造成学习成绩下降，甚至旷课、逃学、辍学、荒废学业。为了能上网，不惜用掉自己的学费、生活费，甚至去借钱、敲诈、偷窃、抢劫。由于网络摆脱了传统的社会管理和控制，使一些学生社会责任感削弱和自由意识泛滥。网络游戏一般以“攻击、战斗、竞争”为主要成分，会使学生道德认知模糊，社会规范淡化，无法区别虚拟与现实的差异，从而使学生法制观念淡薄，人生观、价值观扭曲，甚至导致违法犯罪。

二、网络成瘾的原因

1. 人际交往的需要

中职学生正处于社会化的关键时期，他们有与人交往的强烈愿望。这一时期的青少年容易体验到孤独感，大部分学生能够通过正常沟通满足与他人交流的需要，但有一些学生由于性格内向、自卑或缺乏沟通交流技巧，使得他们在现实中很难与人正常交流。而在网络世界里，有广阔的人际交往空间，在线游戏具有强大的互动性，是迄今最大的游戏场和人际交往空间。而互联网上开放而隐蔽的聊天室、方便快捷的 QQ 为学生的交往开辟了一块新天地。他们把聊天室当成交友室，把网友当作安全交往的对象，有时他们提出一点小小的要求都会得到许多人的帮助，在这里他们可以尽情地宣泄自己的情绪和情感，从而得到满足和平衡。

爱心提示

学生上网坚持三原则：其一，上之有道。不能只凭猎奇心理，见网就上，要有选择；其二，上之有度。连续上网不得超过两个小时；其三，上而不迷。网上天地广阔，奇闻很多，游戏引人，我们不能一上网便沉迷其中，不能自拔。即：做到有道、有度、有节。

2. 自我实现的需要

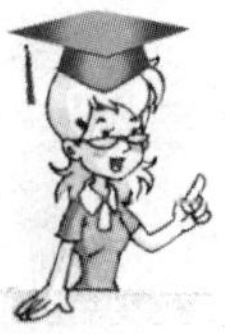

随着年龄的增长，中职学生自我意识不断增强。他们渴望成功，网络游戏奇异的声光效果伴随着游戏者进行网上交流和组队协同作战，把游戏者牢牢锁定在用更多时间去争取“经验值”和获取“宝物”等目标上。在游戏的过程中，游戏者还能体验到胜利的喜悦和成功的快感。现实中，家长和学校的管束，使他们“自由”不多，更让他们向往网络的“自由”。特别是那些学习成绩不如意、人际交往缺乏的同学，为了摆脱所面临的一切，网络则是逃避现实的最佳场所。这里没有家长的责骂、老师的唠叨、同学的歧视，能在网游中得到满足，找到归属感。

3. 新体验的需要

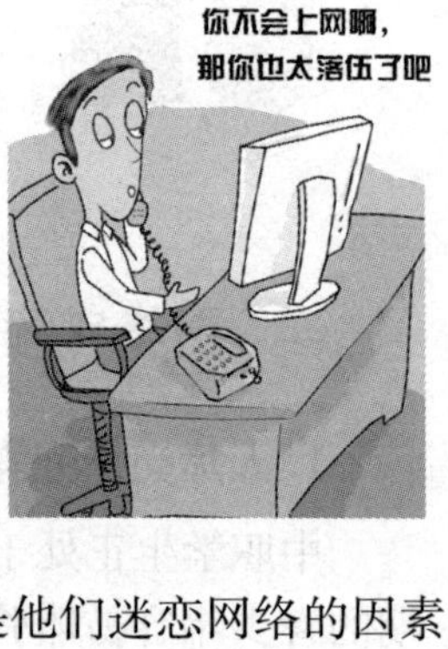

青年人追求时尚，认为现在网络游戏是当代青年的必修课。为了不断寻求新鲜体验和刺激，他们会去冒险、猎奇、尝试新事物。网络是一个虚拟的世界，在这里没有现实道德和规范的约束，可以体会到另类生存的快感，弥补在现实生活中的缺陷，可以发泄对现实的不满、愤怒及仇恨等情绪。在这里，中职学生可以体验长大的感觉，尝试不同于现实生活中的别样生活，甚至可以过成人的生活，现实生活的单调乏味和对成人生活的好奇和向往，也是他们迷恋网络的因素之一。

4. 性心理的需要

由于中国特殊的文化传统，“性”问题在以往一直是一个禁区，无论是家庭还是学校，对性教育都采取一种回避态度。同时，中职学生随着年龄的增长、性生理逐渐成熟、对“性”日益好奇，他们会通过各种方式去接触与性有关的信息。

然而通过传统方式获取性信息比较困难，正规的性教育又相对滞后，网络这时为他们满足这种需要提供了便利，他们不再为难于开口、偷偷摸摸接触性而苦恼，只要动动鼠标，各种“性”信息就会铺天盖地而来，成为了青少年获取性信息的重要途径。

网络由于满足了中职学生的心理需求，成了网络成瘾者的外因。而中职学生自身心理素质，特别是自制力水平低才是导致网络成瘾的内因。部分中职学生的认识能力还有待发展，他们分辨是非能力不强，易受外界诱惑；还有学生不能正确应对现实生活中的困难和挫折，遇到困境不去积极处理和解决自身问题，或采用较为有益身心的方式去调节，而是借助网络摆脱烦恼，从而沉迷于网络。

三、网络成瘾者的辅导

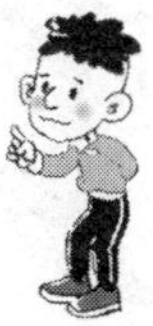

随着青少年网络成瘾问题的日益严重和危害性的不断增加，如何进行辅导和干预已引起社会各界的高度重视。辅导的目的不是不让学生上网，而是要达到上网的适度性和可控性，这就需要社会、学校、家庭和个人的共同努力，特别需要学生自觉遵守《全国青少年网络文明公约》，文明上网，增强自制力，以及勇于面对不如意生活的态度。

1. 制订上网计划

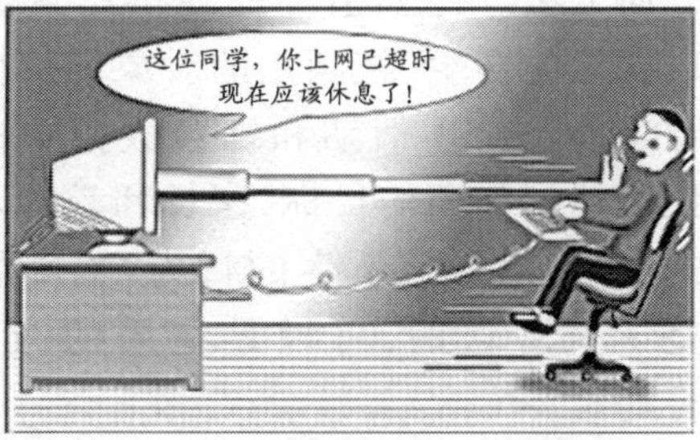

在上网之前首先设定好上网的目的，想一想你上网干什么，有选择地浏览自己所需要的内容。限定上网时间，可以在电脑中安装一个定时提醒的小软件。上网到了一定时间，采用家人提醒或闹钟提醒的方式准时提醒；或尝试下载一个软件，帮助自己在预定的时间过后自动与网络断开；或者还可以采取拔掉电源等强制性措施。上网过程中应保持平静心态，不宜过分投入，逐步减少上网时间。

2. 采用心理治疗方法

(1)认知疗法

通过观看、阅读网络成瘾危害案例，认清沉迷网络的危害及后果，同时思考不使用或少使用网络的好处，也可以在班级主题班会等讨论的形式时发表意见，并时时处处提醒自己，约束自己的行为。

(2)行为疗法

①厌恶疗法。通过某种附加刺激的方法，使个体在进行不适行为时，同时产生令人厌恶的心理或生理反应。如此反复实施，结果使不适行为与厌恶反应建立了条件联系，从而达到矫正不良行为的目的。橡皮圈疗法是厌恶疗法最方便易行的常用方法之一，做法是网络成瘾者在自己的手腕上套上橡皮圈，当有上网的冲动时，用力弹拉橡皮圈，边拉边计数，产生疼痛感，目的是通过这种厌恶刺激转移注意力，消除上网的想法。

②系统脱敏法。让一个原可引起微弱焦虑的刺激，在个体面前重复暴露，同时个体以全身放松予以对抗，从而逐渐失去了焦虑的反应。当有上网的冲动并引起焦虑时，个体想象自己处于令人轻松的情景中，使其达到一种安静平和的状态来对抗焦虑，反复多次。通过这个方法可帮助成瘾者逐渐缩短上网时间。通过这个过程，逐渐减轻对上网行为的依赖。

3. 丰富课余生活，转移兴趣

积极参加学校的各项集体活动，融入到丰富多彩的课余活动中去，从而体验现实生活的丰富多彩，人与人之间的关心和友爱。也可采用目标转移的方法，培养其他方面的兴趣，或把兴趣引导到更积极、更有价值的方面上去。比如引导那些试图从游戏中获得成就感的学生，把满足的对象转移到现实的学习、交往、文体活动和社会服务中去。如果学生能达到预期的目标，家长和教师可给予一定的奖励，以强化学生的行为，奖励的内容应该是学生喜欢的，可以是物质的，也可以是精神的。

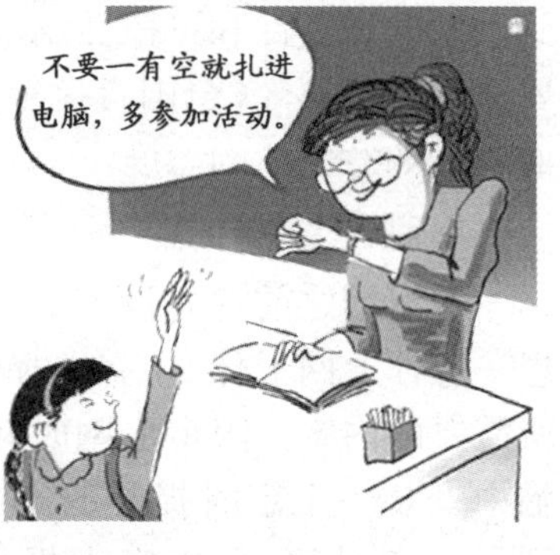

学校方面要加强网络教育，积极引导学生正确使用网络，把网络作为学习知识、获取信息、培养创造力的工具。注意拓展学习以外的生活空间，减少网络对学生的吸引力。对学生采用多元评价方法，不把学习成绩作为评价一个学生好坏的唯一标准，组织各种可以充分发挥学生专长的活动，并通过各种竞赛肯定这些专长。对于网络成瘾者要加强心理健康教育，可进行团体或个体辅导，协助学生认识自我、探索自我、改善与他人的关系，从而促进自我发展和自我实现。社会要加强网吧的规范管理，积极预防和干预青少年网络成瘾现象的发生，尽可能减少网络对青少年的负面影响，使网络真正成为提高学生活动效率、丰富学生精神生活的载体。

第八节　就业和择业

大家一起看

失落的小萍

小萍是某技校汽车营销专业的学生。一直来她都为自己的美丽、家境不错而自豪，故在平时言行上表现出对未来工作充满了抱负和信心。毕业时，她被分配到一家普通的汽车4S店做客户接待的工作。在那里，每天就是接待客户、为客户倒水、打扫卫生，月收入与原先的设想差距非常大。而一位平时被自己所瞧不起的同学的工作却很不错，她一下子感到心理很不平衡，工作不到一个月就向公司提出了辞职。在不到一年的时间里面，她连续换了6家公司，最终都因种种原因而辞职。最后，索性待在家里不工作了。一年以后，等她再想找个汽车4S店的工作时，却发现已经没有一家公司愿意接受她。此时的她，与同班同学相比，无论在事业上，还是在工作能力上都有了不少的差距。

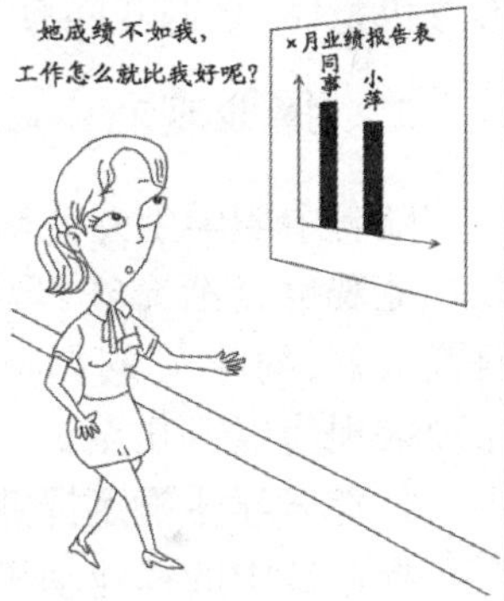

同学们：如果你们马上就面临毕业走向各自的工作岗位，你对自己的今后发展有底吗？

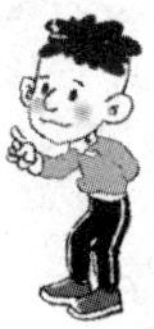

择业和就业是每个人必须面临的人生重要转折点，尤其对于中职学生而言，它既代表着美好理想实现的开始，也是面对艰辛现实的起点。很多学生在此时由于年龄太小、阅历不足或其他因素的影响，表现出不适应、不理解、不甘心，容易出现心理调适方面的问题。所以，对于大家而言，良好的心理和知识准备是非常必需的。

一、对就业和择业的理解

择业，就是学生根据自己的职业理想和能力，在众多的就业机会里选择能够满足自己需要的职业。而就业，就是找到了一份能够赖以生存的工作。两者的区别在于择业是正在找工作，是进行状态；就业是已经找到工作，是结束状态。

择业观是毕业生对于择业理想、择业动机、择业标准、择业意义比较稳定的根本看法和态度的体现，即对选择某种社会职业的认识、评价、态度、方法和心理倾向等。它既是毕业生对社会职业岗位的初步定位，也是其世界观、人生观、价值观的最直接表达。具体而言，择业观主要包括择业理想目标、择业心理动机、择业认识状况、择业价值取向、择业实现途径等方面。在这些方面中，择业动机是择业观的基础和核心部分，其他方面都决定于择业动机。择业动机不同，就会有大相径庭的择业理想目标，从而产生不同的择业认知，不同的择业认知，对自我选择职业这种劳动就业方式也会有不同的评价，又会形成截然相反的择业途径。择业观就是以择业动机为核心，与其他四个要素相互作用、相互影响，形成的有机整体，它们共同对学生的择业行为产生指导作用。

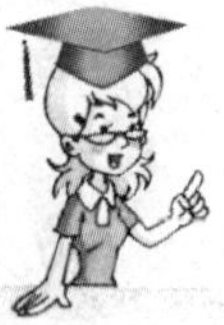

二、择业观对中职学生的影响

随着中职学生专业知识和技能学习的逐渐完成和社会实践过程初步接触，其择业观也日渐充实、现实和稳定。而择业观的日渐成熟，对学生的择业行为也有深刻的意义。主要表现为以下几点。

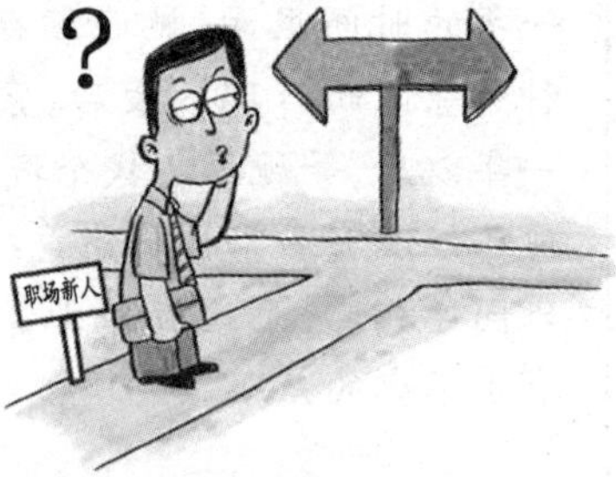

1. 指导学生确定择业目标

择业观中的择业动机和职业定向直接影响着学生职业目标选择。

2. 引导学生建构知识结构和培养能力

大部分学生会自觉地把在校学习同今后的择业就业紧密联系起来，建立合理的知识结构，培养和提高创业与实践能力，以适应将来所从事职业岗位的需要。

3. 激发学生的择业和就业行为

择业观中的择业动机越强，择业者去追求理想的职业目标的热情就越饱满；相反，则驱动力较小。

4. 促进形成学生的择业道德

择业观在潜移默化中规范着择业道德。其影响作用主要表现在两个方面：一是约束着择业者的择业行为，保障择业工作有序进行；二是调节择业活动中的各种社会关系，维护社会的稳定。

三、中职学校学生就业和择业的一般心理

临近毕业，很多学生对未来的态度是比较迷茫的，对即将到来的就业即表现

出初生牛犊的兴奋，又有些许“菜鸟”的胆怯和担心。比如汽车营销专业的学生谈到关于即将到来的就业时说道：“我担心在学校学的专业知识与社会的实际需求有出入，将来进入社会能不能自理？会不会被社会不良风气同化？工资收入与我们的实际支出不成比例怎么办？公司的现状与预期的不符时怎么摆正心态？以后该如何处理同事之间的关系？不知如何得到老板的信任和重用？跟本科生竞争处于弱势怎么办？”他们的担心，其实也是目前为很多中职学生所关注的焦点。随着时代的发展，中职学生的就业心态也在发生着改变。目前学生在就业时一般表现出如下就业心理。

1. 良性的就业和择业心理

(1)“就业满意原则”心理

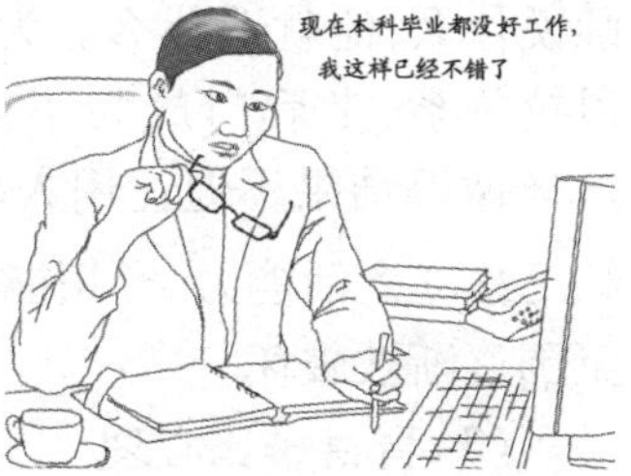

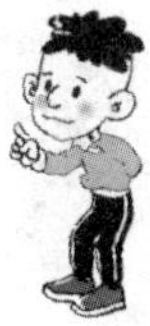

当前国内的毕业生就业竞争越来越激烈，本科生都已经在严峻的就业形势面前逐渐放低姿态，中职类院校的学生想要找一份“如意”的工作就尤其显得困难。所以，“满意原则”成为当前应届毕业生的就业理念，即先找个相对满意的工作（实现就业），待积累工作经验以后，羽翼丰满了，实行第二次“就业（择业）”，从而找到理想的单位。这种就业后再择业的心理对相当一部分毕业生而言，是明智的选择，是值得肯定的。

(2)终身学习心理

知识经济与学习型社会的到来，知识尤其是技能知识的更新换代日益迅速。例如，每年都有数十种性能更良、功能更全的汽车问市，如果汽车技工不学习新的技能，很容易被淘汰；再加上高校扩招导致社会上本科生、研究生前所未有地增长，这也是导致中职学生毕业后继续学习的重要因素。

(3)自主创业精神

有一部分同学怀着一种替别人打工不如自己当老板的心态，他们不愿意成为“奔奔族”或“啃老族”。他们会在工作一段时间后，利用自身掌握专业知识和技能优势，结合自身的条件，打出自己的旗号，自立门户，办起公司，开始艰苦创业。

2. 不良就业和择业心理

(1)消极自卑心理

自卑心理是中职学生择业过程中一种常见的心理现象。在竞争激烈的求职场上，部分学生或因学历不高、或因自身条件不够好、或因自己综合素质不如其他同学，往往产生强烈的自卑感，并进而转化为自卑心理。表现在择业过程中，就是缺乏勇气和进取精神，不敢参与就业市场竞争；面试过程中，缺乏自信、过于拘谨、缩手缩脚、不能向用人单位充分展示自我，从而坐失良机。

(2)依赖心理

很多中职学生由于受到家庭和社会的影响，信奉“在家靠父母，出门靠朋友”。适当征询师长的意见，是很有帮助的，但有些学生凭借家里有点关系而完全让父母安排自己的工作；有些毕业生在择业过程中缺乏自信心，以为老师讲的都是对的，老师说什么，他就选什么。为了获得更好的工作，所以拉关系、走后门成为毕业时的一道“风景线”。这样做得结果不但让用人单位对这些毕业生产生缺乏独立生活能力、开拓能力和工作能力差的印象，而且也使得学校的正常教学氛围逐渐被破坏。

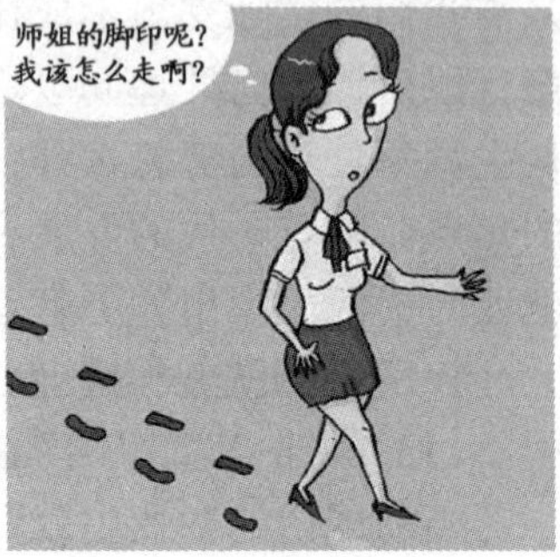

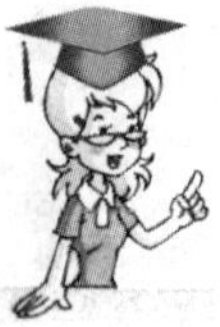

(3)盲目攀比心理

部分毕业生在择业时，往往拿身边同学的择业标准来定位自己的择业标准，而不管自己的就业理想是否能够得以实现。在这种心理作用下，即使某单位非常适合自身发展，但因某个方面比不上自己同学选择的就业单位，而变得彷徨，最终放弃，事后却后悔不已。

爱心提示

就业心理误区

1.“学而优则仕”的自负心理；
2.“白玉有瑕”的自卑心理；
3.“温良恭俭让”的保守心理；
4.“举棋不定”的犹豫心理；
5.不敢要高薪的心理；
6.过分看重个人履历的心理。

(4)盲目求高心理

不少学生在择业时往往只考虑自己的需要，希望就业单位名气大、工资福利待遇高、工作环境好，却忽视了如此完美的单位能否接纳。这种没有对自身合理定位而产生过高期望值的盲目求高心理，使不少学生与很多本适合自己的用人单位失之交臂。

(5)害怕艰苦心理

部分学生在就业时，没有作职业生涯规划，在选择就业单位的时候，希望到离家近、父母亲戚可以照顾、工作轻松、待遇高的地方工作，空有远大的职业理想，却不考虑如何去实现自己的人生目标，最后不但会被公司淘汰，也迟早被时代淘汰。

四、如何调整择业和就业心态

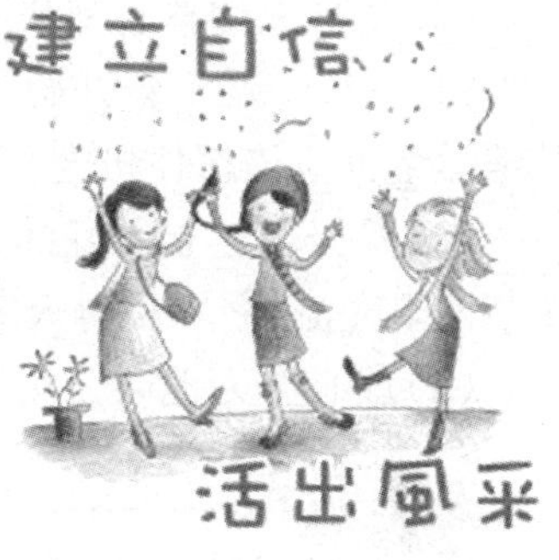

1. 认识自我，树立信心

要纠正过低的自我评价，多找找自己的长处，即使微不足道也不要忽略；要经常对自己进行积极的心理暗示，可以经常面对镜子说“我行，我一定能干好”等；在求职择业时遇到挫折是正常的，要认真分析失败的原因，克服惧怕心理，才能更好地调适心理，争取新的机会。

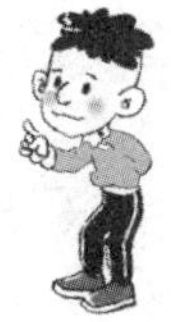

2. 积极了解社会需要，树立正确的择业心态

平时要多与社会接触，不能“两耳不闻窗外事，一心只读圣贤书”，造成理想与现实、知识与实践的脱节。在校期间，可以运用所学的专业知识，积极参加社会实践活动，提高自己的职业适应能力。在正确认识社会现状和自己的职业理想的基础上，确立适合自己的择业目标，避免从众心理和理想主义。

3. 坚定艰苦创业的精神

“历览前贤国与家，成由勤俭破由奢”。一个没有艰苦奋斗、勤俭节约精神作支撑的人，是难以在社会上自立自强的。某著名分类信息老板面试名校男生时问一顿能不能吃8个馒头，能不能在烈日下一口气跑3000米不晕倒。这是当代企业老板对于学生吃苦能力的怀疑。故此作为中职学生，尤其应该有吃苦的心理准备。同时，中职学生也要积极结合社会机遇和自己的专业能力，寻求创业的机会。

4. 规划自己的职业生涯

完美职业规划四步曲

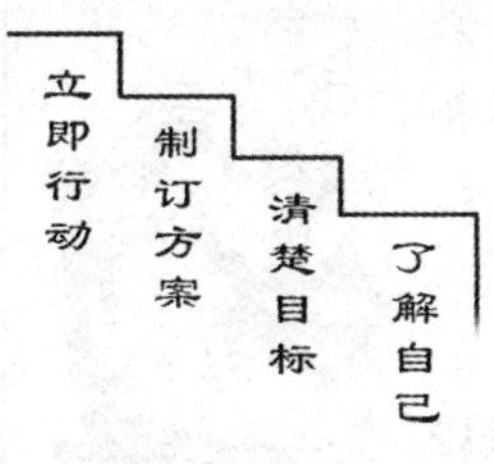

职业生涯规划是指个人与组织（包括学校、工作单位、家庭等）相结合，在对一个人职业生涯的主客观条件进行测定、分析、总结的基础上，对自己的兴趣、爱好、性格、气质、能力进行综合分析与权衡，结合时代特点，根据自己的职业倾向，确定其最佳的职业奋斗目标，并为实现这一目标作出行之有效的安排。生涯设计的目的绝不仅是帮助个人按照自己的资历条件找到一份合适的工作，以实现个人目标，更重要的是帮助个人真正了解自己，为自己定下事业大计，筹划未来，拟定一生的发展方向。

5. 做好心理准备，实现角色转换

(1)要正确认识学生角色与职业角色的差异，明确自己工作岗位的任务和职责，熟悉本单位的工作制度、本职工作的业务程序和要求。

(2)要自觉调整心理状态，尤其是在校学习成绩比较好的学生，应该抱着零起点的心思，一切重新开始，不要使过去的成绩反而成为职业道路的心理障碍；其他学生也应该抓住机会，证明自己的能力。

(3)要努力建立良好的人际关系，多参加单位组织的社会活动、文体活动，多与同事交流，争取赢得大家的赞赏和认同。

(4)虚心努力地向公司里的师傅、前辈们请教、学习。

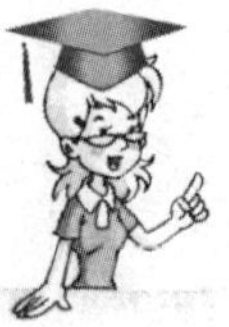

爱心提示

不知身在何处，如何知生涯？

知己知彼，百战不殆。“职业指导之父”帕森斯指出，要做好职业规划，除了要了解自我外，还要了解职业，了解自己身处的“生涯环境”是什么，然后进行综合考虑，进行实践匹配。

第九节　性心理障碍的辅导

大家一起看

苦恼的小芳

小芳有一天在晚自修时，偷偷看一本性教育读本，被班主任发现后严厉地批评了一顿，还被全班同学取笑，老师还把此事告诉了家长，她又被父母狠狠地骂了一顿。从此，见到异性就面红耳赤，无法和异性眼光接触，她认为自己的眼光很“色”，男生已经洞察到她“肮脏的灵魂”了。为此，她被折磨得痛苦不堪。

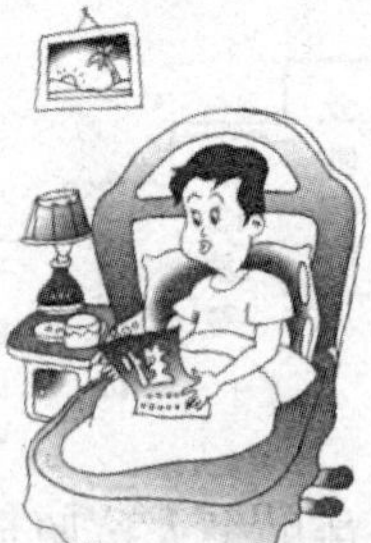

同学们：小芳通过正常途径了解性方面知识有错吗？老师和家长这样做对吗？我们又该怎样正确对待“性”？怎样进行正常男女交往呢？

中职生阶段是生理迅速发育、变化的时期，有关生殖器官的发育、第二性征、遗精、月经等生理现象，使他们内心对这些充满了好奇和不安。由于缺乏这方面的知识，因此形成了心理负担。如果能及时地加以指导，对他们青春期的性生理、性心理卫生知识加以教育，使他们对自己身上的变化有一个正确的认识，就能消除他们因生理变化而引起的恐惧和烦恼。

一、正常的性心理

1. 性冲动

性冲动是青春期正常的生理、心理反应，是在性激素的作用和外界的有关刺激下发生的。由于这种性冲动在清醒状态下被理智所压抑，在进入梦乡后，就会通过大脑皮层的兴奋而活跃出来，便出现了性梦。性梦仅仅是一种梦，也是正常性生理和心理行为，并不是一种邪恶下流的东西。

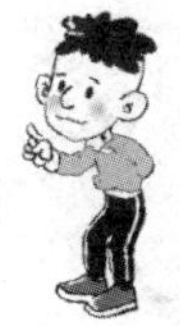

2. 性感知

性机能的成熟，使青少年对性刺激的反应特别敏感，对于来自异性的刺激，如美丽、英俊的外貌，温柔、磁性的声音，温情的动作等，可能会产生一定的冲动，所以有些同学总爱和异性同学在一起，觉得亲近、快乐。这些由视觉、听觉、触觉等所引起的性兴奋和快感叫性感知。

3. 性意识

随着性机能的逐步成熟和性感知的不断积累，青少年会自觉不自觉地经常思考一些与性相关的问题。例如性幻想，性幻想对象可以是古代的才子佳人，也可以是国内外的影星、歌星和体育明星或者是身边的异性同学。这种幻想可以随心所欲地在头脑里出现，当自己真正进入角色以后也会产生激动、喜悦、悲伤等情绪反应。这种短暂的性幻想可能人人都会有。

4. 性情感

青少年到了青春期，逐渐认识了两性的差异及关系，对异性开始抱有一定的态度和好感，开始有一种对异性欣赏的心理。表现出以友好的态度来对待异性的言谈和行为，总想以各种方式接近异性，或者以各种方式引起异性的注意，如开始注意外表、衣着打扮及言谈举止等方面。这种男女生之间彼此愿意接近，互相吸引的心理是青少年身心发育中必然经历的过程。

5. 性意志

人与动物的重要区别在于，人有自我调节意识的能力，性意志强的人善于控制自己的行为，把性意识约束在正常的范围内，如参加丰富多彩的文体活动、学

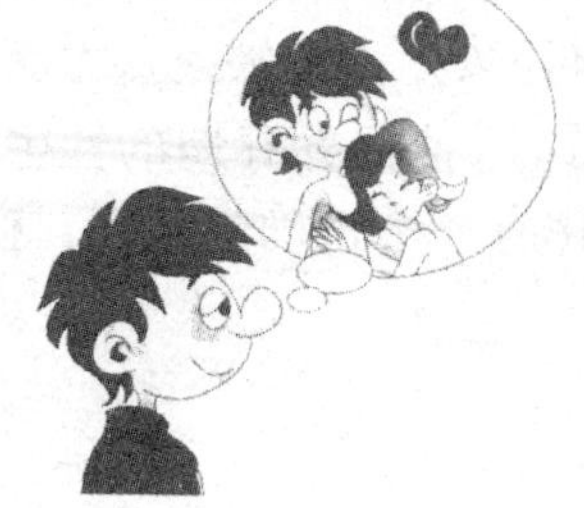

习活动、集体交流活动等，既可以满足与异性交往的需要，还有助于宣泄多余的能量，释放性压抑和性紧张，获得生理和心理的放松；而性意志薄弱的人，易受性冲动的支配，甚至会触犯性道德和法律。

二、性心理问题表现形式及辅导

1. 体貌的关注

一个人随着生理发育的成熟，到了青春期往往会出现对自己的形体感到不安，男同学希望自己长得魁梧高大，而女同学则希望自己苗条美丽，觉得自己过胖，长相平平，会感到苦恼。有的男同学对自己生殖器发育情况，女同学对自己乳房的大小都十分敏感，甚至怀疑自己的性生理发育是否健康正常；有的对自己的皮肤颜色，脸上的"青春痘"等烦恼不安；有些学生为自己的心理行为是否与性角色相吻合而忧虑；有的男同学感到自己缺乏男子汉气质，产生了"过度补偿"的念头，或故作深沉，或表现出大胆粗鲁的行为，如抽烟、喝酒、打架、冒险等。

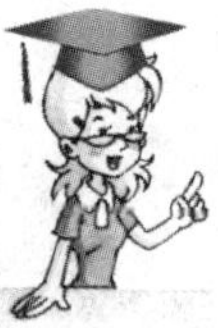

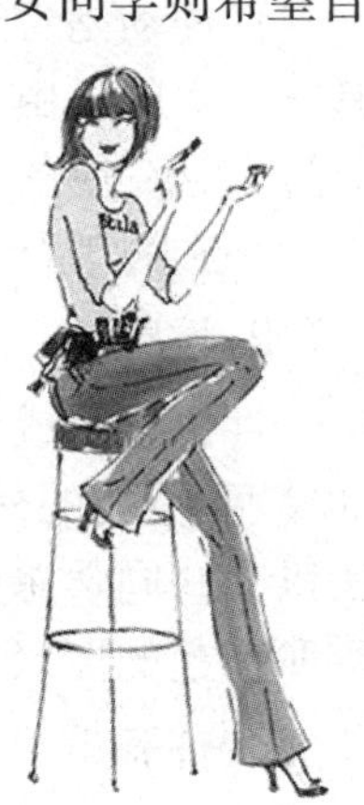

通过性教育建立起健康的审美观，人体的美包括生理美、装饰美、风度美、精神美。生理美是人体的自然美，而自然美的核心是健康；装饰美是在人体美的基础上进行服装、发型等装饰而形成的美，只有协调才能产生美感；风度美主要包括语言美和行为美，在待人接物、举止言谈中体现出来；精神美指人的内心世界的美，包括思想、道德品质、意志、智力、兴趣爱好等，是人整体美的核心，是美的灵魂所在。中职学生对自己的容貌要坦然接受，不要怨天尤人，要扬长避短，多多发展自己的风度美和精神美。

2. 手淫

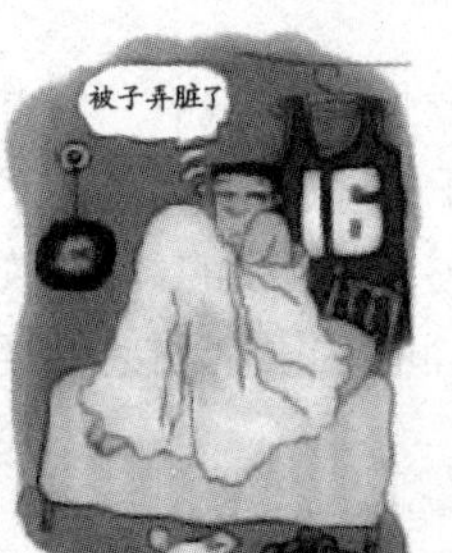

［案例］ 小王在初二时，在公共浴室洗澡，看到别人用手把玩自己的生殖器，很新奇。在他人的引导下，他也就这样做了，体验到了从未有过的快感。在烦恼、性冲动时常通过手淫来宣泄，事后心里总觉得自己好下流，但又无法控制自己，怎么办呢？

手淫又叫自慰，是指用手或其他方式抚摸、刺激外生殖器及其他敏感部位以求性快感和性满足的行为，是处于青春期学生认识性、体验性、满足性需要的重要方式。有的学生把这种行为与"淫秽”、“不法”、“下流”联系起来，给自己带来很大的精神负担，这是不必要的。形成手淫习惯的原因有以下几种：

(1)好奇、模仿、试试看而染上手淫习惯；

(2)性无知而染上手淫习惯；

爱心提示

在人类性行为的正常发展过程中，从自我性爱到异性恋的转变要经历三个时期：1. 手淫；2. 伴有异性接触的手淫；3. 异性接触，不再有手淫或偶尔有手淫。大家通过自己的思考和行动上的努力，都能顺利地实现从手淫到异性恋这一自然过渡的。

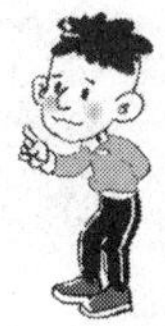

(3)生理原因，如包皮过长、包茎，而染上手淫习惯；

(4)阅读色情小说或者是有爱情故事情节描写的书刊，受其影响而导致手淫习惯。

经研究表明，偶尔的能自我控制的性自慰行为对人体并没有什么危害，从生理上说，对大脑和身体并没有特殊的生理影响，而是一种合理的宣泄，是解除性紧张、释放性能量的一条重要途径。但是无节制的、过度的性自慰行为对身心健康是有害的，容易引起泌尿生殖器官的病变，导致记忆力下降，失眠多梦，头晕耳鸣等症状。作为中职学生要了解科学的性知识，正确认识性自慰行为的利弊，从恐惧的阴影中走出来，同时要减少刺激，不看黄色书刊、音像制品，避免诱发性自慰的产生，而且要把旺盛的精力投入到高雅的文体活动中去，在生活中培养高尚的情操，锻炼自控能力。如果情况严重，可以向心理咨询师求助或给予药物治疗。

3. 经前期紧张综合症

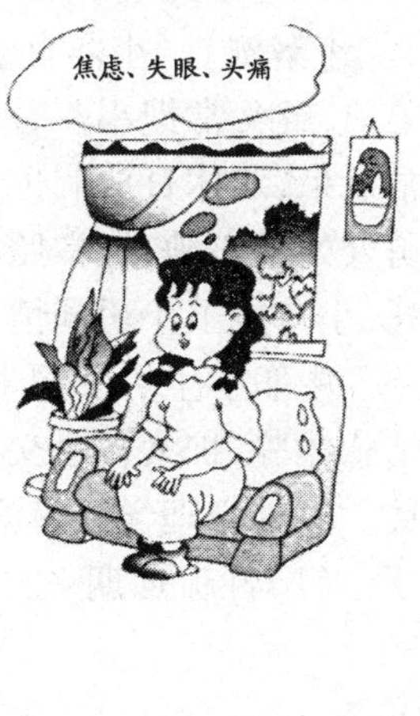

[案例] 小英来月经前几天，会感觉精神烦躁，做什么事也不开心，情绪低落提不起劲来，无缘无故发脾气，下腹还有胀痛和不适感，乳房也隐隐作痛，实在很烦恼，她该怎么办呢？

(1)月经是女性生理正常成熟的表现。如果月经来潮前一周左右，出现一些明显的不适症状，如焦虑、易怒、情绪不稳定、抑郁，可能还伴有头痛、水肿和乳房胀痛等，而月经来潮后上述症状就骤然减轻或自然消失,这种情况就称为经前期紧张症。

经前期紧张症的病因目前还不十分清楚。一般认为,可能是由于体内雌性激素水平过多,雌性激素不平衡或植物神经功能紊乱所致。另外,它还可能与抗利尿激素过多,碳水化合物代谢的改变,以及低血糖、高催乳素、肾脏对水与盐的储留有关。而且,更与精神因素有关。

这种病最常见的表现是性情改变和心理影响。可能常常表现出易受刺激、神经过敏、缺乏控制力、焦虑不安、失眠、注意力不集中、嗜睡、抑郁和容易疲劳等症状。由于水盐储留而出现暂时的体重增加、少尿、乳房胀痛。在神经与血管方面,可能会头痛、眩晕;月经乃至月经后情绪不稳等。

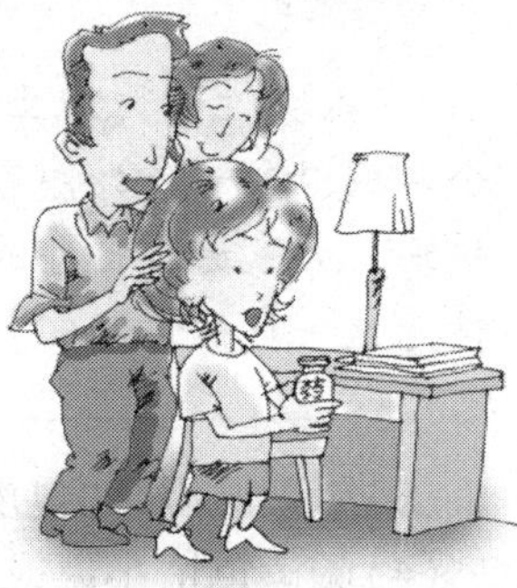

(2)治经前期紧张症的简单方法

①若出现浮肿,月经后半期应进低盐饮食,并在医生指导下使用利尿剂;

②若出现烦躁易怒、情绪紧张,可根据医生处方,口服镇静剂(如安定片)等;

③可口服谷维素、复合维生素 L、维生素 A 等来补充维生素,调节植物神经功能;

④在医生指导下进行内分泌治疗。

(3)患经前紧张症应注意的事项

①消除思想顾虑,安定情绪;

②经前注意劳逸结合,避免精神紧张;

③进少盐饮食,可减轻症状;

④必要时接受正规的心理治疗。

4.两性交往

[案例] 小萍自幼父母离异,和母亲一起生活,一年后母亲再嫁又生了个弟弟,继父常把小萍看作累赘。小萍感受不到家庭的温暖,上课精神不集中,经常发呆,双休日放假也不想回家。这一切,引起了同桌小勇深深的同情,于是小勇处处关心她,经常照顾她,给她精神上安慰。渐渐地,小勇成了小萍的精神寄托,小萍成了小勇同情对象,两人形影不离,于是他们“恋”上了。

中职学生男女同学的交往,有利于增进同学之间的了解,有助于丰富自身的情感体验,扩大社会交往的范围,增强与人沟通的能力,促进人格的全面健康发展。美国心理学家赫洛克把青春期的性意识分为以下四个时期。

(1)性疏远期

在青少年成长过程中，当身上发生青春期的生理变化时，常常感到害羞和反感，本能地产生对异性的疏远和反感，总想远远地避开异性，以少女表现得尤为明显。

(2)仰慕长者期

这一时期，青少年常对周围环境中某些体育、文艺、学识以及外貌出众的异性年长者表示仰慕爱戴，在精神上引起共鸣，以致入迷。

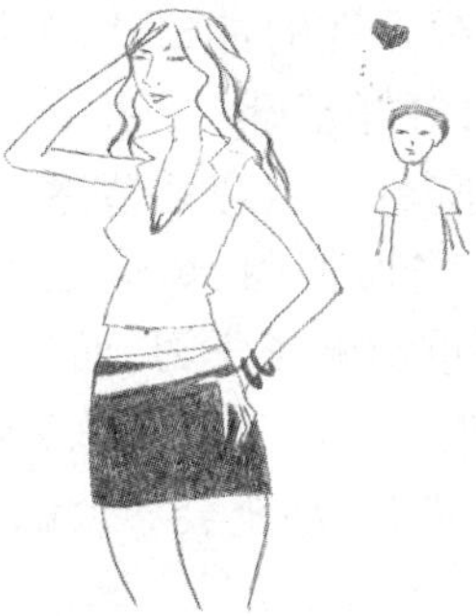

(3)向往异性期

随着性发育的日趋成熟，青年人常对与自己年龄相当的异性产生兴趣，并希望在接触过程中吸引异性对自己的注意，但由于双方理想主义成分太高，以自我为中心的意识太强，容易引起冲突，因此交往对象之间常有变换。

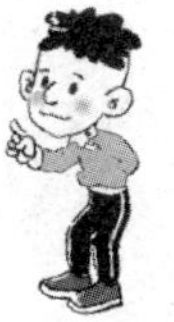

(4)恋爱期

这段时期男女都喜欢与自己选择的对象在一起，如想方设法单独约会，不愿参加集体性的社会活动，以得到独立感的满足，并经常陷入结婚的幻想之中。

中职学生在与异性的交往过程中，男女之间开始从相互好奇到相互吸引，此间，常伴有一种美妙和幸福的体验，这是一种自然的现象和健康的情感。这种情感能促进青少年学生认知能力和个性的发展，具体表现为以下几个方面。

(1)推动力和表现力

为了在异性面前所呈现一个完美的形象，大多数学生都会积极进取，充分发挥自己的潜能，发挥自己的表现力和想象力，推动学生的各项活动，满足争强好胜的心理。劳动时，男同学往往勇于承担最繁重、最艰苦的劳动，以证明自己男子汉形象；而女生也不甘示弱，生怕男生嘲笑自己的软弱。所以说，男女搭配，干活不累，办事效率高。

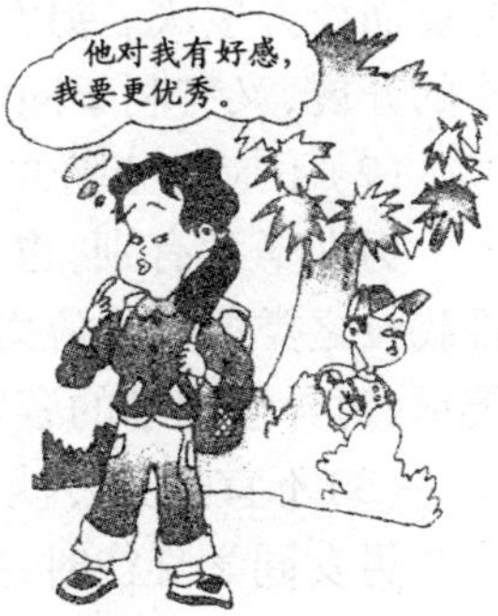

(2)约束力和监督力

男女交往时，男生为了获得女生的好感，常常会用社会上公认的男子汉形象展示自己，文明礼貌，自信大度，见义勇为；而女生则要求自己温柔善良，美丽大方，细致体贴。所以男女混班，课堂气氛更加活跃，学生言谈举止更有分寸，无形之中会相互监督和约束。

(3)相互补偿

不管在生理上还是心理上，男女之间都存在着差异。男生给人粗犷的印象，不怕困难，喜欢冒险，心胸豁达，胆大勇敢，但马虎大意，不拘小节，毛手毛脚；而女生富有同情心，做事谨慎，观察仔细，但遇事斤斤计较，优柔寡断。男女各有长处和不足，但在交往中能相互补偿就会相得益彰。

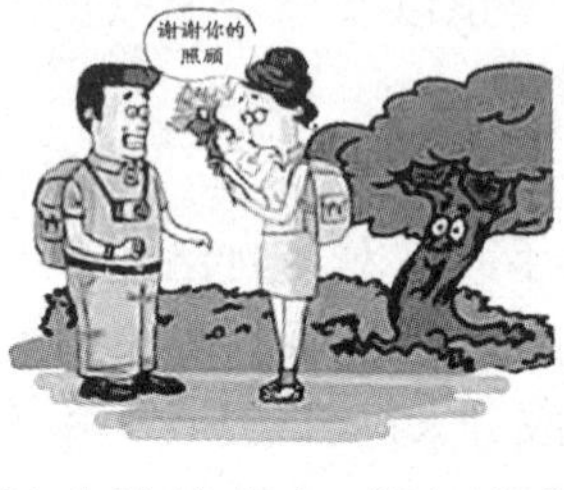

(4)适应力

男女之间的交往，有利于学生了解异性，锻炼自己对性别角色的适应能力，打破了对异性的神秘感，为以后长大成人、顺利恋爱、结婚成家打好基础。

异性同学之间的交往，既要避免产生恋爱情感，也不能对异性产生恐惧感，否则会陷入苦闷、烦恼之中，导致精神萎靡不振，注意力分散，使学习效率下降，不仅严重影响了学习，而且也影响了身心健康，并且对将来的工作和恋爱结婚带来不利的后果。如果总是心情压抑、内心苦闷，又无处可以排解和宣泄，心理处于失衡状态，甚至会导致触犯法律，走上犯罪的道路。

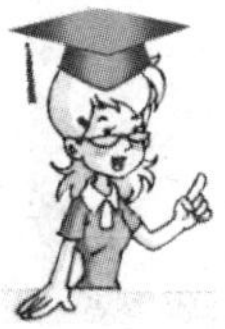

那么，如何与异性交往呢？

(1)不必过分拘谨

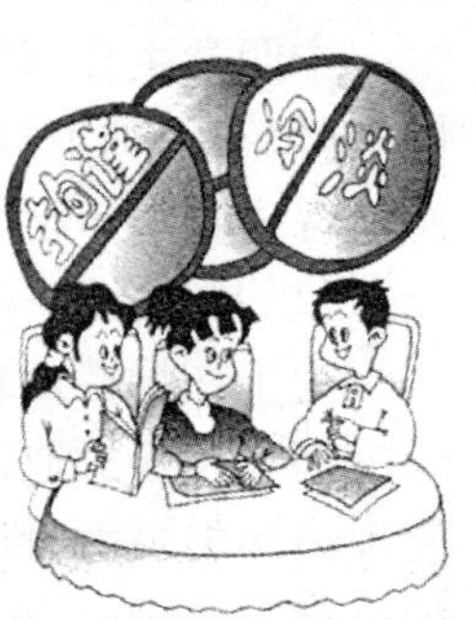

在男女同学交往过程中，始终保持一种很坦诚的姿态，从心理上像对待同性同学那样去对待异性的同学，该说的说，该做的做，以礼相待，互相平等、尊重、帮助。因为友谊本来就是感情的自然发展，不应有任何矫揉造作，那样反而令人生厌。男女同学的自然交往，既有利于班级工作的开展，又有利于同学之间关系的融洽。

(2)不应过分随便

男女毕竟有别，也不可过分随便。例如嬉笑打闹、你推我拉之类的行为应力求避免。异性之间不可互起绰号，不可讲脏话或低级的笑话，对异性同学的容貌、身体和衣着也不要评头论足。

(3)不宜过分冷淡

男女同学交往时，要理智从事，善于把握自己的情感固然是十分必要的，但不应过分冷淡，这样会伤害对方的自尊心，会使他人觉得你高傲无理、孤芳自赏、不易接近，使得同学之间产生不必要的隔阂。

(4)不该过分亲昵

男女交往时，应注意自尊自爱，言谈举止要做到文雅庄重、落落大方。谈话时互相之间不宜靠得太近，不宜久久凝视对方，切不可勾肩搭背，接吻拥抱，也不可搔首弄姿，卖弄风情。如果过分亲昵，会使你显得轻佻、随便，容易引起别人的反感和不必要的误会。

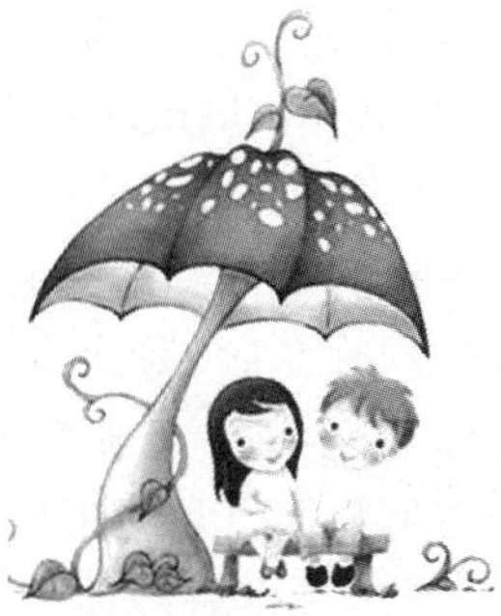

(5)不要过分严肃

有的同学在异性同学交往中非常严肃，不苟言笑，使人对他望而生畏，敬而远之。同学之间应互相关心、互相帮助，过分严肃会妨碍你和其他异性的交往。

(6)不可过分卖弄

青春期是一个特殊的时期，同学之间开始渴望异性的交往，往往会有些表现自我的举动，如争强好胜、得理不饶人等。如果不注意分寸的话，会使人反感和扫兴。

(7)不能违反习俗

男女同学交往的方式也要适合社会习俗，尽管我们并不赞同异性交往都必须在集体的环境下进行，但是过多的单独幽会容易诱发性爱心理，这也是事实。所以与异性的接触面不要太窄，不可总是盯住某一个人，要尽量避免在夜晚单独与异性同学一起玩，要注意社会习俗和公德。

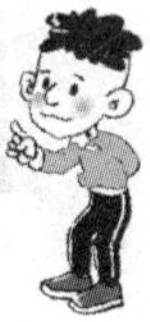

爱心提示

有位作家说过，早恋是一朵带刺的玫瑰，少男少女们被它的芬芳所吸引，然而，一旦情不自禁地触摸，又常常被无情地刺伤。

5. 性心理障碍

[案例] 小风已经19岁了，但他只有抱着母亲的衣物才能入睡。他从小就和母亲睡。直到上初中时才分床，但总嚷着要抱着母亲的衣物睡觉。随着年龄增长，小风的习惯没有丝毫改变。只要在家，不管看电视、上网，都把母亲的衣服放在身边，过一会儿就闻闻，晚上睡觉更要抱着她的衣服才能入眠，还经常寻找机会偷窥母亲洗澡。这就是典型的性指向障碍。这种障碍的形成是与小的时候家庭的不良性刺激有关的。

性心理障碍，是指性行为的心理和行为明显偏离正常，并以这种不正常的性心理需求和不正常的性行为引起性兴奋达到性满足为唯一或主要方式的一组性心理行为异常；而对正常异性的性爱关系，绝大部分持厌恶态度。

性心理障碍可以分为性指向障碍、性身份障碍、性偏好障碍三大类。

(1)性指向障碍

即引起性兴奋的对象指向的不是同种异性的人，而是：①同种同性的人，如同性恋、恋童癖；②同种异性的人，如恋老人癖；③同种异性的尸体，如恋尸癖；④异种异性的动物，如恋兽癖；⑤无生命的物品，如恋物癖。

(2)性身份障碍

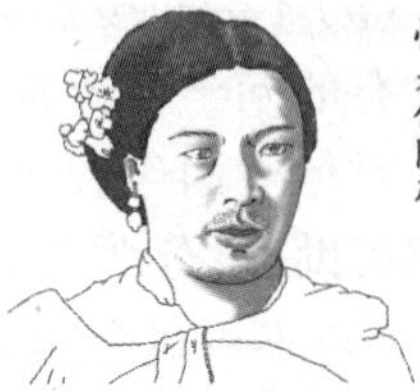

性身份障碍

指的是性心理障碍中有变换自身性别的强烈欲望，又称性别改变症、易性症。此种欲望是指与自身真实性别在心理上、生理上性别特征正好相反，坚决要求医生改变自身解剖特征，以达到转换性别的目的，男性女性都有。

(3)性偏好障碍

其中包括：恋物症、异性装扮癖、露阴癖、窥阴癖、摩擦癖、性施虐癖、性受虐癖、残损尸体癖、性自虐癖、性裸露癖、性窒息等。这都是采用与正常人不同的异常行为满足性欲和有障碍的性心理导致性行为的反常。

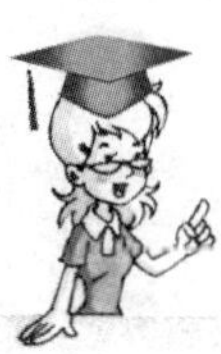

性心理障碍的形成一般与下列因素有关：

(1)儿童或少年早期受到过家庭或周围环境中不良的性刺激，如父母与大龄子女同居同睡、童年时代的性游戏等。

(2)儿童或少年早期就有特殊的性兴趣、性偏见或性偏好，如特别喜欢异性的衣物，青春期性萌芽、性心理、性行为就偏离了正常。

(3)家庭中存在有严重的生活事件，如双亲不平等的待遇，经常处于心理压力或生活困境，难以摆脱导致焦虑郁闷的情绪。

(4)淫秽色情物品的诱惑。

(5)青年时期异性恋遭过阻挠或挫折，对异性产生难以纠正的偏见。

(6)个性较自由、胆怯、羞涩、腼腆、缺乏男子汉气魄的人容易发生性心理障碍。

爱心提示

患有心理疾病并不可耻

不能歧视或鄙视心理疾病患者。心理正常的人，对心理失常的人不应讥笑、讽刺、厌恶、疏远。否则，心理失常的人就会形成自卑、讳疾忌医，怕人家说他有病的心态，不愿向别人倾诉他们心中的积郁、烦恼、苦闷，而且对别人戒备、怀疑、恐惧，这就会使其病态加重。

第四章 运动健康

1. 了解“极点”、运动性腹痛等运动时常见生理现象产生的原因、预防及应急处理知识；

2. 明了造成运动损伤的原因及其预防，初步掌握简单的运动损伤临场处置方法，在日常体育活动中能运用所学知识，尽量减少运动伤害；

3. 了解运动性疲劳及其消除方法，健康运动，增强体质。

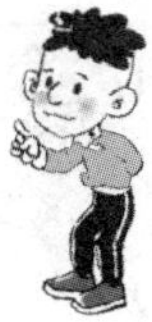

“生命在于运动”，而运动必须有一定的规律性，只有掌握体育锻炼的一般卫生常识，科学地进行体育锻炼，防止或减少意外损伤的发生，才能达到更好地增强体质，增进健康的目的。

第一节 体育运动生理卫生知识

大家一起看

运动女孩晕倒健身房

小影是中职学校一年级新生，从没进过健身房，自从同学说她比刚来时胖了之后，就不再吃一点荤菜。每天下课后的头一件事就是去健身俱乐部，参加剧烈运动，想用最短的时间锻炼出苗条身材。她不间断地锻炼了20天，人看上去确实瘦了不少，但胃口越来越差，人整天昏昏沉沉的，月经也好像比平时多了。终于有一天，她突然晕倒在健身房中，送到医院确诊为严重贫血。

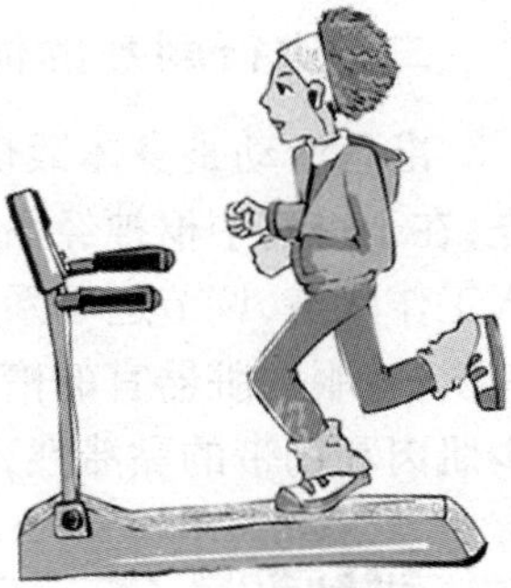

同学们：你知道体育运动该注意些什么？怎样才能使运动起到促进健康的作用？

一、运动环境对人体健康的影响

运动环境是指人们进行体育运动时所处的外界条件，如空气、水、场地和运动建筑设备等。

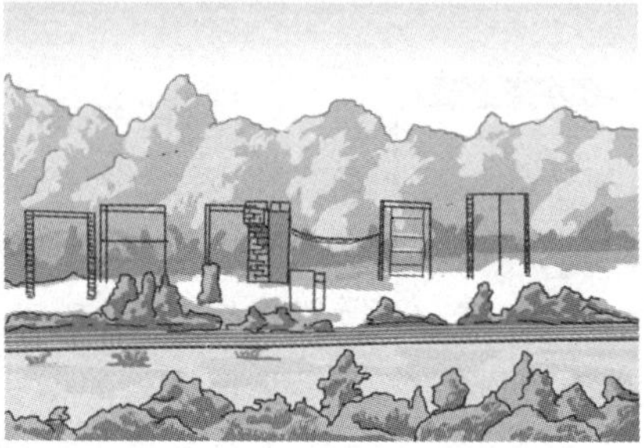

环境对人体健康有影响，而对人体在运动时的影响更大。因为人体在进行运动时，体内物质代谢增强，与环境的关系更为密切，受环境的影响就更大。例如，普通成年人每分钟吸入空气约 9 升，而在剧烈运动时，每分钟吸入的空气可达 100 升，增加了 10 余倍。若空气中含有有害成分，运动时吸入体内的有害物质就比平时多得多，对身体的危害更大。因此，体育锻炼应在空气清新的环境中进行。

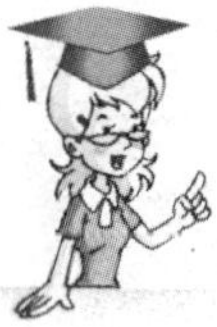

此外，运动场地的硬度和平滑情况，对人体在进行运动时的影响也是较大的。若场地过软，就会影响运动能力的发挥，跑不快，跳不高；而场地过硬，则容易造成下肢的应力性损伤（如蹬骨与胫腓骨的疲劳性骨膜炎或骨折，或创伤性关节炎等）。场地不平或过滑则易使人摔倒而发生损伤。还有，运动环境中的场地或水质不清洁，土壤或水中含有较多病菌，当人体与其直接接触时，特别是皮肤有破损的情况下，很容易受病菌感染，发生伤口化脓或黏膜发炎等病症。

以上说明，环境对人体在运动时的影响比平时大。因此，为了保证身体健康和运动能力的发挥，必须注意锻炼环境的状况，尽量使其符合卫生要求。

二、进行剧烈的体育活动前要做好准备活动

准备活动是身体锻炼、教学和比赛不可缺少的重要环节。其作用有三：首先，在于提高中枢神经系统的兴奋性，使整个机体在神经系统的调节下，迅速进入工作状态，调节运动系统与其他系统之间的关系，缩短人对运动的适应过程；其次，克服内脏器官的惰性，使之尽快适应运动系统的需要；第三，提高体温，减少肌肉和韧带的黏滞性，加强关节的灵活性和活动幅度，防止运动损伤。

爱心提示

春季锻炼的六不宜

锻炼不宜骤然进行；雾天不宜进行锻炼；锻炼时不宜用嘴呼吸，应用鼻呼吸；锻炼时不宜忽视保暖；不宜空腹进行锻炼；不宜早起外出锻炼。

准备活动包括一般性准备活动和专门性准备活动两种。首先,应做一般性准备活动,利用走、跑和徒手操等活动身体各个部位,使之发热。然后做专门性准备活动,即针对所要从事锻炼项目的特点进行一些专门性练习,如短跑前可做小步跑、高抬腿和后蹬跑,排球比赛前可做传球和垫球等练习。

三、剧烈运动后要做整理运动

整理运动是指在体育锻炼结束后做一些旨在加速身体功能恢复到安静状态的比较轻松的练习。它也是体育锻炼、教学和训练不可缺少的环节。其作用有二:首先,使人体由紧张的运动状态逐步转入相对安静状态;其次,便于机体排出代谢物,消除疲劳,利于机体尽快恢复。锻炼身体时,机体新陈代谢加强,各器官均处于高度的紧张工作状态,体内发生较大的生理变化,而这些生理变化,并不随着运动的停止而消失。由于运动时机体需氧量比平时大得多,氧气往往供不应求,运动时欠的氧债要在运动结束后偿还,如果不做整理活动而使身体突然静止下来,那么,静止的身体姿势就会妨碍强烈的呼吸动作,影响氧气的补充。同时,静脉血失去了肌肉收缩的挤压作用,影响其回流率,从而减少心脏输出血量;加之由重力作用,会造成大脑暂时缺血,导致恶心呕吐、心慌等不良现象的产生,严重时会出现晕倒症状。因此,在体育锻炼后应该进行一些慢走、徒手操及伸展性练习,做几次深呼吸,使身体慢慢恢复到静止状态。

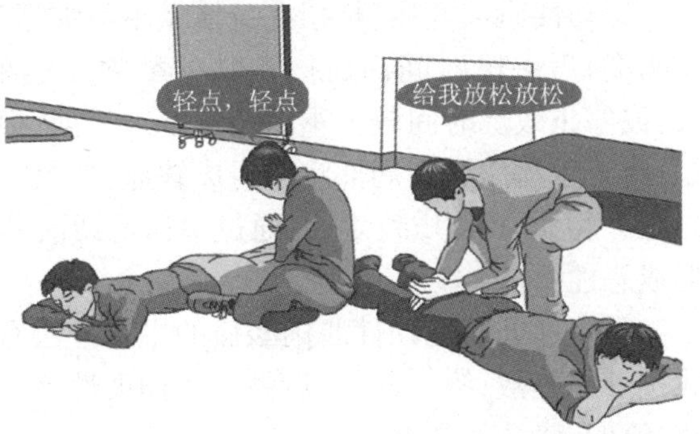

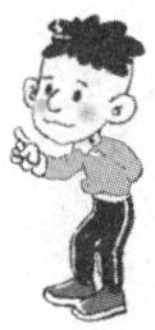

四、"极点"及其消除

在激烈的运动中,人体会出现呼吸紧张、胸部发闷、下肢沉重、肌肉无力等现象,这种现象被称为"极点"。它多发生在中长跑运动中。其原因是支配运动系统的躯体性神经能使运动系统从安静状态迅速地转入工作状态,致使运动需要大量的能量供应;而支配呼吸和血液循环的植物性神经惰性大,不能及时地进入工作状态,呼吸和血液循环系统不能满足紧张的肌肉活动的需要,造成暂时缺氧、体内乳酸积累,结果造成大脑皮层超限抑制,使植物性神经和躯体性神经协调性遭到暂时性破坏,于是就出现了"极点"。

当“极点”出现后，应放慢跑速和减小运动强度，坚持跑和运动下去，呼吸和血液循环系统机能就会随肌肉的活动逐渐进入工作状态，出现呼吸自如、动作轻松，这就是“第二次呼吸”。克服“极点”的方法有三：第一，准备活动要充分，使植物性神经提前兴奋；第二，当“极点”出现后，要放慢跑速和减小运动强度，并加深呼吸；第三，要注意平时的锻炼，提高呼吸和血液循环系统的功能。

五、运动性肌肉酸痛

运动性肌肉酸痛，是指在身体做不习惯运动（大量运动、突然增加强度和动作幅度）后一段时间内肌肉产生的酸痛。这种现象多见于初参加体育锻炼的人，或停止锻炼时间较长重新锻炼者。目前，很多专家认为引起肌肉酸痛的原因是：由于运动后肌肉局部痉挛造成缺血、缺氧，局部缺血、缺氧使组织释放一种致疼的P物质，P物质致疼后，通过中枢反馈活动，又造成肌肉的进一步痉挛，如此形成恶性循环。

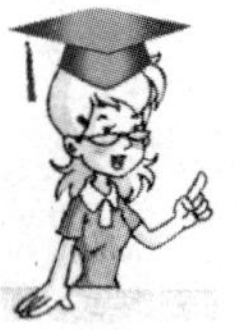

预防和处理运动性肌肉酸痛的主要方法有四：第一，可双手在疼痛处进行自我按摩或热敷；第二，运动后做一些伸展性练习；第三，运动强度和运动量逐步提高；第四，坚持经常锻炼。

六、运动性腹痛

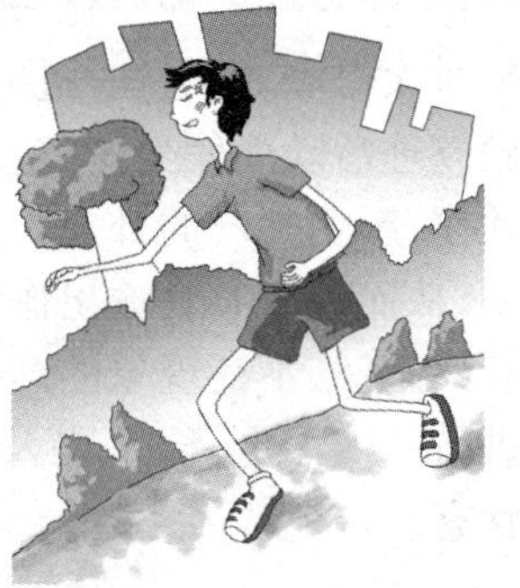

运动性腹痛多发生在中长跑运动中，其部位在右上腹。引起运动性腹痛的原因是：第一，饭后过早参加运动，胃受食物的充盈引起牵扯疼和胀疼，或锻炼前大量喝水，特别是饮凉水易引起胃痉挛；第二，准备活动不充分，血液不能及时回心，造成肝脾淤血肿胀，引起疼痛；第三，呼吸节律受到破坏，造成缺氧，胸内压上升，静脉血回心受阻，血液在肝脾淤滞，引起右上腹疼痛。运动时发生腹痛，一般要放慢跑速，加深呼吸，按压疼痛部位或弯腰跑一段，疼痛就会减轻以致消失。假如疼痛没有减轻，应立即停止运动。如果上述措施均不见效，疼痛没有减轻反而加重，应及时请医生诊治。

爱心提示

运动之后四不宜

一不宜立即休息；二不宜马上洗浴；三不宜大量吃糖；四不宜饮酒解乏。

七、肌肉痉挛

肌肉痉挛俗称“抽筋”，是肌肉不自主地突然性强直收缩，并变得异常坚硬。

1. 征象

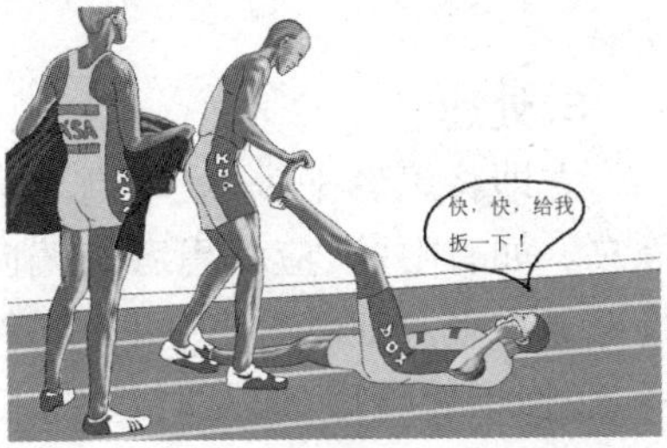

肌肉痉挛时，局部肌肉产生剧烈性收缩，并变得坚硬和隆起，疼痛难忍，且一时不易缓解。

2. 原因

在剧烈运动中，由于肌肉快速连续性收缩，导致肌肉收缩与放松的协调交替关系破坏，特别在局部肌肉处于疲劳时，更易发生肌肉痉挛。肌肉受到寒冷的刺激，或因情绪过于紧张，也可引起肌肉痉挛。

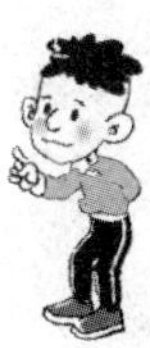

3. 处理

立即对痉挛部位的肌肉进行牵引，如腓肠肌（小腿肚）痉挛时，伸直膝关节，并做足的背伸动作；若屈趾肌痉挛时，则用力将足趾背伸。最好有同伴协助，但切忌施力过猛。此外，可配合局部按摩，以加速痉挛缓解和消失。

4. 预防

运动前做好准备活动，对容易发生痉挛的肌肉，可事先进行按摩；冬季锻炼时，要注意保暖；夏季进行剧烈运动时，应注意补充盐分；下水游泳前，应先用冷水淋浴，游泳时不要在水中停留时间过长；劳动后和饥饿时，不要进行剧烈运动。

爱心提示

尽管多数情况下，抽筋不是病，但如果发生次数多，持续时间长，又没有明显诱因，就应该向医生咨询，尽快发现是否存有潜在的慢性病。

八、运动性昏厥

运动中，由于脑部供血不足，氧债不断积累并达到一定程度时，即可发生一时性知觉丧失，这一现象称为运动性昏厥。

1. 征象

全身无力，眼前一时发黑，面色苍白，手足发凉，失去知觉而昏倒，脉搏慢而弱，呼吸缓慢，血压降低等。

2. 原因

由于剧烈运动或长时间运动，大量血液积聚在下肢，回心血流量减少，导致脑部供血不足而出现昏厥状态。跑后如立即停止不动，亦可出现“重力休克”现象。

3. 处理

立即将患者平卧，足略高于头部，并进行向心方向按摩，同时指压人中、合谷等穴。如有呕吐，应将患者头偏向一侧，以利呼吸畅通。如呼吸停止，应立即进行人工呼吸。症状轻者，可由同伴搀扶慢走，并进行深呼吸，即可消除。重症患者，经临场处理后，应及时送医院治疗。

4. 预防

不要在饥饿情况下参加剧烈运动；急跑后不要立即停下来；久蹲后也不要突然起立；平时要加强体育锻炼，以增强体质。

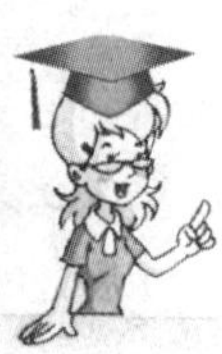

九、运动性贫血

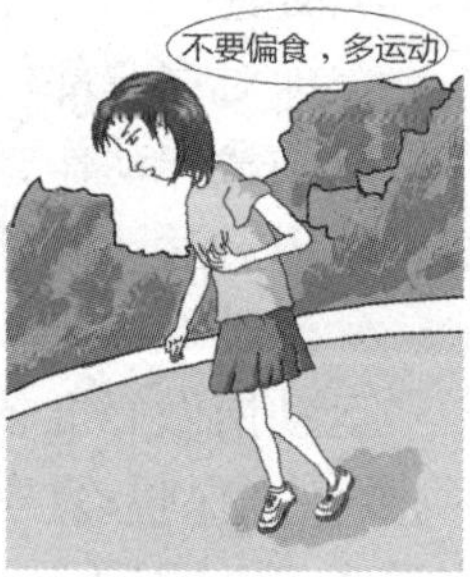

我国成年健康男性每 100 克血液中含血红蛋白量为 12.5 ~16 克，女性为 11.5 ~ 15 克。若低于这一生理数值，即被视为贫血。因运动引起的这种血红蛋白量减少，称为运动性贫血。

1. 征象

运动性贫血发病缓慢，平时表现有头晕、恶心、气喘、体力下降，运动后出现心悸、心率加快、脸色苍白等。

2. 原因

由于运动时机体对蛋白质与铁的需求量增加，一旦需求量得不到满足时，即可引起运动性贫血。运动时脾脏释放的溶血卵磷脂能使红细胞的脆性度增加，加上剧烈运动时血流加快，易引起红细胞破裂，从而导致运动性贫血。少数学生由于偏食或爱吃零食，影响正常营养摄入；或长期慢性腹泻，影响营养吸收，运动时也常出现贫血现象。

3. 处理

运动中（后）出现头晕、无力、恶心等现象时，应适当减少运动量，必要时暂停运动。补充富含蛋白质和铁的食物，口服硫酸亚铁片剂和维生素 C，对缺铁性贫血的治疗有明显的效果。

4. 预防

锻炼时，要遵循循序渐进原则，并养成不偏食的习惯。

十、女性经期运动卫生

月经期被人们称作“例假”,似乎就是应该休息的日期,很多女生以此为借口不上体育课或不参加一些不喜欢的运动。其实,经期是否参加运动应视自身的情况而定。对于月经不调或痛经,以及反应严重的女生,月经期间应停止体育活动;如果身体健康,月经正常,又无特殊反应,月经期间适当参加一些体育活动,如做徒手操、活动性游戏、打羽毛球和乒乓球等,可以提高和调整神经系统的活动,改善人体的功能和情绪,对身体是有益的。参加体育活动可交替收缩和放松腹肌和盆底肌,以起到按摩子宫的作用,有利于经血的排出。所以只要不是严重的痛经、经血量过多或有严重的妇科疾病,就不必过于强调不参加体育活动。经期参加体育锻炼,应当注意以下几点。

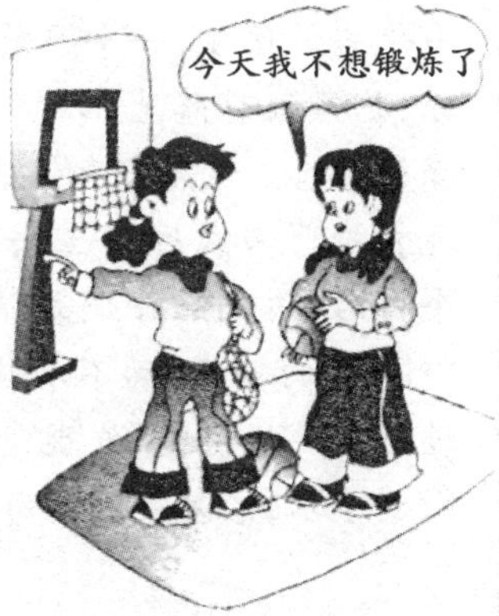

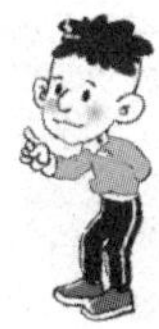

(1)适当减少运动量,缩短运动的时间,注意个体差异,逐步养成经期锻炼的习惯。

(2)运动时,要避免做剧烈的、大强度的或振动大的跑跳动作(如长跑、疾跑、跳高或跳远),也不要做腹压过大的动作和力量性练习,以免引起经期流血过多或子宫移位。

(3)月经期不宜游泳。下水游泳,会增加感染的机会,病菌可能侵入内生殖器官,引起炎症。

(4)月经期间应避免寒冷的刺激,特别是下腹部不要受凉。不要用冷水洗脚、擦身等。

(5)如果出现月经紊乱(月经过多、过少或经期不准)或痛经,月经期间应停止体育活动。

女生在月经期间,如果月经正常,无特殊反应,可以参加运动。但在开始时应减小运动负荷,促进身体适应,然后逐渐增加运动负荷,并应加强医务监督。

爱心提示

哪些健身运动效果好

更好的减肥运动——游泳;	更好的防近视运动——打乒乓球;
更好的抗血压运动——骑自行车;	更好的健美运动——平衡操;
更好的健脑运动——弹跳;	更好的抗衰老运动——跑步。

第二节 运动损伤

大家一起看

阿伟的“膝关节伤”

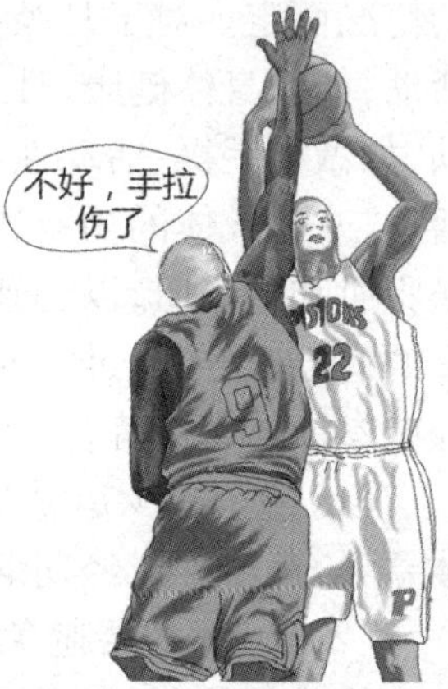

医生提醒：“很多人不重视关节扭伤、肿胀，以为和一般的挫伤、软组织损伤差不多，仍然剧烈运动，以为活动活动就会好。殊不料，韧带撕裂越来越大，最后甚至断掉。”

不久前，一位叫阿伟的同学到广州某医院就诊。阿伟告诉医生，一个月前，自己和几个同学一起玩篮球，抢篮板时落地不稳，当场摔了一跤，觉得膝关节痛得厉害。之后，阿伟去校医院，拍了X光片并没发现骨折。回家后用土法，在膝盖上敷醋和中药。半个月后，膝盖红肿倒是消了，但膝盖老用不上力，一活动就听到里面发出“咔咔”的响声，动不动就摔倒。后来，阿伟实在挺不下去了，才到医院。通过核磁共振检查，发现是半月板受伤，同时前交叉韧带也断了。医生给做了微创手术，修复半月板并重建韧带。

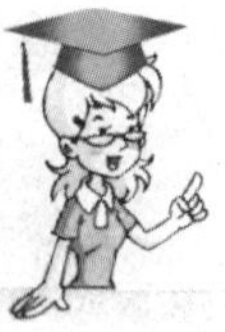

同学们：你们体育活动中，遇到过扭伤吗？你是怎么处理的？可别再像阿伟那样掉以轻心哦！

一、运动损伤的分类

在运动中所发生的损伤，统称运动损伤。常将运动损伤分为：软组织损伤、关节脱位、骨折等三大类。按有无创口与外界相通，将上述三类损伤细分为：开放性软组织损伤、开放性关节脱位、开放性骨折、闭合性软组织损伤、闭合性关节脱位、闭合性骨折。

二、运动损伤的原因

造成运动损伤的原因是多方面的，它既与锻炼者的运动基础、体力水平有关，也与运动项目、技术难度以及运动环境等外部因素有关。其主要原因有：

1. 思想麻痹大意

这是所有运动损伤中最主要的因素，其中包括对预防损伤的意义认识不足，运动前不检查器械，预防措施不力，争强好胜，常在盲目和冒失的运动中致伤。

2. 准备活动不足

运动前不做准备活动或准备活动不足，使人机体未能达到运动状态，肌肉弹性力差，韧带伸展和关节活动范围小以及身体协调性低下而致伤。

3. 缺乏运动经验与自我保护能力

部分学生在运动时，常出现犹豫、恐惧以及过分紧张而造成损伤事故，但更多的学生是由于缺乏运动经验和自我保护能力而致伤。例如：摔倒时用肘部或直臂撑地，造成尺、桡骨或肘关节损伤；由高处跳下时，用脚跟落地或屈膝缓冲不够，易造成腿部、腰部或内脏震伤。

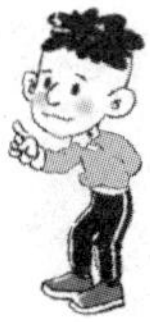

4. 技术上的缺点和错误

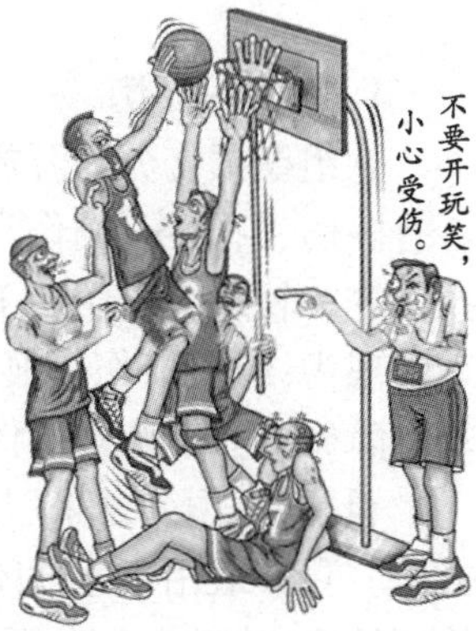

例如，学习跳马时，助跑速度过快，向前冲力过大，或助跑与踏跳不协调，致使身体前冲摔倒；排球传球时，由于手形不正确，引起手指扭挫伤等。

5. 纪律松懈或组织不严密

纪律松懈，特别是在场地狭窄、人员拥挤的地方，任意冲撞，造成伤害事故；有的因组织方法不当致伤。

6. 运动环境不好

运动场地高低不平，器械安装不坚固或年久失修，又缺乏保护措施；运动时的服装不符合要求；空气污浊、噪声、光线暗淡、气温过高或过低等都能成为致伤的原因。

7. 身体状况不佳

身体疲劳或睡眠、休息不好，带伤、带病或伤病初愈，身体机能相对较低。在这些情况下运动，如果没有适当地降低练习的强度和难度，很容易致伤。

爱心提示

运动不要“单打一”

很多人都有体会：喜欢上了打羽毛球，就天天练习；迷上了长跑，也天天坚持。水平进步得倒是挺快，但不知不觉中却犯了“单打一”的错误。在喜欢运动的人群中常常出现“单打一”的现象，只做一种运动的话会增加运动损伤发生率，如长期跳健美操会增加膝盖的负担；长期打乒乓球，可能会出现肩部、腕部的劳损等。

三、运动损伤的预防

1. 加强运动安全教育

克服麻痹思想，提高预防损伤的意识。

2. 认真做好准备活动

对可能发生运动损伤的环节和易伤部位，要及时做好预防措施。

3. 合理安排运动量

做练习时防止局部运动器官负担过重。

4. 加强保护与帮助

在加强同伴间的相互保护与帮助的同时，特别要加强和提高自我保护能力。如摔倒时，立即屈肘、低头、团身滚动；由高处跳下时，前脚掌先着地，同时屈膝缓冲等。

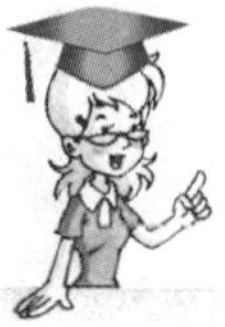

四、常见运动损伤的处理

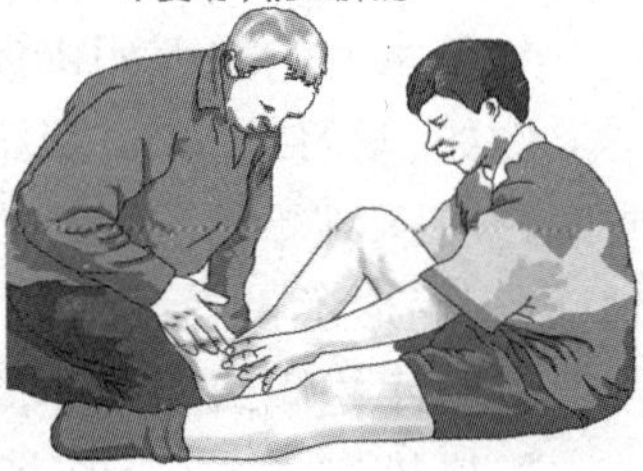

1. 软组织损伤

软组织损伤分为开放性和闭合性损伤两类。前者有擦伤、撕裂伤、刺伤和切伤等；后者有挫伤、肌肉拉伤等。软组织损伤后 1 ~2 天内为急性炎症期，病理表现为：组织损伤出血、红肿、热痛，并伴随一定的功能障碍。对待此类损伤的一般处理原则为：止动、止血、防肿、镇痛、减轻炎症。

目前，国内外常采用的处理方法——赖斯疗法，是一种较为科学、有效的处理方法。它较适用于急性闭合性软组织损伤的早期处理(24 小时内)，24 小时后可施行按摩、热敷等。对于一些伤口面积不大的开放性损伤(如擦伤、撕裂伤等)，可用生理盐水洗净后再涂红药水，必要时覆盖消毒布，然后用纱布包扎即可；伤口较重、裂口大时，则先止血和缝合伤口，必要时注射破伤风抗毒血清，以防感染。

爱心提示

赖斯疗法

(1)休息。指发生运动损伤后应立即停止运动，观察伤情。

(2)冰。指尽快对患处进行冰镇处理，降低局部组织温度，使血管收缩，减轻局部充血，具有止血、镇痛、防止和减轻肿胀的作用。

(3)加压(包扎)。即用绷带等对伤肢进行包扎，起固定、防肿胀的作用。

(4)抬高伤肢。指将受伤的肢体抬高至超过心脏水平，以降低患处血压，减少出血。

2. 关节韧带损伤

在体育运动中以肩关节、踝关节、髌骨、腰部关节的损伤最为常见。例如:举重时因技术错误造成手腕或腰部关节受伤;由高处跳(落)下时,失去平衡,使踝关节过度内翻或外翻致使踝关节扭伤等。这类关节致伤后,一般表现为压痛、疼痛,急性期有肿胀和皮下淤血,关节功能发生障碍等。一般性扭伤在24小时内可采取冷敷,必要时加压包扎,24小时后采用理疗、按摩和针灸治疗。待疼痛减轻后可增加功能性练习。对急性腰部损伤,如果出现剧烈疼痛,则不可轻易扶动,让患者平卧,并用担架送医院诊治。处理后,应卧硬板床(或在腰部下面垫一枕头),使肌肉韧带处于放松状态。

3. 关节脱位、骨折、脑震荡

(1)关节脱位

在体育运动中,因受外力作用,使关节失去正常的连接关系,叫关节脱位,又称"脱臼"。关节脱位可分完全性脱位和半脱位(或称错位)两种。

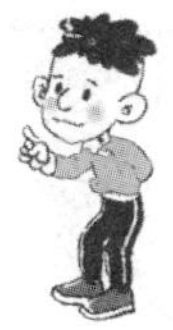

脱位后常出现畸形,发生剧烈疼痛和明显压痛,关节周围显著肿胀,关节功能丧失,有时还发生肌肉痉挛,严重时出现休克。出现关节脱位后,用夹板或三角巾固定伤肢,并尽快护送医院治疗。如没有整复技术和经验,切不可随意做复位动作,以免加重伤情。

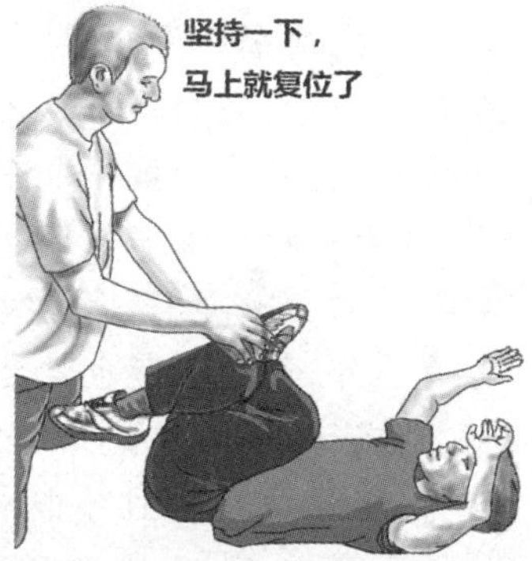

(2)骨折

运动中有身体某部位受到直接或间接的暴力打击时,可造成骨折。常见的骨折有肱骨骨折、尺(桡)骨骨折、手指骨折、小腿骨折、肋骨骨折等。骨折后患处出现肿胀,疼痛难忍,肢体失去正常功能。肌肉产生痉挛,骨折部位可见到畸形。严重骨折伴有出血和神经损伤,乃至发生休克等症状。一旦出现骨折后,暂勿随意移动患肢,应先用夹板或其他代用品固定伤肢。如出现休克时,应先施行人工呼吸。若伴有伤口出血,应同时施行止血,并及时护送医院治疗。

爱心提示

健身专家提醒经常参加运动的人们,在掌握"适度运动,因人而异"的原则外,对于运动中出现的损伤,大家也大可不必紧张,要及时进行专业的诊治,采用正确的恢复方法增强体质,促进健康。

(3)脑震荡

头部受到外力作用,脑神经细胞和神经纤维普遍受到震荡后所引起的意识和功能的一般性障碍。脑部受到严重打(撞)击后,即刻发生意识丧失、呼吸变浅、脉搏缓慢、肌肉松弛、瞳孔稍大但保持对称;清醒后,常有头晕、头痛、恶心或呕吐、失眠、耳鸣、记忆力减退等。致伤后,应立即让患者平卧,不可坐起或立起,头部冷敷,对昏迷者可施行指压人中、内关穴。呼吸障碍者,可施行人工呼吸,并立即送医院诊治。患者在恢复期,要保持环境安静,卧床休息,直至头痛、头晕症状消失,切忌过早地参加体育运动和脑力劳动。

第三节　运动性疲劳的产生与消除

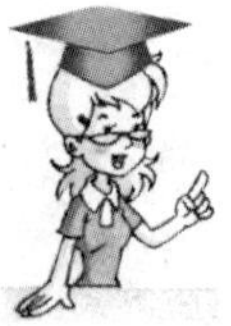

大家一起看

公元前490年的希腊人菲迪皮德斯,跑了26.2英里从马拉松到雅典的距离,在传送胜利的讯息之后,精疲力竭而死亡。这除了是现代马拉松的起源之外,也可能是第一个有记载的运动猝死案例。在国际足球联盟的球赛中,喀麦隆球员维安福猝死赛场;美国女子排球选手海曼以及马拉松选手费斯等人的猝死事件。除运动员本身疾病和运动环境等原因外,过度疲劳也是造成猝死的原因之一。

马拉松

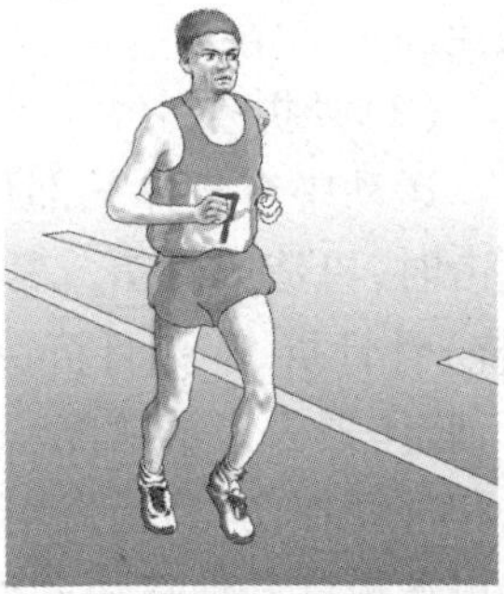

适当的运动和健身训练有助于增强身体的免疫能力,但运动过量且不积极消除疲劳只会对身体造成不良影响,比如肌肉痉挛、劳损,严重的还可造成骨折、运动性贫血,甚至猝死。

你知道怎样积极地消除运动性疲劳,轻松地继续明天的健身训练吗?

疲劳是一种在工作、学习、运动中经常出现、普遍存在的现象。适度的疲劳是人体正常生理活动和生活节奏的自然现象。没有疲劳的工作、学习和生活,人就会变得懒散,缺乏奋斗向上的精神;没有疲劳的消极生活对健康非常不利;没有达到一定疲劳程度的体育锻炼和运动训练,谈不上增强体质和提高运动成绩。然而,过度疲劳却会对人的身体健康产生一系列不良影响。

疲劳根据性质不同可分为脑力劳动疲劳和运动性疲劳两种，本节详细介绍运动性疲劳。

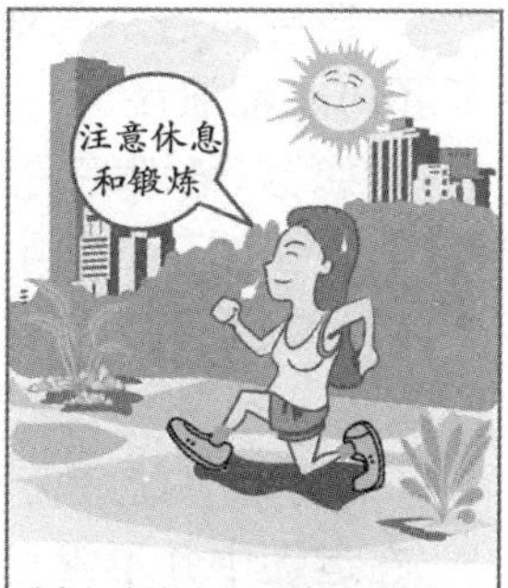

多参加户外活动，增强自身免疫力

一、运动性疲劳的概念

1988 年第七届国际运动生化会议对运动性疲劳的定义是：在进行运动时，运动本身引起机体工作能力降低而难以维持运动输出功率的需要，但经过适当的休息后又可以恢复的现象。

二、运动性疲劳的分类

运动性疲劳根据其运动方式不同、产生部位不同、产生机制不同可分为很多种，主要有以下几种分类方法。

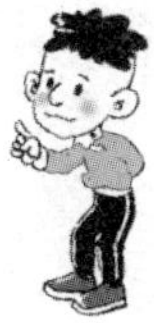

1. 按疲劳发生的部位划分

(1)脑力疲劳

例如，在周期性耐力运动（如长跑等）过程中，由于运动时的单调刺激，在体力尚未明显下降时，大脑细胞的工作能力已开始下降，并引起整个身体机能下降。

(2)体力疲劳

例如，剧烈运动后出现的周身乏力、工作能力下降等均属于体力疲劳症状。在体育锻炼和运动训练中，体力疲劳（身体疲劳）和脑力疲劳（心理疲劳）是密切相关的，故运动性疲劳是身心的疲劳。

2. 按身体的整体和局部划分

(1)整体（全身）疲劳

例如，马拉松跑、激烈的足球比赛等均可造成全身机能下降。

(2)局部（器官）疲劳

例如，打羽毛球导致挥拍上肢肌肉群疲劳，负重深蹲则导致下肢肌肉群疲劳等。

整体疲劳和局部疲劳存在着紧密关系。一般来说，局部疲劳可以发展整体疲劳，而整体疲劳往往包含着某一系统为主的局部疲劳。

爱心提示

专家认为，运动健身要根据自身身体状况决定运动量，选择激烈程度。如果在运动中出现胸闷、气促、心慌、头痛等情况，要逐渐减慢运动，然后充分休息，不能盲目坚持，这样就可以减少或避免恶性事故的发生。

3. 按身体各系统划分

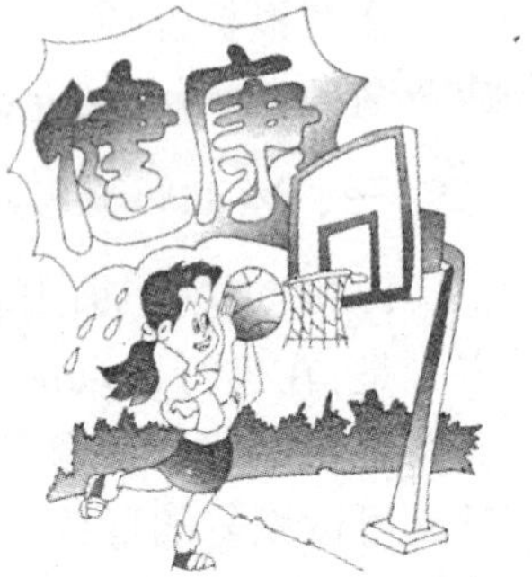

(1)骨骼肌疲劳

例如,力量训练后肌肉收缩力下降、肌肉僵硬、肌肉酸痛等。在体育活动中,骨骼肌疲劳最为常见。

(2)心血管疲劳表现为:心率恢复速度减慢、血压升高。

(3)呼吸系统疲劳

在运动中并不常见,多出现在长时间运动或憋气用力后,并伴随着心血管系统疲劳。例如,剧烈运动时呼吸表浅、胸闷、喘不过气、肺功能下降等。

4. 按运动方式划分

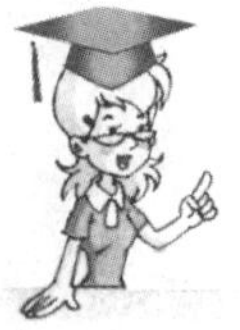

(1)快速疲劳

例如,100 米跑和 400 米跑均可在不足 1 分钟的短时间内造成机体极度疲劳。快速疲劳产生得快,消除也相对较快。

(2)耐力疲劳

例如,马拉松跑、长距离游泳等可产生耐力疲劳。耐力疲劳发生较缓慢,恢复时间也相对较长。

上述对疲劳的种种划分,并不是说存在多种实质性完全不同的疲劳。我们采用不同的划分方法,主要是为了帮助大家从不同方面更好地了解疲劳问题,以利于掌握疲劳的有关知识。例如,全身疲劳和局部疲劳的划分,对于我们在训练中如何处理好负荷的分配会有良好的启迪作用。

三、运动性疲劳的诊断

科学地判断运动性疲劳的出现及其程度,对于我们合理地安排学习和锻炼,以及防止过度疲劳的出现都有很大的实际意义。因此,对同学们来说,掌握一些简单易行的监测手段是非常必要的。

1. 观察法

这是最常用的方法。通过观察面色、精神和运动能力等变化来大致判断疲劳的发展。疲劳时常常表现为:面色苍白、目光呆滞、表情淡漠、情绪改变(易于激动或趋于消沉)。同时,运动能力出现进行性的下降。在疲劳初期和中期,动作幅度和协调性下降,容易出现错误,但通过意志努力仍能维持正常运动。当疲劳加深时,已难以用意志和努力来克服了,甚至连牢固掌握的动作也不能准确完成。

2. 生理机能测定

(1)握力与背肌力测定

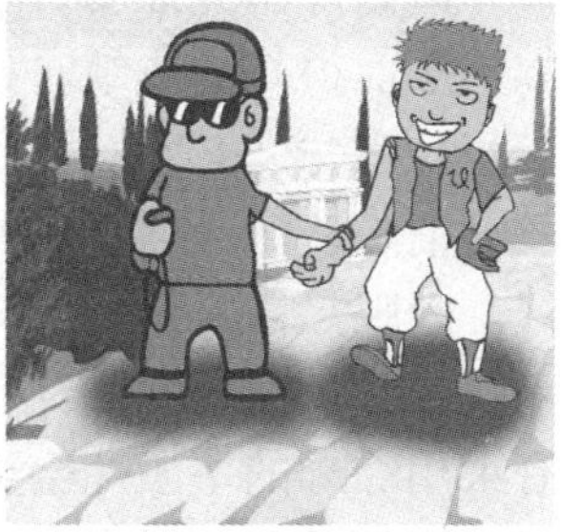

以上肢工作为主的运动可用握力测试;以腰背肌工作为主的运动可选择背肌力测试等。测试时,如果肌肉力量平均值低于运动前水平,或几次力量测定值连续下降,即为肌肉疲劳。如果次日能恢复,可判断为正常肌肉疲劳;如果一次练习后连续 2 天肌肉力量不能恢复,则视为疲劳程度较深。

(2)呼吸肌耐力测定

可连续测 5 次肺活量,每次测定间隔 30 秒,疲劳时肺活量逐次下降。

(3)心率测定

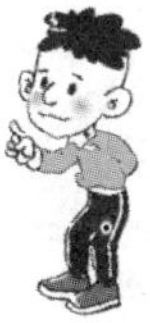

心率是评定运动性疲劳最简易的指标,一般常用基础心律、运动后恢复心率对疲劳进行诊断。基础心率是指清晨、起床前的心率,常用脉搏表示。如果大运动负荷训练后,经过一夜的休息,基础心率较平时增加 5 ~ 10 次/分钟以上,则认为有疲劳积累现象;如果基础心率连续几天持续增加,则应调整运动负荷。人体进行一定强度合理的运动后,经过一段时间休息,心率可恢复到运动前状态。但是,当身体出现疲劳时,心血管系统机能下降,会使运动后心率恢复时间延长。因此,可将定量负荷后的心率恢复时间作为疲劳诊断指标。例如,进行 30 秒 20 次深蹲的定量负荷运动,一般心率可在运动后 3 分钟内恢复到运动前水平;当身体疲劳时,这种恢复时间会明显延长。

3. 自我感觉

人体运动时,体力的主观感觉与工作负荷、心功能、耗氧量等多种因素密切相关。因此,运动时的自我感觉是判断运动性疲劳的重要标志。

爱心提示

运动健身的五大误区

误区一:认为男性只能练器械,女性只能跳健美操;

误区二:认为只练健美操就可美体;

误区三:认为锻炼的最佳时间是清晨;

误区四:认为反复锻炼同一个部位能最快地增强力量;

误区五:认为出汗越多,减脂越多。

四、运动性疲劳的消除

国内外研究证明,在运动训练中,恢复与训练同等重要,忽视任何一个方面都不会取得好的成绩。如果不重视训练后的恢复,训练后的疲劳不能及时消除,日积月累,必然会使受训者的身体受到伤害,甚至会发生伤病。因此,运动后应及时消除疲劳,恢复体力,才能有效地提高机体的功能水平。

睡眠是恢复体力、消除疲劳最常规的方法,也是非常有效的方法之一。但是,仅用这种被动的方法,可能达不到最佳效果。实践经验和科学研究证明,只有采用综合的手段才会更有利于加速体力恢复和疲劳的消除。下面介绍一些常用的恢复手段。

1. 合理补充营养

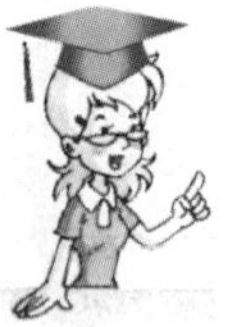

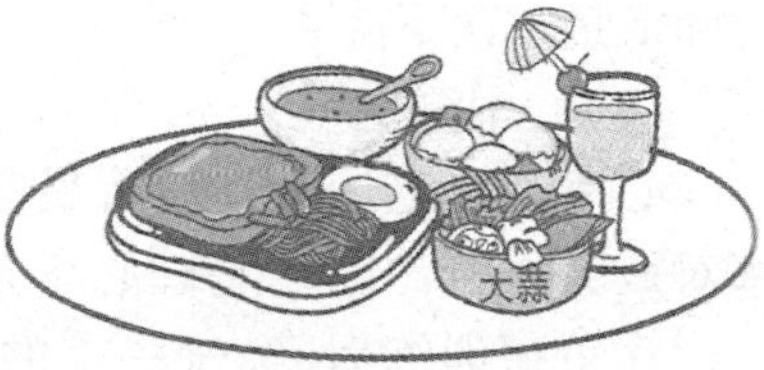

运动性疲劳的原因之一,就是能源物质的大量消耗,因而只有适当地补充营养,才有利于机体的恢复。糖是人体运动的基本能源物质,应重视糖的补充。蛋白质是一切细胞和组织结构的重要成分,大运动量训练时应注意蛋白质的补充,特别是必须有氨基酸的补充。

同时运动后适当地补充碱性盐类,可以提高运动者耐乳酸的能力,提高负氧债的能力。也要注意人体内的维生素和微量元素的合理补充。

2. 活动性手段

(1)变化活动部位、调整运动强度和变换活动方式来消除疲劳,也称积极性休息。研究表明,与安静休息相比较,活动性休息可使乳酸消除速度提高一倍。

(2)整理活动是消除疲劳、促进体力恢复的一种良好方法,应予以足够的重视。整理活动包括慢跑、呼吸体操及各肌群的伸展练习。

爱心提示

运动和吃饭一样,不能饱一顿饿一顿。长期不运动会伤害身体,而集中的过量运动无异于暴饮暴食,也会伤害身体。突然腾出很多时间集中锻炼,就会打破已经形成的生理和机体平衡,其后果比不运动更差。另外,这种不规律的运动方式还会导致体内维生素 A 消耗过多,视力下降,关节磨损加剧,并使体力和脑力消耗过多而影响健康。运动还是要讲究细水长流。

3. 持续静力牵张练习

静力牵张练习可以缓解运动后迟发性肌肉酸痛和肌肉僵硬，使肌肉放松，并可加强骨骼肌蛋白质的合成过程，促进骨骼肌变化的恢复。静力牵张伸展练习要以静为主，动静结合。牵张后可适当配合揉捏、抖动等按摩手法，有利于消除牵张引起的不适感。

4. 浴疗法

运动训练后可以进行水浴、桑拿浴、脉冲式水力按摩浴、蒸汽浴、药浴等各种疗法。浴疗法可以促进血液循环和新陈代谢，加速代谢产物的排泄，增强汗腺分泌机能，清除皮肤污垢及脱落的表皮，放松肌肉，调整精神状态，促进食欲。

5. 理疗

常用红外线、生物频谱仪、生物信息治疗仪等消除运动后的疲劳。理疗可以促进血液循环，改善血液供应，有利于营养物质的吸收和代谢产物的排泄，达到消除疲劳的作用。

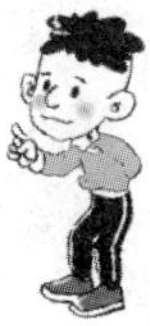

6. 器械按摩疗法及气压按摩疗法

可采用按摩带、按摩椅、滚动按摩器、按摩床、加压按摩器、负压按摩器等器械进行按摩，有助于消除疲劳。

7. 自我暗示和放松训练

这是一种心理学恢复的方法，通过调节大脑皮质的机能，达到消除疲劳的目的。还可以结合健康气功进行自我调节。

8. 音乐疗法

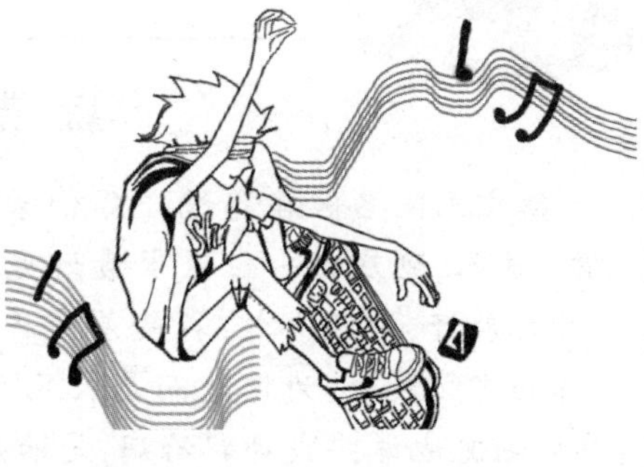

音乐可使中枢神经系统的疲劳得到缓解，可调节呼吸、循环系统功能，能对骨骼肌产生影响，有镇静、镇痛、增强记忆力、改善注意力的作用。

以上介绍的消除运动性疲劳的手段和措施很多，在平时的体育锻炼中，可以根据实际需要和可能，适当选择一些可行的方法，来加速人体的恢复过程，以有利于增进健康。

第五章　营养与健康

教学要求

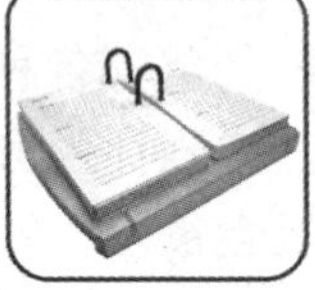

1. 熟悉人体所需的主要营养元素及其生理功能；
2. 熟知中职学生的营养需求特点；
3. 初步掌握合理膳食的原则和方法。

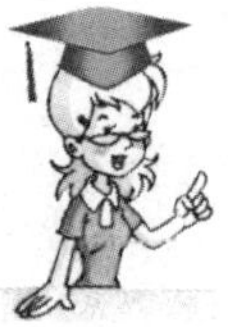

生命的存在与延续和膳食营养是不可分开的。古人早就认识到这个真理，指出“安谷则昌，绝谷则危”，可见其重要价值。中职学生正处在一生中生长发育的关键时期，日常的膳食能否满足他们的营养需要，不仅会影响他们在这一时期的身体健康状况和生长发育水平，而且也将影响他们步入成人后的体质和体型。通过学习并能运用营养学基础知识，养成“科学膳食、合理营养”的习惯，将对促进中职学生健康成长及健康体魄的形成起到重要的作用。

第一节　营养学基础

大家一起看

扁鹊自评

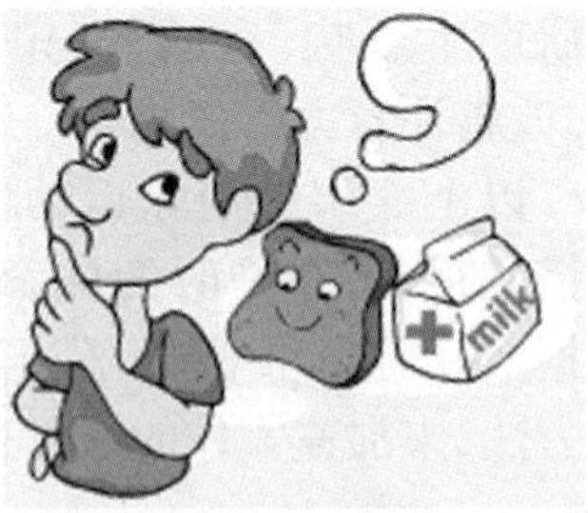

魏文王问名医扁鹊说：“你们家兄弟三人，都精于医术，到底哪一位医术最好呢？”扁鹊答说：“长兄最好，中兄次之，我最差。”文王吃惊地问：“你的名气最大，为何反而是长兄医术最高呢？”扁鹊惭愧地说：“我扁鹊治病，是治病于病情严重之时。一般人都看到我在经脉上穿针管来放血、在皮肤上敷药等大手术，所以以为我的医术高明，名气因此响遍全国。我中兄治病，是治病于病情初起之时。一般人以为他只能治轻微的小病，所以他的名气只及于本乡里。而我长兄治病，是治病于病情发作之前。由于一般人不知道他事先能铲除病因，所以觉得他水平一般,但在医学专家看来,他的水平最高。”这就是所谓的“上医治未病”。

“重视营养”对身体的最大作用也就在于防患于未然。

同学们:你知道营养对健康的作用吗?知道我们所必需的营养成分及其功能是什么?

一、人体所需的主要营养成分及其功能

营养吸收:是指人体吸收、利用食物或营养物质的过程,也是人类通过摄取食物以满足机体生理需要的生物学过程。

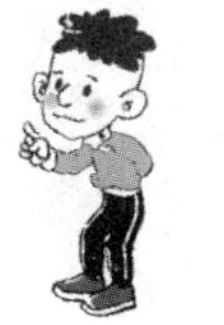

营养素:是指人类为了维持正常的生理功能、满足机体的正常生长发育、新陈代谢和工作、劳动的需要,必须每日从食物摄入必要的营养物质。在人的整个生命过程中,营养素就是维持生命的基本物质,它提供给细胞所需要的能量,达到各组织器官的协调动作。

人是通过食物获取生命所需营养素的。食物中包含营养素和非营养成分,人体需要的营养素主要有六大类,即蛋白质、脂肪、糖类、矿物质、维生素、水。近年来发现,膳食纤维也是维持人体健康必不可少的物质,可算是第七类营养素。

1. 蛋白质——生命的物质基础

一切细胞和组织都是由蛋白质组成,如人体的肌肤、血液、骨骼、头发、指甲,甚至人体的酶、激素和抗体的主要组成成分均是蛋白质。人的生命的产生、存在与消亡,都与蛋白质有关。因此,蛋白质是生命存在的形式,也是生命的物质基础。

人体内蛋白质的主要生理功能是:构成和人体组织、修复组织细胞、促进生长发育、调节体内各种生理功能(如人体渗透压)和参与许多重要物质的转运,是青少年生长发育的主要原料。除此以外,蛋白质还能供给热能,但由于蛋白质通过分解氧化所产生热量的效率较低(每克蛋白质只能提供约 16.7 千焦耳的热量),因而从营养学的角度考虑,用蛋白质作为身体热能来源是不经济的。

爱心提示

食物中的优质蛋白质主要存在于动物性食物、大豆及其制品中。常用食物蛋白质的生理价值是:鸡蛋 94%,牛奶 85%,鱼肉 83%,虾 77%,牛肉 76%,大米 77%,白菜 76%,小麦 67%。

人体的蛋白质是由各种氨基酸按一定的比值合成的，在组成人蛋白质的20种氨基酸中，有8种氨基酸在人体内不能合成，只能从食物中去获得，我们称它们为必需氨基酸。当某一种必需氨基酸的比值偏低时，将使其他必需氨基酸的利用受到影响，限制人体所需蛋白质的合成。因此，我们从食物中获取蛋白质的营养价值主要取决于以下指标：

(1)蛋白质的含量；

(2)蛋白质的消化吸收率；

(3)蛋白质的利用率。

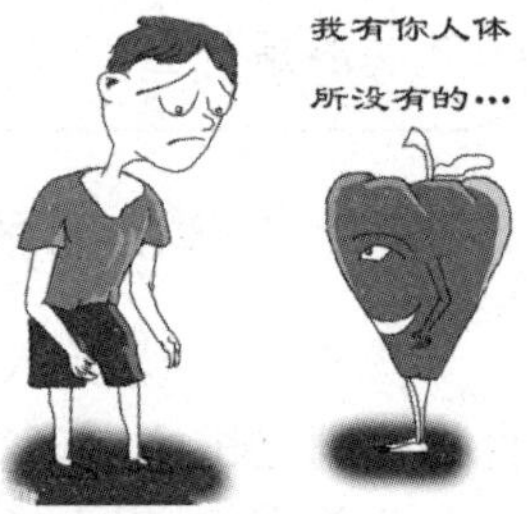

缺氨基酸

通常，含有人体必需氨基酸种类齐全，且其含量较多的蛋白质，称之为优质蛋白质；对于其中缺一种或多种人体必需氨基酸，或某些人体必需氨基酸含量不足、比值过低或吸收率较低的蛋白质，则称为不完全蛋白质。为保证人体有充足的蛋白质合成和供给，人们应多食用富含优质蛋白质的食物；或者采用多种食物混食，或者利用补充缺乏的人体必需氨基酸的方法，达到人体必需氨基酸相互间的以多补少，有效提高食物蛋白质的营养价值，保障人体蛋白质合成的需要。

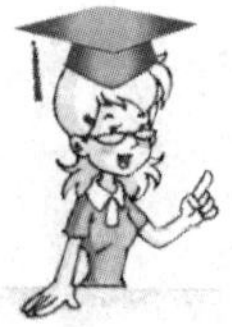

2. 脂类——细胞膜的成分和能量基础

脂类是脂肪及类脂的总称，是构成人体组织细胞的重要成分。由于脂类大部分是脂肪，类脂只占5%，并常与脂肪同在，营养学上把脂类通称脂肪。构成脂肪的元素主要是碳、氢、氧，由它们组成甘油和脂肪酸。脂肪酸分为饱和脂肪酸、单不饱和脂肪酸和多不饱和脂肪酸，其中多不饱和脂肪酸中含有人体需要但自身不能合成，必须从食物中摄取的“必需脂肪酸”。脂肪主要分布在人体内的皮下、腹腔、肌肉间隙和脏器周围，容易受进食情况好坏影响。类脂包括磷脂类和固醇类，主要存在细胞原生质和细胞膜中，不易受进食情况影响。

脂类的生理功能主要有：

爱心提示

膳食中脂肪主要来源于烹调用的油脂及动物性食品中的脂肪。坚果和种子植物中的含量也较高，谷类的胚芽部分也含有一定量的脂肪。

(1)脂肪的主要生理功能是氧化供热,每克脂肪氧化产生的能量约37.7千焦耳,全身组织,除脑和红细胞外,约50%的热量是由脂肪转化的。当人体禁食1~3天,能量的85%来自脂肪酸。除此以外,脂肪可协助脂溶性维生素A、D、E、K和胡萝卜素的吸收。必需脂肪酸也是人体内合成前列腺的原料。

(2)人体细胞的各种膜主要由类脂和蛋白质结合构成,因此类脂的主要生理功能是作为细胞膜结构的基本原料,约占细胞膜质量的50%。此外,胆固醇在体内可转化为胆盐、类固醇激素等;磷脂和胆固醇都是血浆蛋白的成分,参与脂肪的运输。

饱和脂肪

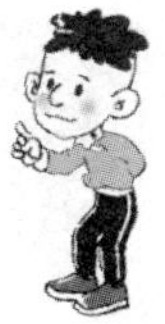

由于脂类在具体的结构上不完全相同,不同结构的脂类物质对人体的作用是不同的。例如,不饱和脂肪酸含有亚油酸等必需脂肪酸,能使血脂下降,降低胆固醇,软化血管,防止动脉粥样硬化;而饱和脂肪酸能导致血脂升高,诱发动脉粥样硬化、冠心病、心肌梗塞等。富含单不饱和酸和多不饱和酸的脂肪在室温下呈液态,大多为植物油,如花生油、菜籽油、玉米油、豆油等;以饱和脂肪酸为主组成的脂肪在室温下呈固态,多为动物脂肪,如猪油、牛油、羊油等。也有例外,鱼肝油虽是动物脂肪,却富含多不饱和脂肪酸。所以,在日常膳食中多吃些植物油而少吃些动物油,对身体健康比较有益。

通常,在营养学上根据以下三项指标评价一种脂肪的营养价值。

(1)消化率

消化率越高的脂肪营养价值越高。植物油的消化率一般可达到100%;而动物脂肪由于含饱和脂肪酸多,熔点都在40℃以上,消化率较低,为80%~90%。

(2)必需脂肪酸含量

脂肪中必需脂肪酸含量越高,其营养价值越高。植物油中必需脂肪酸含量比较高,营养价值比动物脂肪高。

(3)脂溶性维生素含量

脂溶性维生素是维持人体健康所必需的,所以脂肪中脂溶性维生素含量越高,则其营养价值越高。动物的储存脂肪几乎不含维生素,但肝脏富含维生素A和D,奶和蛋类的脂肪也富含维生素A和D。植物油富含维生素E。

3. 糖类——生命的燃料

糖又称碳水化合物,是构成人体的重要成分之一。糖由碳、氢、氧三种元素组成,它根据能否水解又分为单糖、双糖(蔗糖、麦芽糖、乳糖三种)、多糖(淀粉、糖元和纤维素三种)。米、面、玉米及白薯所含的淀粉属多糖;红糖、白糖中的蔗糖及牛乳中的乳糖均是双糖;水果中的糖主要是葡萄糖及果糖,属于单糖。

糖的生理功能主要有:

(1)供给能量

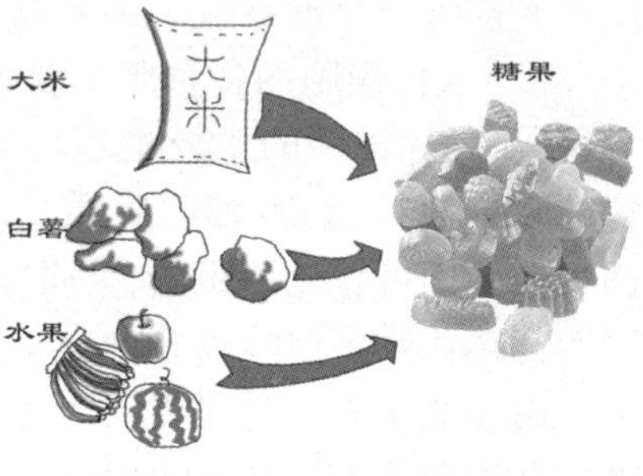

这是糖的最重要生理功能,人体所需能量的70%以上是由糖氧化分解供应的。人体内作为能源的糖主要是糖元和葡萄糖,糖元是糖的储存形式,在肝脏和肌肉中含量最多,而葡萄糖是糖的运输形式。1克葡萄糖在体内完全氧化分解,可释放16.7千焦耳能量。

(2)构成神经元和细胞

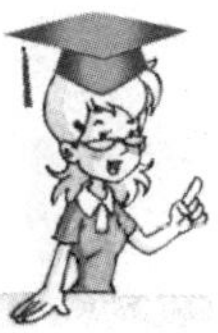

所有神经组织和细胞核中都含有糖类,如核糖和脱氧核糖是细胞中核酸的成分;糖与脂类形成的糖脂是组成神经组织与细胞膜的重要成分;糖与蛋白质结合的糖蛋白,具有多种复杂的功能。

(3)保肝解毒功能

糖原储备充足时,肝脏对化学毒物的解毒能力强,并有抗感染作用。

(4)避免酸中毒

辅助脂肪的氧化,防止产生酮体,以免过多酮体引起人体酸中毒。

(5)有节约蛋白质的作用

当供给人体充足的碳水化合物时,便可避免将蛋白质作为机体的能量而消耗,起到节约蛋白质的作用。

爱心提示

食物中糖类主要来源于植物性食物,如谷类(大米、面粉)、薯类(红薯、马铃薯)、根茎类蔬菜(胡萝卜、藕)以及含淀粉较多的坚果(栗子、菱角);另外,食用糖(如绵白糖、砂糖等)也是糖类的主要来源。

4. 矿物质——生命的使者

人体细胞、组织和器官都是由元素组成。存在于人体内的各种元素,除碳、氢、氧和氮以有机化合物的形式出现外,其余各种元素和化合物统称为矿物质,占人体质量的5% ~6%。矿物质也是人体重要组成部分,是维持机体正常生理功能不可缺少的营养物质。人体中20余种矿物质可以根据其含量大致分成两类：含量大于0.01%的称为常量元素，如钙、镁、钾、钠、磷、硫、氯等；含量小于0.01%的为微量元素，如铁、碘、铜、锌、锰、钴、钼、硒、铬、镍、锡、氟、硅、钒等14种元素，这也是世界卫生组织推荐的对人体健康有益的必需微量元素。

矿物质的生理功能主要有：

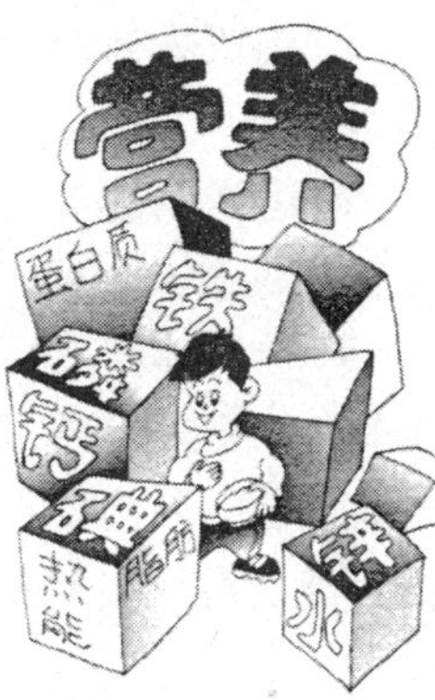

(1)构成机体组织的重要材料：如钙、磷、镁是骨骼和牙齿的重要组成部分，磷和硫参与构成组织蛋白。

(2)维持机体的酸碱平衡和渗透压：通过酸性、碱性离子适当配合，以及重碳酸盐和蛋白质的缓冲作用，维持机体酸碱平衡；通过与蛋白质协同，维持细胞渗透压，在体内循环中起到重要作用。

(3)维持神经肌肉兴奋性：各种无机离子，特别是钙、镁、钾、钠，是维持神经肌肉兴奋性和细胞膜通透性的必要条件。

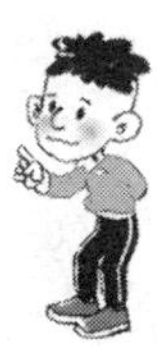

(4)酶的组成成分和激活剂：不少无机离子常作为酶的附酶或激活剂，影响酶的活性。

5. 维生素——生命的火花

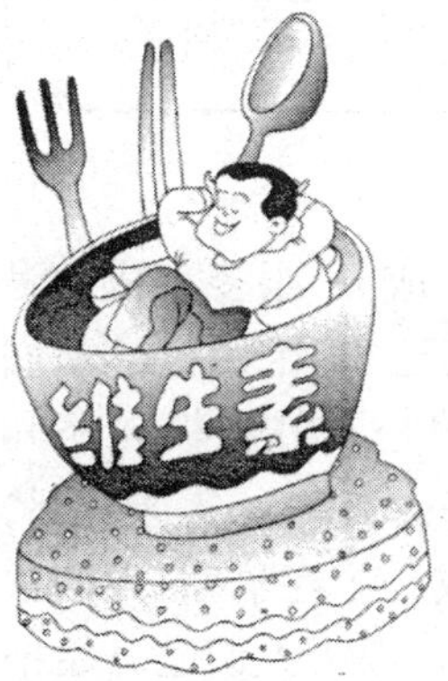

维生素是一类结构复杂的低分子有机化合物，是维护人体健康、促进生长发育和调节生理功能所必需的一类有机化合物。维生素通常根据它们的溶解性质分为脂溶性维生素和水溶性维生素。脂溶性维生素主要有维生素A、维生素D、维生素K、维生素E等；水溶性维生素主要有维生素B_1、维生素B_2、维生素C、叶酸、尼克酸、维生素B_6、维生素B_{12}等。

维生素虽不参与构成组织，也不供给热能，但能帮助机体吸收大量能源和构成基本物质的原料，起到像酶和激素一样的作用。人体对维生素需要量甚微，但其生理功能却十分重要，若长期缺乏任何一种维生素，人的体内新陈代谢就会发生紊乱并出现疾病症状，危及健康甚至生命。人体所需的维生素大多数不能在体内合成，必须从食物中获得。

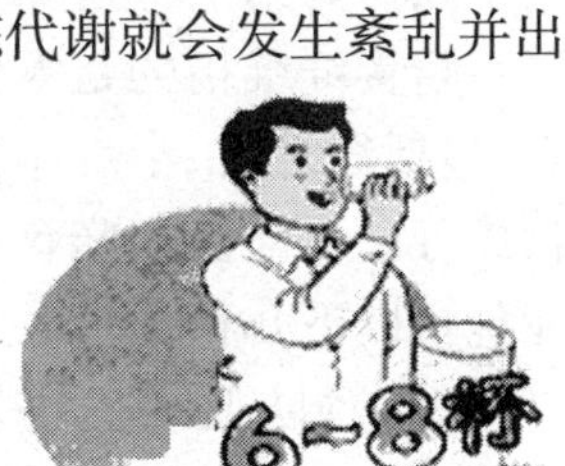

6. 水——生命的温床

水是一切生物生存的必要条件，它是人体组织中基本的组成部分。水在人体中占人的体重的60%~70%，它参与人体所有的生理生化过程。当人体内缺水达到一定程度，生命过程就无法进行。因此水是生命之源，和阳光、空气一样，是生命不可缺少的最基本、最必需的营养物质。

水的生理功能主要有：

(1)构成人体组织：水分布于人体各种组织内，甚至在骨头中也含有20%左右的水。

(2)运送营养和代谢物质：生命代谢的其他所有营养素、激素和酶等都依赖水运输送。体内代谢产物随尿排出体外，少数废物从汗液中排出。

(3)维持体温：体内各种细胞在水的帮助下，通过氧化代谢分生热营养素，发出热能，维持体温，并通过水的蒸发将多余热能排出体外，以保持体温的恒定。

(4)维持消化吸收功能：食物进入胃肠内后，必须依靠消化器官分泌消化液，包括胃液、胰液、肠液、胆汁等，才能进行消化吸收，而消化液中的水分含量高达90%。

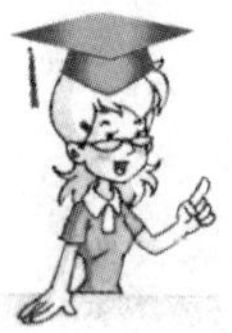

爱心提示

补充人体水的来源包括三部分：饮用水和其他饮料、固体食物中的水、人体代谢产生的水。人体代谢产生的代谢水是指营养素在人体内氧化代谢过程中产生的水。人体每日通过代谢可产生大约300ml的水。

7. 膳食纤维

在20世纪60年代，膳食纤维是一种完全被忽视的食物成分，很多人认为是一种应该去掉的杂质，而不认为它有利用价值。到了20世纪70年代科学家们对一些富裕国家常见病（如冠心病、大肠憩室症、胆结石、痔疮、肠癌、糖尿病和肥胖症等）研究发现，这些疾病的发生与膳食纤维食用的多少有关。从这时起，膳食纤维不再被认为是废物，而是成为有用的营养性食物成分。在早期，人们常常把它作为碳水化合物的一种，但由于其重要性越来越显著，今天人们已开始把它单独作为第七种营养素来认识。

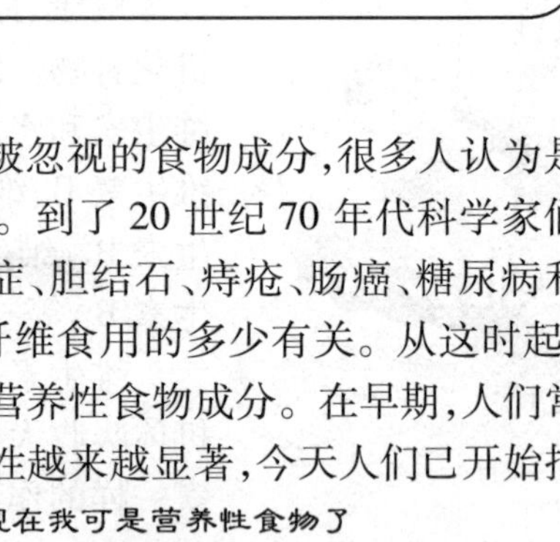

膳食纤维指的是人体不能消化的多糖类，包括纤维素、半纤维素、果胶、树胶等食物成分。目前已知膳食纤维的主要生理功能包括以下几种。

(1)预防便秘。这是由于它们有很强的吸水性，可在肠道内吸收水分，增加粪便体积,并使之变软利于排出。

(2)控制体重,防止肥胖。这是由于富含膳食纤维的食物体积较大,能量密度(单位重量所含能量)较低,有利于减少能量摄入量。

(3)降低血液中胆固醇浓度。膳食纤维可抑制胆固醇的吸收,加速其排出,从而降低其在血液中的浓度。

(4)增加肠道内有益菌,促进肠道内有益菌群生长,增强免疫力。

含有较丰富的膳食纤维的食物有:谷类(特别是一些粗粮)、豆类及一些蔬菜、薯类、水果等;一般认为一日膳食纤维总摄入量应达40~50克,但过多的膳食纤维将影响维生素和微量元素的吸收,因此建议每日总摄入量在20~30克为宜。每日从膳食中摄入8~10克膳食纤维(在摄入500克菜、250克水果情况下),比较适宜。

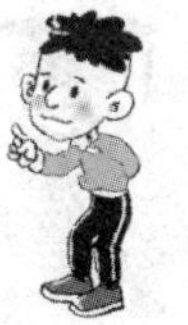

爱心提示

就目前所知,自然界中除母乳外,任何一种天然食物所含有的营养素都是不齐全的,需要从多种食物中去获得。我国古代医学家早就倡导人们食用多种食物,如在《黄帝内经》中就有“五谷为养、五畜为益、五果为助、五菜为充”的论述。

二、合理膳食与健康

1.合理膳食与健康

合理营养的基础是合理膳食。合理膳食,不但能提供足够数量的热能和各种营养素满足人体的正常需要,而且还要保持各种营养素之间的数量平衡。具体地讲,是同时在四个方面使膳食营养供给与机体生理需要之间建立起平衡关系,即:氨基酸平衡、热量营养素构成平衡、酸碱平衡及各种营养素摄入量之间平衡,以利于它们的吸收和利用,以期达到合理营养的目的。

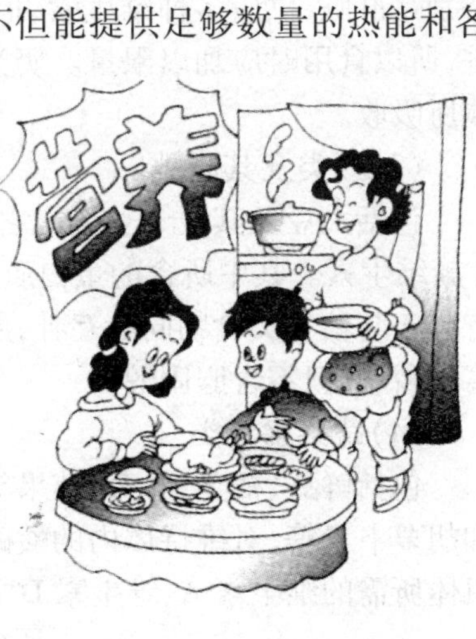

生命就像一棵小树,它需要不断地浇水、施肥、培土,才能茁壮成长。根据美国卫生部报导,营养失调是美国仅次于烟草的第二号杀手,它不仅是心脏病及癌症等众多严重疾病的

真正祸首，同时也是抑郁、疲乏、胃肠病等许多一般健康失调的主要原因。当人们的膳食结构合理、营养平衡时，必能满足机体对热能和各种营养素的需要，促进机体的抗病能力，提高工作与劳动效率，而且还能预防和治疗某些疾病；当膳食结构不合理，摄入的热能营养素不平衡，即营养失调时，因某种或某些营养素摄入不足，不能满足机体的需要，久而久之，体内的营养储备严重消耗，则出现相应的病理性改变，继而发生临床上可见的营养缺乏病。反之，过量摄入热能和某些营养素，则可导致肥胖、心血管疾病、肿瘤等发生，或因某些营养素过量而发生中毒，有碍于健康。因此，平衡膳食、合理营养，是维持人体健康与生存的重要条件。

2. 合理膳食的食物构成

合理膳食应由多种食物组成，根据中国人的食物来源和饮食习惯，通常可将食物分为五大类。

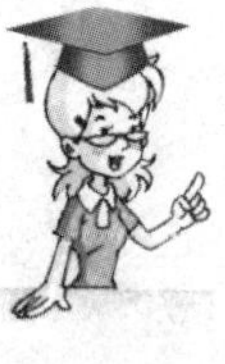

(1)谷类及薯类

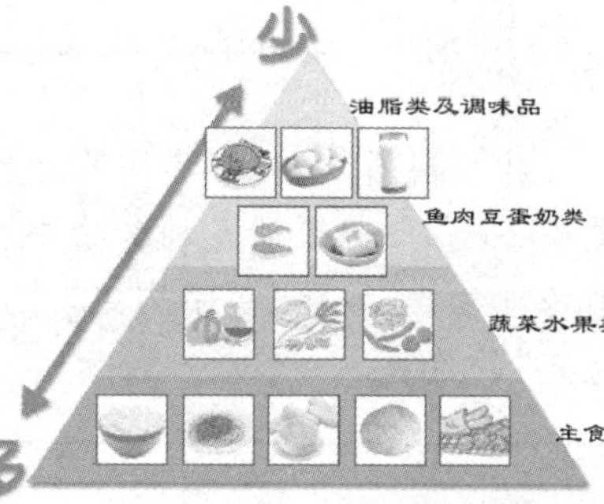

谷类包括米、面、杂粮等，薯类包括马铃薯、甘薯、木薯等。它们主要提供糖类、蛋白质、膳食纤维及 B 族维生素。

(2)动物性食物

动物性食物包括肉、禽、鱼、蛋、奶及奶制品等。它们主要提供蛋白质、脂肪、矿物质、维生素 A 和 B 族维生素，其中所提供的蛋白质可与粮谷类食品中的蛋白质互补。禽肉、鱼虾、蛋奶等动物性食品，是人体中主要优质蛋白质的来源，应占饮食中的 20% 左右。肉类可为人体，特别是肝脏，供应多种维生素，但畜禽肉中的胆固醇含量较高，尤其是肥肉、内脏，所以食用时应加以限量。奶类所含营养成分齐全，组成比例适宜，最宜为人体所吸收。

(3)豆类及其制品

包括大豆及其他干豆类。它们主要提供蛋白质、脂肪、膳食纤维、矿物质和 B 族维生素。其中所含的蛋白质含有丰富的人体必需氨基酸，属于优质蛋白质，有利于与粮谷类食物同食互补；所含脂肪中必需脂肪酸含量十分丰富，也含有丰富的磷脂，但不含胆固醇。

(4)蔬菜水果类

包括鲜豆、根茎、叶菜、茄果等。它们主要提供膳食纤维、矿物质、维生素 C 和胡萝卜素等，对维持体内的酸碱平衡起着重要作用。在中国人的膳食结构中，肌体所需的维生素 A、维生素 D、维生素 C 和胡萝卜素几乎全部或绝大部分由蔬菜供给。蔬果类食物中含有丰富的无机盐，如钙、钾、镁、钠及铜等，是膳食中无机盐的重要来源。水果、蔬菜中的纤维不能被人体所消化吸收，但它能吸收与保留水分使粪便软化，有利于大便通畅，也能刺激消化液的分泌与肠道的蠕动。

（5）纯热能食物

包括植物油、淀粉、食用糖、酒类等，主要提供热能，植物油还能提供必需脂肪酸和维生素 E。谷类食物中碳水化合物的主要形式是淀粉，含量可达 70% 以上，淀粉经烹调后容易消化吸收，是肌体最理想而又经济的热能来源。

第二节 中职学生的营养需求和合理膳食

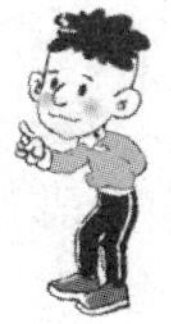

大家一起看

“营养好的都在汤里”

人家说肉在汤里面煮，营养都在汤里面。小玲的妈妈每天都用几个小时的时间煮肉汤，认为这样就能给孩子补足营养。然而每天喝着妈妈煮的肉汤，小玲却患上了严重的铁、锌缺乏症。

保健科专家认为，家长费尽心机做的鱼汤、肉汤，除了一些脂肪、少量的氨基酸以外，没有多少营养。

但是小玲的妈妈认为，她设计的食谱应该没有问题，因为除了肉汤她还每天给小玲准备了水炖鸡蛋、米粥、鱼汤、青菜和酸奶。然而专家认为，就是这个不合理的食谱导致了小玲的严重营养不良。

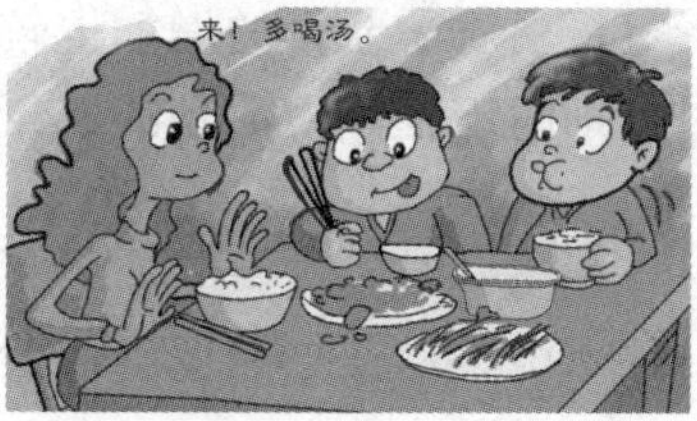

保健科专家认为：明显不合理的地方就是水分太多了，都是水，炖蛋是水，鱼汤、肉汤是水，光靠这个是不行的，一定要吃实际的，如鱼、肉或者是瘦肉。同时，稀饭也不能太多，应该以干饭为主，这样才能达到一个能量的足够。

营养专家总结出，这是一个由于缺乏铁、锌等微量元素导致营养不良的最常见的错误食谱。

同学们：你知道怎样才是合理膳食吗？中职学生的营养需求是什么吗？

中职学生正处于身体发育、求知识的重要时期，营养是保证正常生长发育的物质基础,各种营养素的供给都应与他们的发育过程相适应。因此中职学生每天必须保证有充足的营养供给,以维持机体的新陈代谢、生长发育、修复组织等基本生命活动的需要,并满足机体从事各种劳动过程(包括学习和生活活动等)的消耗所需,才能促进他们健康成长。

一、中职学生的营养需求

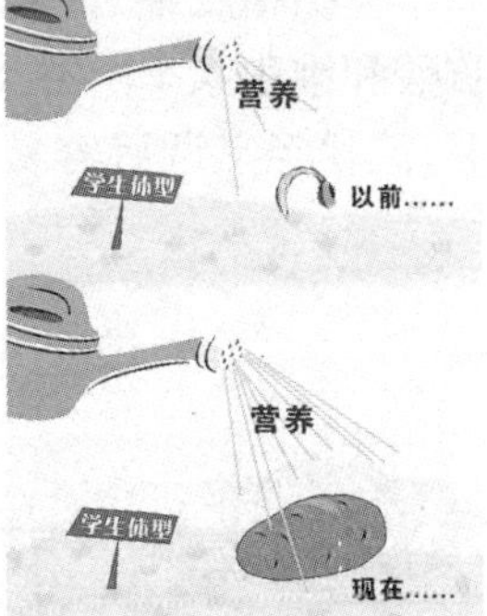

1. 中职学生营养需求的特点

中职学生获得的营养不仅仅是要维持生命活动和日常生活、学习,更重要的是还要满足其生长发育的需要。在整个生长发育期间,由于机体的物质代谢是合成代谢大于分解代谢,因此,所需要的能量和各种营养素的量相对比成人要高,尤其是能量、蛋白质、脂类、钙、锌和铁等营养素。

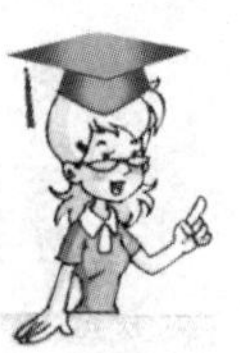

2. 中职学生营养需求

在青春发育期所需要的营养中,需要特别强调蛋白质的补充,因为蛋白质是青春发育的主要物质基础。人体复杂的生理过程,例如调节新陈代谢的激素、催化物质代谢的酶、保护身体的抗体、传递遗传信息的基因等都离不开蛋白质。青少年由于青春发育的"突增",更需要大量蛋白质的供应,这时期若一旦缺乏充足的蛋白质供给,就会影响体格发育和身体健康。

在青春期,生长发育突然加速,每日营养素和能量的消耗约比前一时期增加2倍。男孩需要的能量高于女孩,每日约需12 000千焦耳,女孩约需10 050千焦耳。这一需要量超过从事轻、中体力活动的成年人的需要量。这一时期的人每天对蛋白质需要量的增加也较为为突出,一般男孩约需85克、女孩约需80克,也分别高于轻体力活动的成年人男性75克,女性60克。

爱心提示

中国青少年最缺乏的几大营养素

根据中国营养学会第三次全国营养调查结果,目前我国青少年严重缺乏的营养素有维生素A、维生素B_2、钙和锌。通过验血调查发现,缺铁性贫血现象十分普遍,几乎有40%的孩子贫血。维生素C虽然吃进不少,因为中国人大都吃熟食,在储存和烹饪过程中维生素C都有很大的损失,因此会出现相对不足。

中职学生正值身高增长的生长高峰,对钙、磷等组成骨骼的矿物质需求也显著增加。骨骼发育迅速,需要摄入充足的钙。同时中职学生正处于性发育阶段,锌元素的供给显得尤为关键,因为一旦出现锌缺乏,就会使他们的性发育推迟,并容易在心理上产生抑郁、焦虑等,甚至经常发生情绪不良、心率加快、血压升高、消化功能受抑制等病症。根据中国居民膳食营养素参考摄入量,每日膳食中应供给钙 1000 毫克和磷 1000 毫克,男生每天需供给铁 20 毫克,女生月经的来潮,每月都要损失一定量的铁元素,每天需供给 25 毫克。锌的每日推荐摄入量男孩为 19 毫克,女孩为 15.5 毫克。

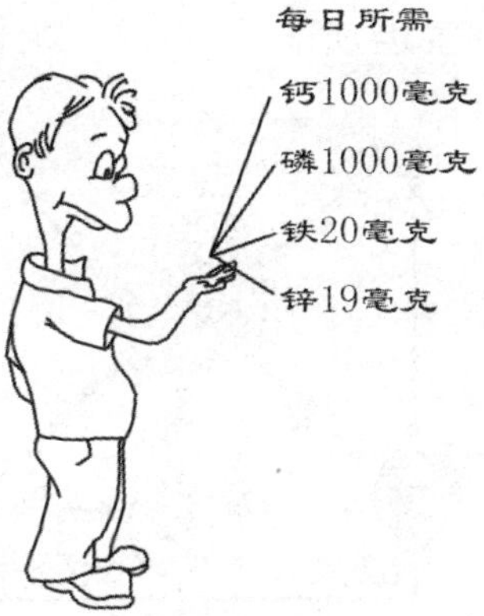

处于生长期的学生能量代谢旺盛,对维生素需求也有增加。B 族维生素需要增加显著,维生素 A、维生素 C、叶酸等也必须充足。

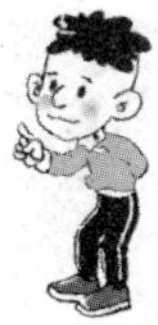

总之,中职学生对能量和营养素的需要量一般高于从事轻体力活动的成年人,应引起高度的重视,尤其对于参加一些诸如轮机修理、汽车修理、远洋渔业等艰苦专业学习的学生,或者正处于考试阶段或技能操作训练学习阶段的学生,由于他们在学习中体力和脑力劳动消耗相对较大,每天对能量和营养素的消耗将有所增加,更应加强营养,适当增加相应的营养素及能量的供给。

中职学生的营养供给不足,会使生长发育迟缓,并引发疾病,但营养供给过剩,不仅会造成浪费,而且也会给身体的正常生长发育造成负面影响,损害身体健康。如营养过剩会导致身体肥胖,甚至引起早熟而缩短学生正常生长发育期。所以,营养过剩和营养不足都是营养不良的表现。合理的营养是学生生长发育的物质基础,因此中职学生在成长的关键时期,应注意每天合理的营养,以满足生长发育的需求,使身体和智力都能得到良好的发展,为适应未来的职业生涯提供良好的健康保证。

爱心提示

学生饮食格言

杂食为优,偏食为忌;粗食为好,淡食为利;
暴食为害,慢食为宜;鲜食为妙,过食为弊;
平衡膳食,每日必需;饮食卫生,更需牢记。

二、中职学生的合理膳食

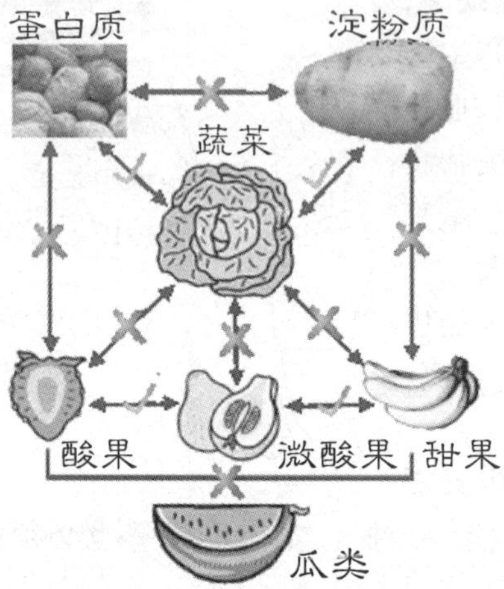

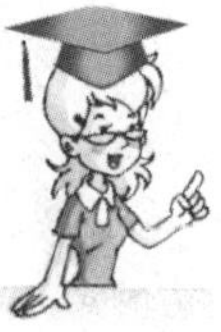

人体所需的绝大多数营养素不能在体内合成,要从每天吃的各种食物中去获得,而各种食物的成分有各自的生物学特性,并不是按照人类营养学需要而构成的。每种食物所含营养素成分不一样,没有一种或一类食物能提供人体所需要的全部营养素。例如,鸡蛋含有丰富的优质蛋白质、维生素A、维生素D等多种营养素,但其几乎不含维生素C;而新鲜的西红柿、辣椒含有丰富的维生素C,但蛋白质的含量却很低。同时,由于食物所含各种营养素在摄入人体后的消化吸收和利用过程中,不同营养素之间既有相互补充的一面,也有相互制约的一面。

因此在日常膳食中,只有同时进食种类齐全、数量充足和比例适当的混合食物,才能使人体从食物中获得较高和较完全的营养价值,以满足人体生理的需求。否则,不仅会导致食物的浪费,而且会使人体出现营养失调而影响身体健康。只有平衡膳食,才能使人体得到合理的营养,这是保证人体健康的基础。

1. 中职学生的合理膳食

合理膳食是满足人体合理营养要求的前提条件。据调查资料表明,目前中职学生在日常生活中因不注意科学营养而出现的不良膳食习惯主要包括:一是不吃早餐;二是吃饭不定时;三是偏食;四是看菜吃饭,摄入不足。这些习惯将严重影响中学生的生长发育和身心健康。因而中职学生应从自身的营养需要特点出发,按照平衡膳食的要求,合理膳食,为机体的生长发育提供全面合理的营养,以促进身心和智力的良好发展。中职学生在日常膳食中应注意做到以下几点。

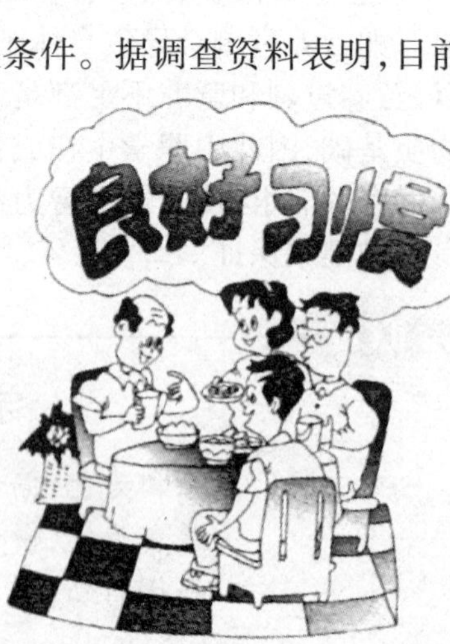

(1)养成不挑食、不偏食的膳食习惯

不同的营养素在人体内发挥着各种不同

的生理作用，维持着我们的生命和人体各种功能的正常。中职学生应充分认识营养素在机体中的作用，注意通过膳食摄取丰富的食物，为人体的生长发育提供充足、全面、均衡的营养，以满足生长发育和保持健康的广泛需要。

(2) 平衡膳食

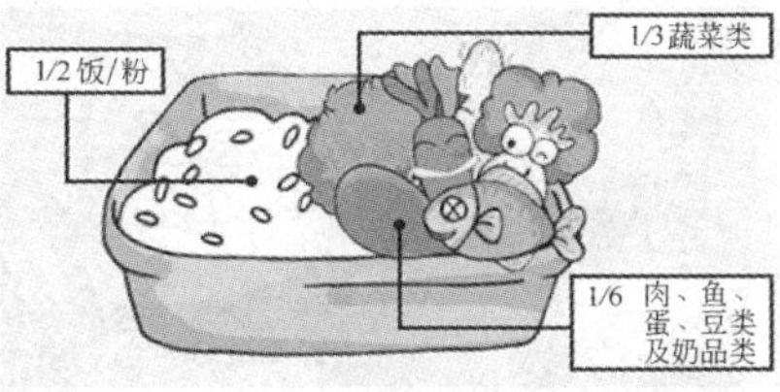
1/2 饭/粉
1/3 蔬菜类
1/6 肉、鱼、蛋、豆类及奶品类

按营养学要求，每天的膳食应该有主食、副食，有荤有素，尽量做到多样化，合理搭配食物品种和数量，充分发挥蛋白质的互补作用，提高蛋白质的利用率。按照营养学家的总结，日常饮食的一般原则为食物多样，以谷类为主；多吃蔬菜、水果和薯类；常吃奶类、豆类或其制品；吃清淡少盐的食物；经常吃适量的禽、鱼、蛋、瘦肉，少吃肥肉和荤油。

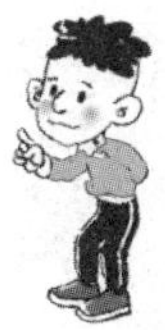

在膳食中还要特别注意保持体液的酸碱平衡，酸性食物吃得多，体液则偏酸，人容易疲乏倦怠、昏昏欲睡，使大脑反应迟钝；而碱性食物则使精力充沛，头脑清晰，反应灵敏。所以，要想使大脑发挥最大的功能，则应特别注意膳食中安排成碱性食物。一般认为，进食酸碱性食物的比例以 1∶3 为好。

常见的酸性食品有：蛋黄、大米、鸡肉、鳗鱼、面粉、鲤鱼、猪肉、牛肉、干鱿鱼、啤酒、花生等。常见的碱性食品有：海带、菠菜、西瓜、萝卜、茶叶、香蕉、苹果、草莓、南瓜、四季豆、黄瓜、藕等蔬果类食物及豆制品，其中以海带、菠菜碱性最高。

(3) 建立合理的膳食制度

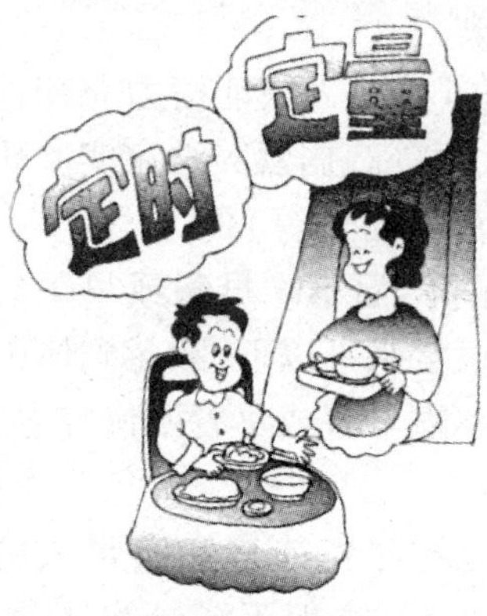
定时
定量

合理的膳食制度可防止过饥或过饱，使肠胃保持正常功能，促进营养素的吸收利用。

①吃饭要定时：肠胃具有储存、机械性消化和化学性消化三种功能，食物需要在胃部停留一段时间才能被充分消化。所以，两餐之间相隔以 4 ~ 5 个小时为宜。科学家研究发现，一日两餐者，蛋白质消化率只有 75%；一日三餐者，蛋白质消化率提高到 85%。

②吃饭要定量：有些人没有定量进食的习惯，可口多吃，不可口少吃，以致饥饱不均。食物消化这个复杂的生化过程，要在胃肠中通过大量消化液的作用才能完成。胃液中主要含胃蛋白酶和盐酸，除促进蛋白质消化外，还有消毒杀菌作用。在小肠中含有大量的胰液、胆汁和小肠液。胰液中的蛋白酶、脂肪酶、核酸酶、蔗糖酶、乳糖酶等，可以促使蛋白质、脂肪和糖类的消化。胆汁中的胆盐

和胆酸，可以乳化脂肪，促进脂肪吸收。这些消化液是持续规律分泌产生的。所以，进食要定量。

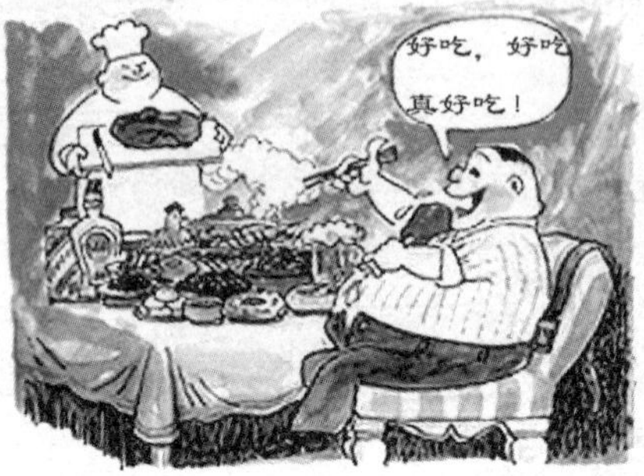

③不暴饮暴食：有些人喜欢聚众暴饮暴食，危害极大，尤其是逢年过节。暴饮暴食，会造成胃肠负担过重，造成消化不良；大量未经充分消化的食物在胃肠中停留时间过长，容易在肠腔中细菌的作用下发酵和腐败，产生毒素，刺激胃肠黏膜，毒害肝、肾等人体重要器官。暴饮暴食也会使血液过多集中于肠胃，造成心脏等重要器官缺血，导致困倦，工作能力低下；还会使人未老先衰，折损寿命，诱发胆石症、胆囊炎、糖尿病等疾病，对脑力劳动者危害更大。

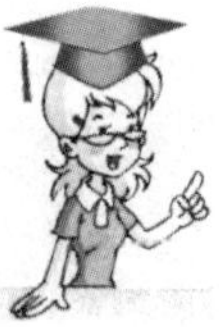

④合理安排一日三餐：一日三餐的饮食生活规律，是人与地球自转形成的昼夜节律相适应的结果。人们在一日三餐的食物摄取中，热能的供给应与人的能量消耗相平衡，一般早、中、晚三餐的热量分配应分别占总热量的30%、40%、30%。

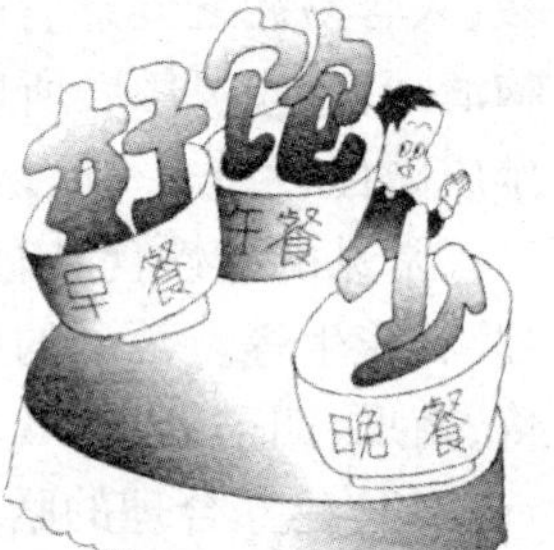

中职学生还要特别注意的是，要吃好早餐。上午紧张的学习和活动，要求早餐必须含有充足的热量，否则第三、四节课就会出现精神不振、注意力不集中等现象，影响正常的学习。早餐摄取的热量应占一天总热量的1/3。为保证精力充沛地学习，早餐可增加一些营养丰富的鸡蛋、牛奶、花生、大豆等。据营养学家实验研究发现，早饭吃得好（如牛奶、鸡蛋、巧克力、麦乳精、营养面包等）的人，整个上午血糖水平均保持在正常水平，感到精力充沛，效率很高，而不吃早餐或早餐质量很差的人，在不到上午10点钟时，血糖水平已降至正常水平以下，故感到体力不支，头晕乏力，注意力不集中，学习效率下降。长期不吃早餐或早餐不讲究者，胃炎、胃溃疡、胃癌的发病率也较高。

午餐既要补充上午的能量消耗，又要为下午的消耗储备能量和满足人的“饱腹感”。要做到吃饱，并保证有足够的蛋白质和脂肪供给，但不能暴饮暴食，保持8～9分饱即可。晚餐则不宜进食过多的蛋白质和脂肪，以免引起消化不良和影响睡眠，或因营养过剩而导致肥胖，产生疾病。

2. 学生最佳的健脑食品

(1)牛奶

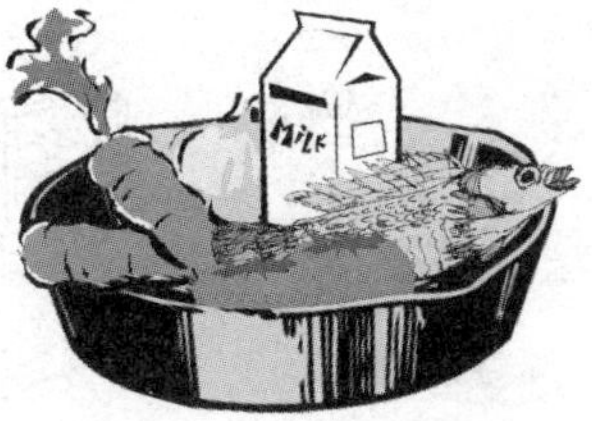

牛奶所含蛋白质为脑提供的氨基酸十分均衡，含钙量高，B 族维生素丰富，其中的脂肪是健脑不可缺少的，且易为人体吸收利用。

(2)鱼

鱼是良好的蛋白质来源，特别是沙丁鱼、鲫鱼等。鱼类比肉类含脂肪、胆固醇量少，而且含有大量可使胆固醇分解的不饱和脂肪酸，使脑中血液畅通。

(3)胡萝卜

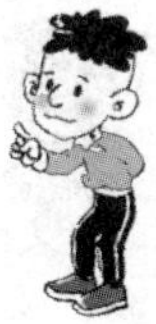

胡萝卜中维生素 A、维生素 B_1、B_2、B_{12}的含量也很高。这些维生素都是改善脑的机能所不可缺少的物质。

(4)橘子

橘子是水果之王，也是维生素的宝库。与苹果相比，橘子所含的维生素 B_1 是苹果的 10 倍，抗坏血酸是苹果的 2 倍，维生素 A 的含量是苹果的 70 倍。

柑橘类水果、菠菜、胡萝卜、牛奶都是很好的碱性食物。常食用此类食物，有利于调节神经系统功能，安神养脑，提高大脑的工作效率。

以上这些营养食品，均利于提高大脑的工作效率。在缺乏牛奶、鱼的地方，可用鸡蛋白代替。鸡蛋含有比例适应的各种必需氨基酸，可以供人体最有效地消化吸收利用。

爱心提示

"一杯牛奶拯救一个民族"的奇迹

在以往，日本民族是一个身高普遍比较矮小的民族，但日本人为了提高和改善全民身体素质，在二战结束后积极倡导和要求人们在膳食中补充足够量的牛奶，政府负责向小学生免费提供牛奶。几十年后，日本整个民族的身高与身体素质都有了惊人的进步，二战后出生的日本人平均身高增长了 10cm。

3. 学生常见的不良饮食习惯

许多现代文明病的产生都源于我们自己平时养成的不良行为习惯，生活中的一些所谓"时尚"习惯，实质上已成了我们健康的"杀手"！我们在日常膳食中，一旦忽视了良好饮食习惯的养成，就会自己"吃"出疾病来。为了健康，我们在享受丰富的现代美食和舒适的现代文明的同时，千万要注意远离不良的饮食习惯，不断为自己的“健康银行”存入财富！

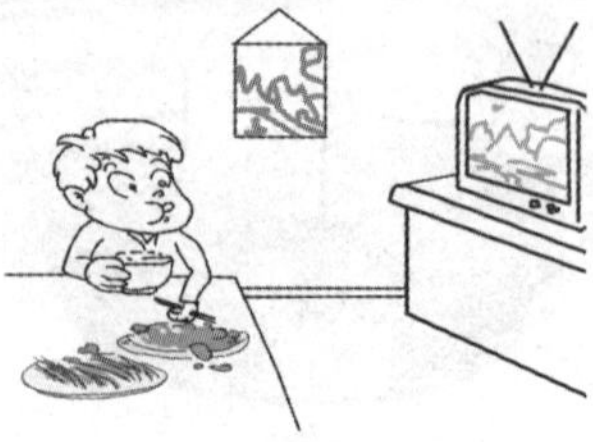

健康专家在首届中国学生营养健康节上指出，目前中学生在日常生活中存在的不良饮食习惯主要有以下十种。

(1)电视佐餐，食不知味

不少同学吃饭时端着饭碗也要跑到电视机面前坐着，眼睛一动不动地盯着屏幕，嘴巴做着机械式的咀嚼，筷子机械式地往嘴里塞着食物。长此以往，就会引起肠胃消化道疾病。吃饭看电视还容易导致部分中学生与父母的沟通减少，容易造成性格孤僻，成为一个既不健康，也不快乐的人。

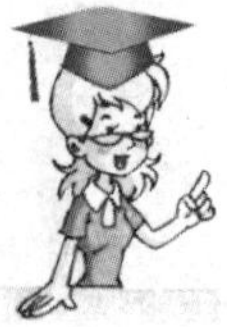

(2)润喉片当糖，口腔“遭殃”

润喉片可用来治疗咽喉炎、声音嘶哑、口腔溃疡、口臭等疾病。它有甜味，于是有的同学没病时用它当糖食用。俗话说，“是药三分毒”，因此润喉片也不能随便服用。如果咽喉无明显炎症时滥用润喉片，会抑制口腔及咽喉内正常菌群的生长，导致疾病发生。

(3)偏食肉和蔬菜，很“受伤”

谁都知道偏食的坏处，可还是有许多学生只顾满足个人口味而忽视营养的合理摄入，造成营养不良而使发育指标不能达标；同样，只吃菜而不吃肉的学生各项发育指标同样也不能达标。人体摄入的营养素不全、不良，将降低人体免疫力，容易引发疾病。

(4)零食当正餐，上课昏昏然

如今的零食名目繁多，包装考究，惹得学生心头痒痒，加之“减肥”思想作怪，校园出现“零食当正餐”这一现象也就不足为怪了。过量地食用零食，会影响正常食欲，妨碍正餐的摄入量，从而影响身体正常功能的发育。

(5)电脑好玩，肠胃受害

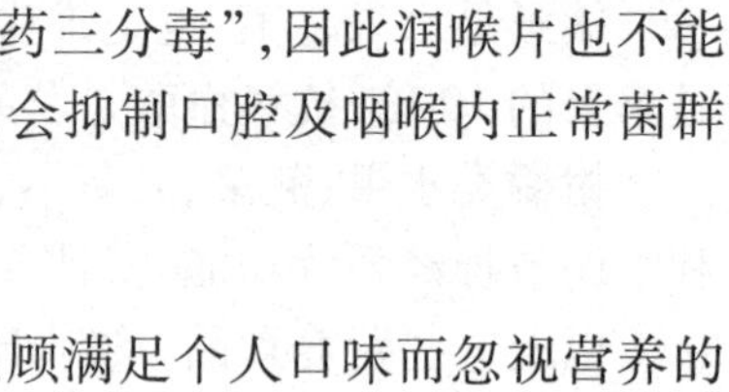

电脑逐渐成为学习工具，学生接触电脑的时间也越来越长，甚至有许多学生在吃饭时间也在上网，随之而来的就是身体状况越来越差。用餐时及餐后长时间坐在电脑前，使肠胃功能消退。另外，大多数上网的同学因就餐时注意力集中于“玩”，而对饮食没有选择，容易造成食物营养摄入不足。

(6)食色素超标食品，慢慢损害健康

色素是一种化学品，国家对食用色素的使用和限量有严格的卫生标准。一些小食品加工厂为扩大销售，降低成本，大量使用色素，甚至使用非食用色素。长期食用这些色素超标食品，将对健康构成极大危害。学生应培养选择绿色安全食品的意识。

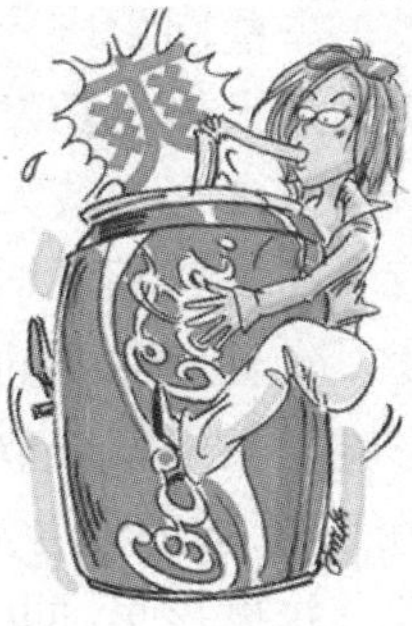

(7)常光顾街边小食摊，不知不觉潜伏疾病

街边小食摊，特别是校门口的临时食摊，缺乏卫生条件，食品易受灰尘、废气等带菌空气污染，加上有的油炸食品原料来源不明，特别是正处于发育阶段的学生长期食用不洁净的油炸食品，后果将不堪设想。

(8)饮料当水，喝得鼻血淌

口渴了喝饮料，出去玩还是喝饮料，有的同学都不会喝水了，喝饮料喝得上了瘾，产生经常流鼻血、身体肥胖等不健康现象。饮料可以解渴，适当喝一点是可以的，却不能完全代替水的生理功能。

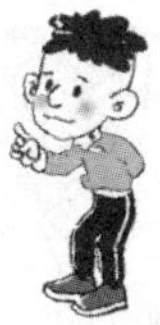

爱心提示

长期大量用饮料代替水，会导致多动症、抽动症，因为饮料内加入了大量的咖啡因。另外，喝饮料过多也会增加钙的流失，还会造成腹胀、食欲不振、营养不良等症状，从而从根本上影响了生长发育。

(9)不喝牛奶，身体营养不良

牛奶对于每一个人来说都很重要，它是提供优质蛋白质的食物，具有人体必需的微量元素和氨基酸。但有的学生偏食，拒绝喝牛奶，造成身体营养不良。如果养成每天喝牛奶的习惯后，健康将离我们更近。

(10)烧烤好吃，代价太大

吃太多熏烤食物是有害健康的。体内长期摄入熏烤太过的蛋白类食物，易诱发癌症。烤肉最好搭配着新鲜的蔬菜水果一起吃，因为从蔬果中可以获得很多抗氧化、抗癌成分，以及促进致癌物排出的膳食纤维。

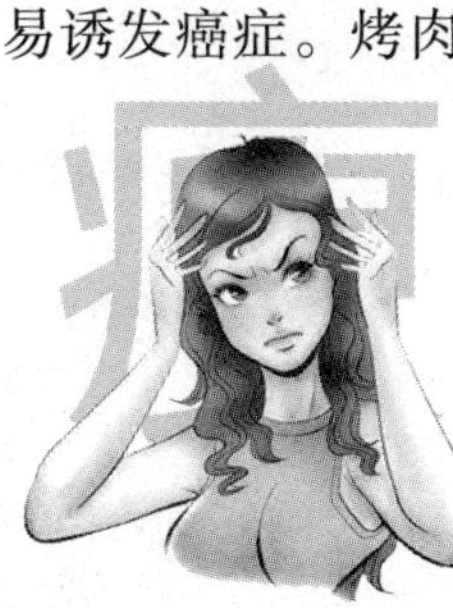

4. 青春期节食的危害

[案例]　今年17岁的高二女生欣欣半年来没吃过米饭和肉，每逢吃饭时都说没胃口，只吃几口菜或吃点水果。欣欣的身材开始消瘦了，但渐渐地上课没了精神，还经常头

晕眼花，记忆力奇差。后来站久一点都会体力不支晕倒，走路都不能快，一快就心慌、喘得厉害，月经早已停了2个月。她无奈只得休学半年全力治病。

一些同学进入青春期后，惧怕发胖，一味节食，甚至造成青春期厌食症。青春期是人体生长发育最旺盛的时期，营养缺乏所造成的危害极大。

节食会导致人体所需的热量不足。青春期人体代谢旺盛，活动量大，机体对营养的需要相对增多，既要满足生长发育的需要，又要满足每日学习、活动的需要。每日所需要的热量一般不能少于12 552千焦，如果达不到这一标准，就会影响生长发育。节食必然导致蛋白质的摄入不足，使生长发育迟缓，消瘦，抵抗力下降，智力发育亦会受到影响，严重者会发生营养不良性水肿。女孩的青春期发育较男孩早，同时伴有明显的内分泌变化，蛋白质摄入不足所引起的不良后果将更为严重。

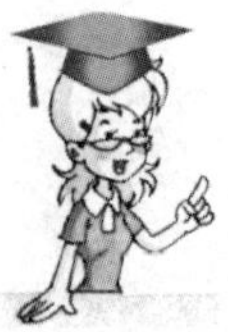

节食会导致各种维生素的摄入不足。谷类中含有丰富的B族维生素，特别是维生素B_2，缺乏时会发生口角炎、舌炎；蔬菜中含有大量维生素C，缺乏时可导致坏血病；维生素D缺乏可引起骨代谢异常，身材长不高或骨骼变形；维生素A缺乏可出现夜盲症。

节食会造成各种无机盐类及微量元素缺乏。钙、磷摄入不足或比例不当会直接影响骨骼发育；缺铁可导致贫血；缺锌可影响人体生长和性腺发育。

因此，需要提醒的是，青春期的少年应不言“减肥”。不摄入充足的能量和营养素，会导致体内新陈代谢紊乱，对健康极为有害。正确的方法是合理控制饮食，增加体力活动，使能量摄入和消耗达到平衡。

第六章　公共卫生与健康

教学要求

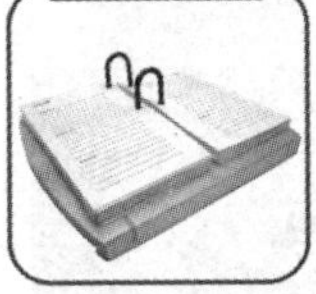

1. 认识不良习惯对健康的危害，促进良好习惯的养成；

2. 了解环境卫生知识，增强环境保护意识，做好自我防范，远离疾病的侵扰；

3. 了解相关职业卫生知识，在今后的工作中积极做好自我防护、远离职业病。

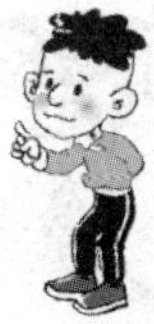

人类生活在自然界中，环境、卫生习惯等对人的体质有着不可忽视的影响。工业化程度的快速发展给现代环境、工作带来危害，如果缺乏卫生知识，没有良好的卫生习惯，就很难拥有一个健康的身体，也就谈不上能适应现代化快节奏的生活、学习和劳动。

第一节　卫　生　习　惯

大家一起看

突如其来的非典和禽流感让很多人认识到了讲卫生的重要性。仿佛一夜之间，人们的卫生意识都被唤醒了。在公共场所吸烟、随地吐痰、乱扔垃圾杂物的人少了；饭前便后洗手、注意个人卫生的人多了。但现在校园里随地吐痰的现象仍时有发生；还有的将嚼过的口香糖随口吐在地上；还有的向路旁的绿化带丢废纸，见废纸挂在绿化带上甚是难看，又上前补一脚，将废纸踩进了绿化带。由此可见，部分同学是缺乏卫生常识，而有的同学并不是没有卫生知识，而是没有卫生意识。

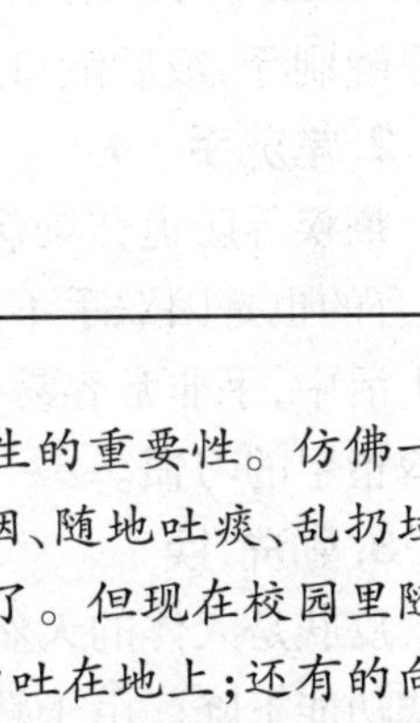

医学研究显示，通过手的触摸最容易传染感冒。流感病毒能在手帕上存活1小时，在手上存活70小时。感冒患者擤鼻涕或挖鼻孔时将病毒粘到手上，再通过手把病毒转移到所接触的地方，如手帕、毛巾、门把手、电话机、椅等处，健康的人接触这些污染了流感病毒的手或物品，再摸自己的眼睛、鼻子就会引起感冒。

你知道在公共场所该注意些什么？哪些卫生习惯会影响身体健康？

一、个人卫生习惯

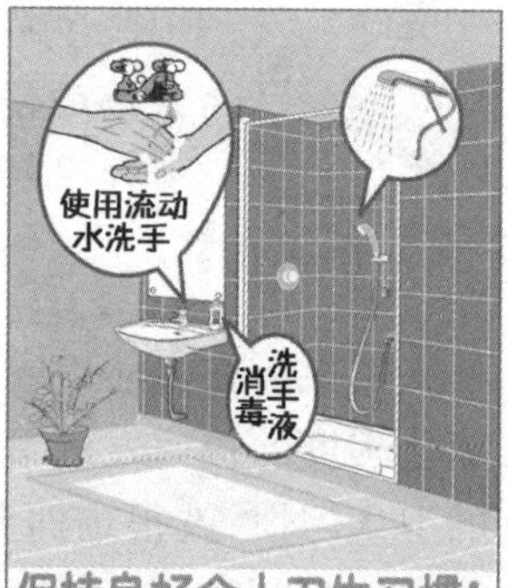

保持良好个人卫生习惯！

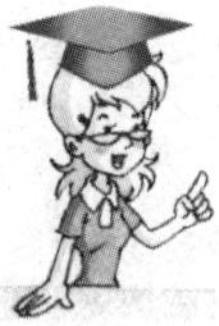

许多疾病往往是在人们不知不觉的情况下感染的，或者是由于不良的卫生习惯引起，所以培养良好的卫生习惯十分重要。

1. 提倡早晚刷牙，饭后漱口

大部分口腔疾病如龋齿、牙龈炎等，是由于不经常刷牙引起的。研究表明，刷牙可以消除60%的口腔细菌，漱口可以消除15%的口腔细菌。所以，应提倡早晚刷牙，饭后漱口。

2. 常洗手

痢疾等肠道传染病，大多是由于双手的细菌污染了食物而发生的。疖肿化脓，有的也是因双手不洁抓破皮肤而感染的。沙眼也与直接用手揉眼有关。日常生活中，手非常容易被细菌污染，所以要养成饭前便后用肥皂或洗手液洗手、常剪指甲的习惯。

3. 勤洗、换

皮肤是人体的天然屏障，每天排出的汗液若不及时清洗，细菌繁殖就会导致皮肤功能下降。由于鞋袜的覆盖，汗液不易蒸发，使脚部局部潮湿，易于真菌繁殖，容易引起脚气等疾病。所以，青少年朋友要常洗头理发，要勤洗澡，勤换内衣裤袜。

二、公共卫生习惯

所有的病毒扩散受环境和条件的制约，并非无所不在，无孔不入。只要我们及时有效地采取预防措施，不仅能取得极佳的预防效果，而且可以避免资源的浪费和对环境的不良影响。现在很多人自身卫生和自己家里卫生做得很好，但就是不太注意公共卫生，随便倒垃圾和污水等，这样不但污染了环境，而且给他人的健康带来了侵害。

爱心提示

一个整洁、干净，笑起来有一口洁白、漂亮的牙齿的女生，一定比一个头发乱蓬蓬的，笑起来一口黄黄的牙，并伴随着口气的女生更受男士的欢迎。这同样也适用于人们对男生的感觉。

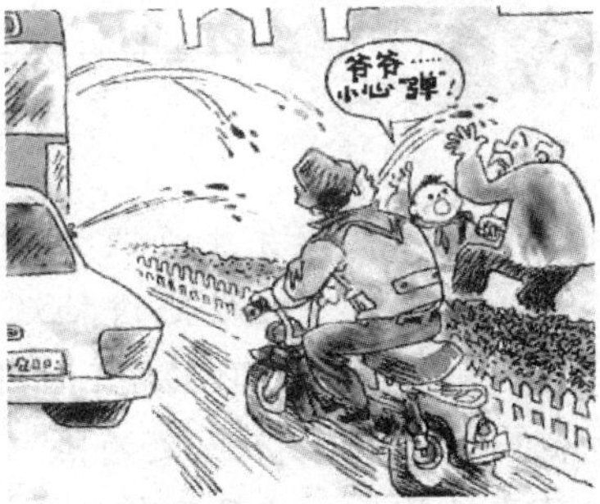

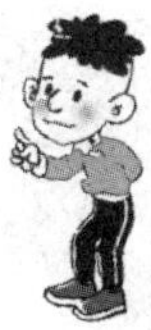

1. 不要随地吐痰

随地吐痰不仅不雅观、不文明，也影响环境卫生。随地吐痰还易传播病菌，危害人的健康。肺结核病人，一口痰里就有无数细菌和病毒，痰迹干后随空气漂浮扩散在空气中，传播细菌，传播疾病。痰里的结核杆菌的活力很强，在不见阳光的地方，可以存活半年以上。

痰应吐在手纸里或随身带的手帕上，并经常换洗手帕。不随地吐痰，是保障健康、优化环境、净化自身的文明行为。

2. 不要在他人面前打喷嚏、咳嗽

在他人面前打喷嚏、咳嗽，就有可能将飞沫、唾液溅到别人身上，从而传播病菌，令人厌恶。此时应用手帕或纸巾捂住口鼻。

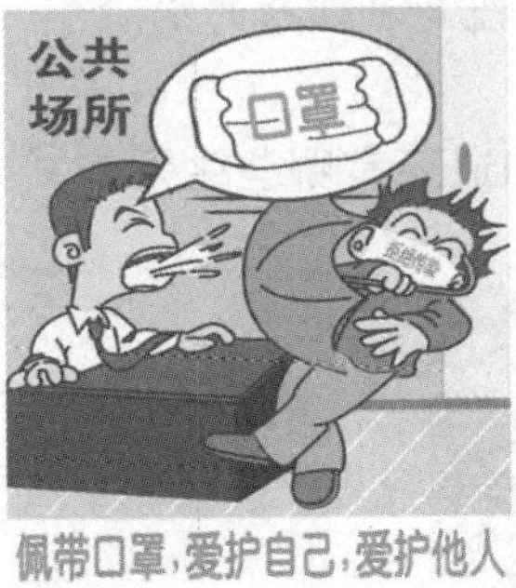

佩带口罩，爱护自己，爱护他人

3. 不要乱扔脏物、垃圾

脏物、垃圾常含有各种细菌、病毒，在日常环境里会不断繁殖滋生，因此不能随处乱扔。

4. 经常开窗通风换气

无论春、夏、秋、冬，每天均应开窗通风换气。开启空调时，也应如此。

5. 不带病到公共场所

公共场所是细菌和多种传染病菌的滋生地、传染源。自身不适或携带病原时就应少去公共场所，避免传染他人，同时也减少被传染的机会，因为此时的机体抵抗能力差，或是危险的传染源具较强的传染能力。

爱心提示

公共场所环境嘈杂，噪声大，空气又不新鲜。如果长期呆在这种环境里，呼吸系统和循环系统都会受到影响。所以青少年应尽量少去汽车、火车候车厅，人群密集的商场、医院，不泡网吧、迪吧。

第二节 生活方式

大家一起看

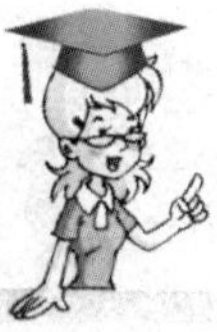

吸烟的危害

53岁的李先生吸烟已30多年了，每天抽烟1~2包。家里人和周围的亲戚朋友曾多次跟他讲抽烟有害健康，劝他戒烟，他一直不以为然，还说“隔壁的张老伯80几岁，抽烟抽了一辈子，身体不是很好吗?”。去年夏天，他出现了声音嘶哑，还有点气急。到医院一检查，结果吓了一大跳：喉部长了恶性肿瘤。为了保住性命，必须把整个喉全部切除，术后李先生再没法说话了。

一名24岁年轻人因自高中起即开始抽烟，口腔不洁，牙菌斑增多，牙床抵抗力低，以致造成严重牙周病，整排牙都松动不保，像是个七八十岁老人的牙齿状态。一名53岁的妇女，求诊时下肢麻木，而且胸部感到撕裂性的疼痛，医师发现她下肢冰冷，摸不到脉搏，而且严重低血压。由于这名妇女并没有高血压病史，但是抽烟长达30年，医生推测可能是抽烟惹的祸。

同学们：看了这些你还认为吸烟很酷吗？你还知道还有哪些生活方式会影响身心健康?

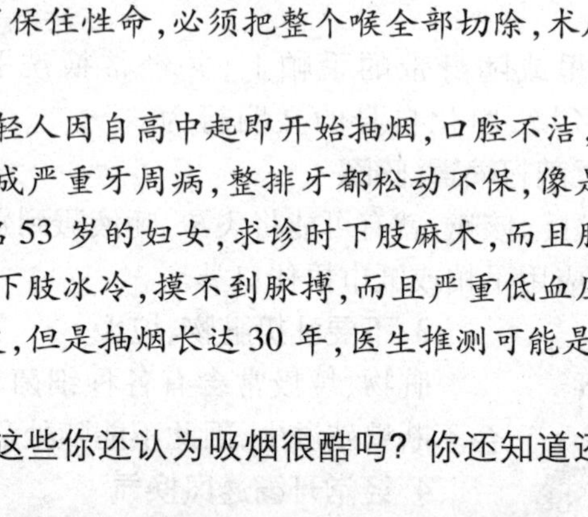

一、合理的生活方式和休息

1. 合理的生活方式

处于青春期的在校学生,生活的主要内容是学习、休息、进餐、体育锻炼等。如果每位青少年能根据自己的情况对上述各项活动进行合理的安排,并形成规律,不仅能促进学习和增进身体健康,还有益于今后的工作和生活。

合理的生活方式,能够使神经系统形成适宜的各种反射,有助于神经系统兴奋与抑制过程的均衡发展,有益于身体各器官系统协调工作,也就有益于青少年身心健康发育。

另外,有规律的生活可以培养青少年认真对待生活、办事高效、有条不紊的态度,同时可以防止懒散,避免办事杂乱无章。要保持合理的生活方式和作息制度,必须做到以下几点。

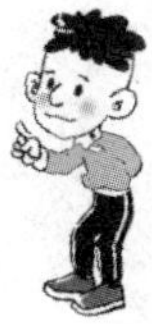

(1)在规定的时间内完成各种内容;

(2)正确地交替学习、体育活动和休息;

(3)定时进食;

(4)保证充足的睡眠。

2. 合理积极地休息

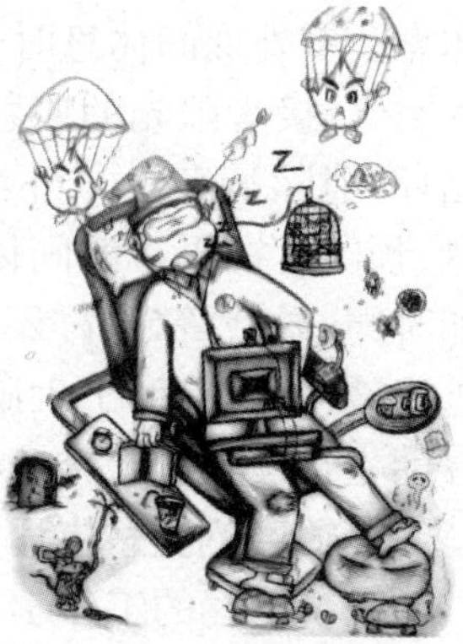

进入青春期后,青少年身体发育尚未成熟,身体素质不如成人,神经系统的调节能力较弱,无论是学习、劳动、锻炼都容易感到疲劳,这就需要通过休息来消除疲劳。休息的方式主要有睡眠和消除局部疲劳的积极性休息。

充足的睡眠是指充裕的睡眠时间和足够的睡眠深度。处于青春期的青少年朋友每天应保证 8 ~9 小时的睡眠,才能满足生理发育的需要。

为保证高质量的睡眠,首先要有良好的、有规律的睡眠习惯。睡眠要符合昼夜、季节的规律,不要熬夜,也不要养成睡懒觉的坏习惯。养成良好的睡眠习惯后,要努力遵守。其次,做好睡眠前的准备,创造良好的睡眠环境。睡前可进行适当的体育锻炼,使机体有轻微的疲劳感。睡前要用温水洗脚,以保持清洁,促进血液循环,有助于睡眠。睡前不要吃过多的食物或喝浓茶、浓咖啡等饮料,以免引起失眠或睡眠不深。应保证睡眠环境的安静和屋内空气新鲜;最后,选择合适的卧具,注意睡眠姿势。枕头、被褥以柔软、舒适的棉织物为好,并注意经常清洗和晾晒。侧卧、平卧有利于睡眠,俯卧、蒙头睡觉均不利睡眠,并可能引起胸闷、头痛、多梦等症状。

爱心提示

懒散、恋床

百无聊赖的时候，不少人喜欢钻到被窝里，在床上看书或懒睡；也有人本已醒了，就是不想起床，依然在被窝里闲躺着。这两种生活方式由于呼吸不到清新的空气，日久则有损身心健康。

积极的休息：长时间从事一项活动容易引起相关部位的疲劳，如长时间看书学习，就容易引起眼睛和大脑皮层的疲劳。换一种活动方式，如出去跑步、打打球，就能很快消除大脑皮层局部的疲劳，这就是积极的休息方式。积极休息的效果一般要比日常作息或处于静止状态休息的效果好，因此青少年朋友要重视课间休息。室外课间休息时，同学们可以呼吸到新鲜的空气、接受阳光的照射，有助于改善膝部血液循环，消除疲劳。户外活动还能使眼睛得到休息，预防近视眼。课间休息最好以活动性为主，如跳绳、游戏等，这样不但能活动肌肉、关节，促进血液循环，有助于大脑疲劳的消除，而且对青春期生长发育也十分有利。

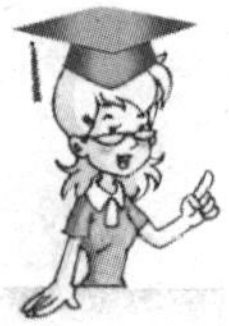

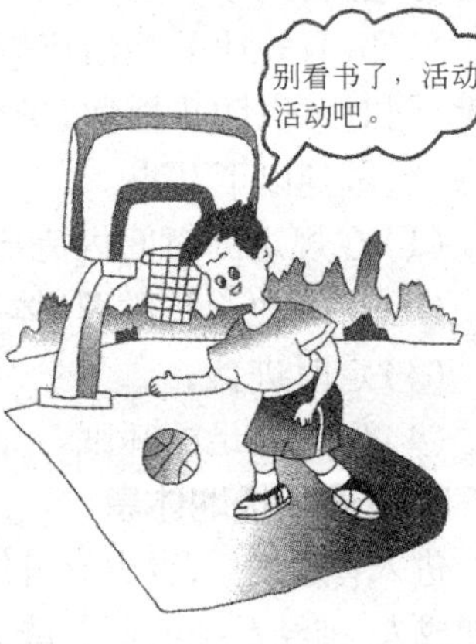

3. 适度的业余生活

在快节奏的工作学习之余，积极参加学校组织的课余文化娱乐和体育活动，可丰富生活、调节精力和体力。

许多损伤身体，影响体质的因素都和过度、过量、不爱惜自己的生活方式有关。如玩扑克牌和上网，原是趣味性的娱乐活动，能增添乐趣，转移意念，排除寂寞，结交朋友，可增加人际间的关系，有益于身心养生，但是不少人，不能控制自己，迷醉于牌桌和电脑游戏，纵欲无度，甚至通宵达旦。在长时间的高度思想集中和静止坐姿的情况下，思维和身体处于紧张极限状态，使人精神恍惚，食欲减退，影响身体。更有甚者用扑克进行赌博，或者浏览非法网站，违背了娱乐的性质，使人的思想堕落，污染了社会风气，应该坚持反对。

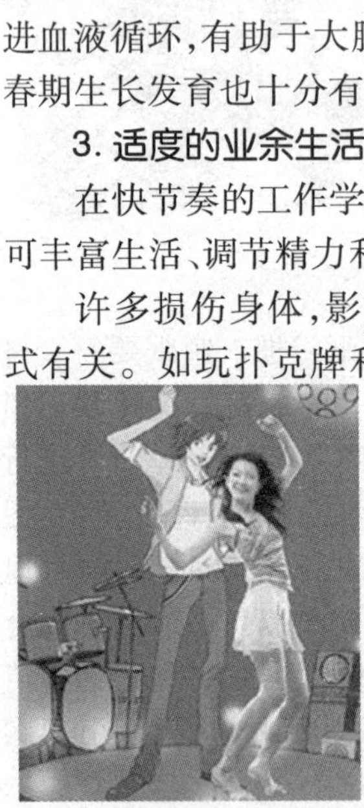

爱心提示

时尚健康悖论之——夜生活

泡吧、卡拉 OK 等活动,既能缓解工作压力,还能扩大交往圈子,但往往因为污浊的空气和较大的噪声并不是养精蓄锐的好地方。如果经常夜半还在外面奔波,久而久之,与其说是到这些地方去"疗伤",寻找好心情,还不如说是去找病。

二、不良生活方式和行为习惯的危害

1. 吸烟

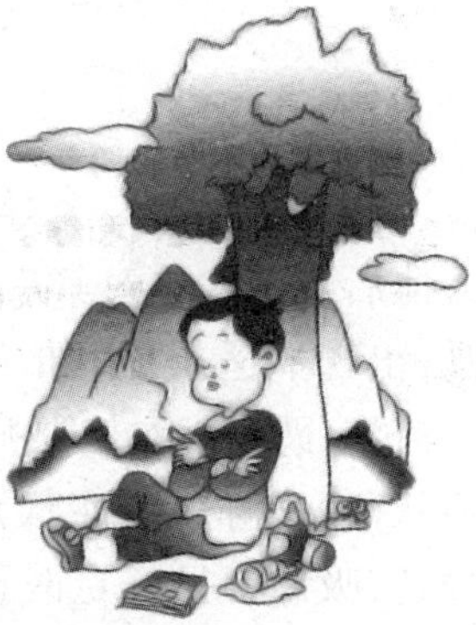

吸烟对于青少年的危害特别大。烟草燃烧时会产生很多种有害物质,其中尼古丁、焦油、一氧化碳毒性最大。焦油是由好几种物质混合成的,在肺中会浓缩成一种黏性物质。尼古丁是一种会使人成瘾的药物,由肺部吸收,主要是对神经系统发生作用。一氧化碳能减低红血球将氧输送到全身的能力。

吸烟过程中,烟中的放射性物质随烟雾进入支气管和肺部,并在肺黏膜沉淀,不断放出射线危害肺部,这是吸烟者易得肺癌的主要原因。口腔癌、喉癌、食道癌、膀胱癌、胃癌等都与吸烟有关。

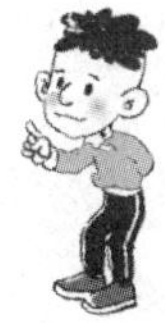

长期吸烟会使血液中的纤维蛋白处于较高的水平,增加了患心脏病的危险;还会使动脉内壁产生特殊的水肿现象,既影响血液流通,又危害冠状动脉,易引起冠心病。

吸烟会使体内重金属镉的积累增高,使骨骼脆弱,易患骨多孔症。吸烟产生的尼古丁会损害血管,导致营养障碍,使皮肤提前老化,失去弹性和光泽,显得干燥、灰暗,并出现许多皮肤皱纹。处于青春期的青少年,器官尚未发育成熟,对外界环境的侵害因素抵抗力低,免疫能力弱,所以开始吸烟的年龄越早,患上述疾病的机会就越多,病情也越严重。

2. 酗酒

酗酒即为不节制地大量饮酒。如果大量的酒精进入体内,就会产生各种不良反应,危害人的生命和健康。如果长期大量饮酒,可使肝脏过度疲劳,从而逐步丧失解毒能力，这就会对身体产生更大的伤害。

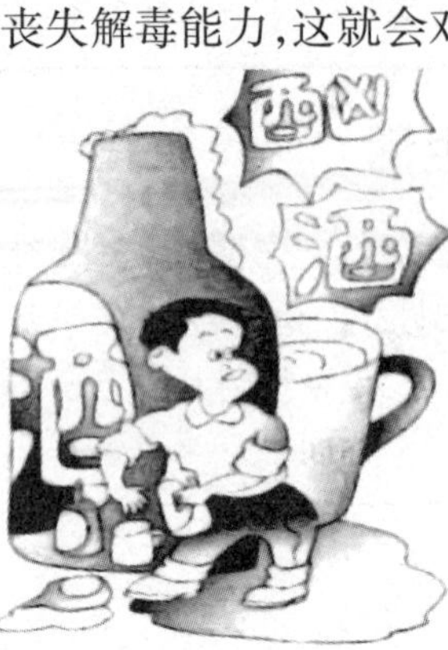

酗酒往往易导致急性酒精中毒，轻者面红耳赤、语言失常；重者体温下降、嗜睡昏迷、面色苍白、皮肤湿冷、脉快而弱、呼吸缓慢等，若不及时抢救会因中枢神经麻痹而死亡。长期饮酒会导致慢性酒精中毒，表现为智力、记忆力下降，手颤、消化功能减退，甚至出现慢性胃炎、肝硬化、肝区痛、脂肪肝、食道疾病等。

青少年神经系统尚未发育完全，中枢神经系统脆弱，极易受损。酗酒会损害记忆力、推理能力、分析问题能力和解决问题能力，从而导致智力发展障碍。

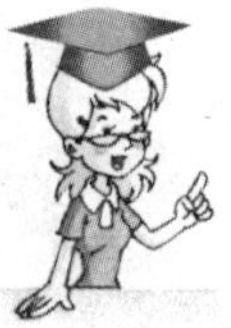

3. 吸毒

任何人只要染上毒品，就会对它产生强烈的生理和精神依赖性。毒品进入人体后会使人体对其产生适应性和依赖性，一旦停用，人体生理功能就会发生紊乱，出现不适反应，如不安、焦虑、忽冷忽热、流涕流汗、恶心、呕吐、腹痛、腹泻、体内奇痒难忍等症状(医学称戒断症状)。为缓解毒瘾发作时的痛苦，吸毒者只好定时摄取毒品，并一次次加大剂量，这一现象被称为身体依赖。心理依赖则表现为吸食毒品后，使人产生一种欣快感，吸食者为了不断地体验这种欣快感，就会产生强烈地再次使用毒品的欲望。

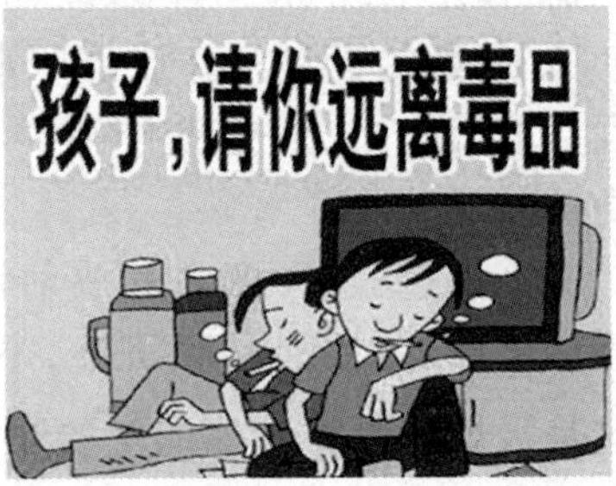

青少年正处在生长发育的关键时期，一旦染上毒瘾，会对人的健康构成直接的严重损害，甚至导致死亡。由于滥用毒品会导致体内重要系统和器官受损，身体抵抗力明显下降，一些疾病就会乘虚而入，如心、肾功能衰竭，败血症，脑损害，性病，艾滋病等。毒品不仅对青少年身体有极大的损害，而且还使人在精神上越来越堕落，成为毒品的奴隶，这时他们对于学习、生活已不再有兴趣，支撑他们躯壳的唯一目的就是设法获得毒品。所以，他们会不择手段，作出不理智的行为，甚至走上犯罪的道路。

正确认识毒品的危害，不要存在好奇和侥幸心理，坚决拒绝尝试第一次，认识到一旦染上毒瘾，将会对身心健康带来严重危害。拒绝尝试第一次是最明智的选择。

爱心提示

很多同学认为：吸烟不算什么，不是许多大人都吸吗？然而，从吸烟到吸毒只有一步之遥。吸烟、吸毒，同样都是吸。吸烟者，最容易对吸毒产生好奇心。所以，有一位戒毒专家警告说：“吸烟者是吸毒者的预备军！”

4. 滥用药物

随着各类新药物的不断问世，滥用药物的现象越来越普遍。这种现象在学生中也很常见，自己稍有不适就吃药，甚至不经过医生的诊治就自行用药，结果造成药物的不良反应，或产生对药物的依赖，或造成药物对身体各脏器的损伤。虽然大多数人都没有感觉到有什么不适感觉，但并不是没有副作用，因为所有的药物都有副作用，只不过绝大多数是轻微的，能够忍受的，而且有些药物的毒性反应并不是服药后立即发生，而是长期蓄积逐渐产生的，蓄积到一定程度才表现出来。一旦中毒反应出现，则为时已晚。据资料统计，我国每年有 250 万人存在药物滥用（或用药过量）现象，由此而导致直接死亡的人数达 10 万余人。

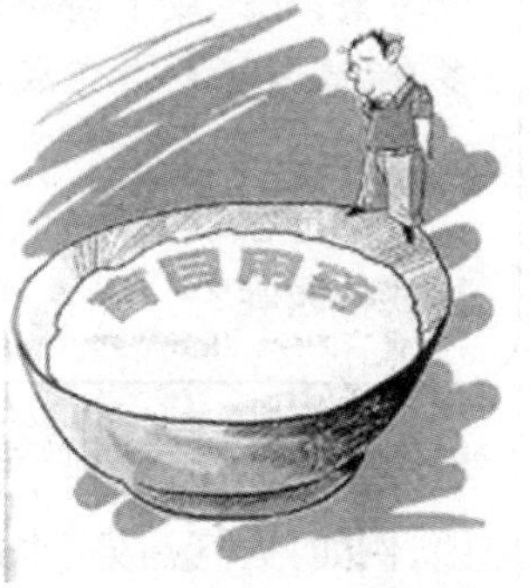

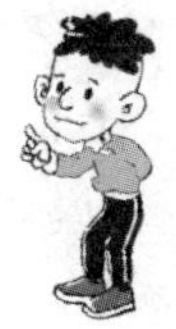

俗话说，“是药三分毒”。凡是药物都具有两重性，在发挥其治病功效的同时，也会出现一系列的不良反应，而引起某些疾病。如人们熟知的解热药非那西汀，就可以引起弥漫性肺泡炎；奎尼丁可使心率失常者发生惊厥；长期服用阿司匹林可导致胃溃疡血、胃出血；四环素会使幼儿牙齿发黄等等。这些都是由药物不良反应引起。

避免滥用药物，必须正确认识到滥用药物的危害。过分相信保健药、擅自增加药物剂量、改变服药间隔，都会引起不必要的不良反应，甚至发生意外危险。所以，每个人都应该做到有病一定要到正规医院看，按医嘱用药。不要迷信某些药物广告，尤其一些街边小广告。总之，要在医生指导下，选择安全、可靠，并且有效的药物进行治疗。

第三节　环境卫生

大家一起看

我们的校园

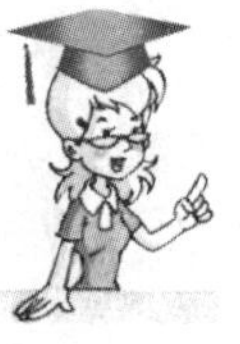

校园里值得注意的环保问题还真不少：乱扔垃圾、乱倒饭菜、乱扔纸屑、乱写乱画等。特别严重的是，很多同学乱踩草坪，而且习以为常。不知多少绿草如茵的草坪和装点美丽校园的花坛，已变成了寸草不长的黄土地。很多的校园绿化被同学们为抄近路而肆意践踏。还有不少同学在厕所墙壁上、通道墙壁上，甚至课桌上乱写乱画，而在校园内起哄怪叫，不仅造成了环境污染，也造成了精神污染。要是人人都放纵这种破坏环保的行为，用不了多久，绿草坪就会变成灰尘滚滚的黄土地，整洁的校园就会变得肮脏、污浊。

你是喜欢被污损、破坏的校园环境，还是喜欢安静整洁、绿树成荫的园林式校园呢?

适宜的环境，有利于促进人体健康和长寿，有利于工作和学习，但由于各种原因，例如：大气污染、水污染、土壤污染、放射性污染等，造成环境污染时，就可引起人体某些功能、结构发生异常反应，出现病理性改变，导致疾病发生，甚至死亡。我国工业化发展和人口的剧增，产生了一系列危害学生身心健康的因素，所以保护环境、搞好环境卫生对学生的健康十分有利。科学家认为：良好的生活环境，可以使人寿命增加 10～25 年。

一、校园环境卫生

维护学生健康，保护环境，首先要从保护校园环境做起，增加校园绿化面积，建成到处绿树婆娑、花草相映、有花可赏、有景可观的园林式校园。搞好环境绿化，可以消除空气污染，保持清新的空气；可以减少空气中的灰尘，清除空气中的细菌和病毒，吸收工业排毒等，从而减少疾病发生；绿化还可以降低噪声，减轻噪声的干扰和危害，给学生创造一个幽静的环境，有利于学生学习和休息。良好的环境还可使学生心情舒畅，精神焕发，减轻疲劳，提高用脑效率，使工作和学习效率明显提高，减少疾病，增进健康。因此，维护校园环境，人人有责。

二、宿舍环境卫生

学生有一半的时间是在宿舍里度过的，宿舍环境卫生的好坏直接影响着学生的学习、生活和休息。在杂乱无章、空气污浊、遍地垃圾、喧闹嘈杂的环境下，学生会感到沉闷和极不舒心，容易产生烦躁和厌倦情绪，工作和学习效率会明显降低。为了健康地生活和学习，要讲究卫生，努力保持宿舍环境整洁、安静，经常开窗换气，增加日光照射，减少空气中的微生物，并且阳光照射能改善心、肺功能，降低机体紧张状态。所以，这是防止污染、减少疾病的简单而有效的方法。个人的衣物、鞋袜、被褥要勤洗勤晒，不要任其在不见阳光的地方晾干，否则容易滋生霉菌，会使人患上皮肤病等疾病。要保持室内干燥，尤其南方的学校，因天气湿热，不要在室内随地倒水。

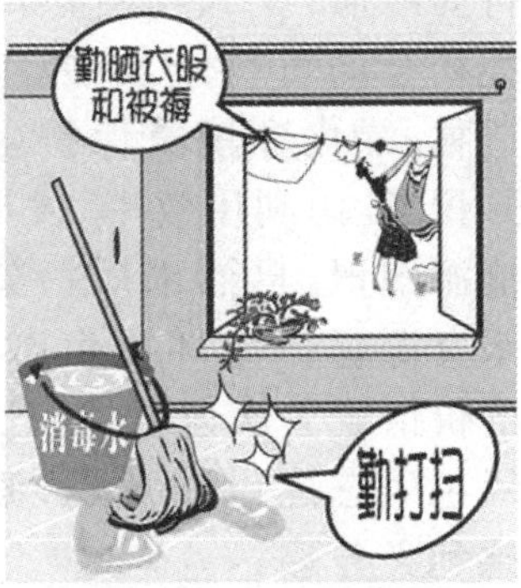

保持室内清洁，空气流通！

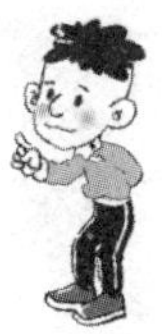

三、教学环境卫生

教室、实验室和图书馆是学生每天都要光顾的地方，是学生主要的学习环境，其卫生条件的好坏直接影响学生的精神状况，影响学习效率。

必须保持环境通风好，使空气新鲜，供氧充足，这样能使学生精神振奋、精力充沛、学习效率高；室内光线强度要适宜，过强的光线容易使人心烦意乱、精力分散、疲劳等。另外，要用无尘书写笔代替粉笔，减少粉尘污染，有利于师生健康。实验室要求有相应的安全措施，如化学实验室应有防毒、防污染措施；放射实验室应有防辐射措施，否则将直接危害学生的身体健康。当今，现代化的多媒体教学越来越普遍，如投影仪、幻灯片、电脑、电视等。若长期在电脑前操作，容易引起“电脑病”，而出现头疼、眼睛发胀、神经紧张等，所以，要合理调整电脑操作的时间，最好连续操作 1 小时后即休息 5～10 分钟。

四、环境保护

由于大环境在不断变化，要想使青少年积极参与到保护生态环境中，就要求他们有生态道德意识、生态学价值观和具备相关生态知识。

1. 掌握相关生态知识

首先，正确认识人类的生存环境，从人与自然相互依存、和谐相处的生态理念出发，树立一种符合人类发展需要的、全新的现代生态发展观和价值观，自觉养成爱护环境和生态系统的保护意识、思想觉悟和相应的道德文明行为习惯，在人与自然的和谐相处中实现人类社会的可持续发展。其次，积极学习植树造林、绿化环境及保护生态平衡等绿色生态知识，能源利用效率、发展可再生能源等绿色能源知识，自然水质污染、生活污水的处理、水资源保护等环境生态知识。最后，以正确的价值观去认识自然、社会和自我，使之具有绿色生态建设的意识，激发保护环境的责任感和义务感。

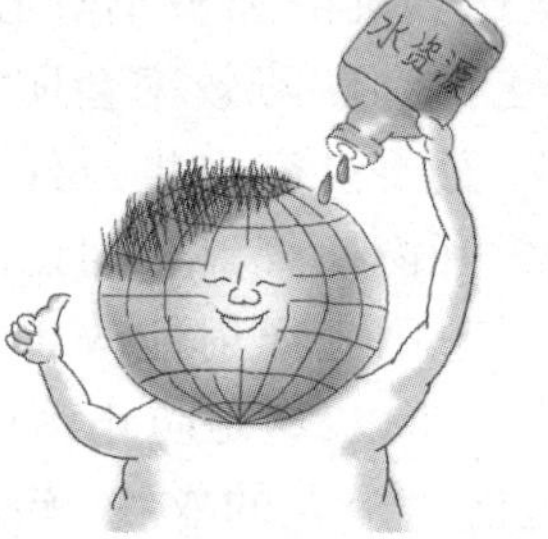

请善待我的绿化

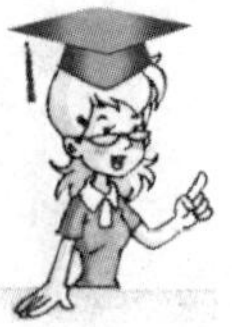

2. 培养学生生态道德意识

校园是最基础、最主要的教育活动空间，是体现生态、人文等精神的重要场所。为此通过营造一个良好的校园环境来潜移默化地进行生态、人文、科学建设的教育及生态道德的意识。重视校园里的绿化建设，用文明提升绿色校园，给学生以春风化雨、润物细无声般的浸染与启迪。如果青少年都具备了良好的生态道德思想和行为，对中国未来的环境保护作用将会起着重要的作用。

3. 倡导合理的绿色消费

首先，从点滴事做起。在外出购物时，带上可多次使用的帆布或纤维袋，从而拒绝使用难以降解的塑料制品、包装袋等；尽量不使用一次性的物品，如塑料打火机、塑料餐布等。同时，要注意“废物”利用，对每天的垃圾进行分类处理，并亲自动手进行垃圾的回收活动，如将矿泉水瓶、饮料瓶、易拉罐等收集起来，送到废品回收部；将班级里乱丢的废纸集中回收处理。通过开展对垃圾的回收活动，养成不随地乱丢垃圾的良好卫生习惯，同时也养成对垃圾回收处理的科学行为。为了人类的可持续发展，要尽可能科学合理地消费。

拒绝“白色垃圾”，提倡“绿色消费”，从我做起

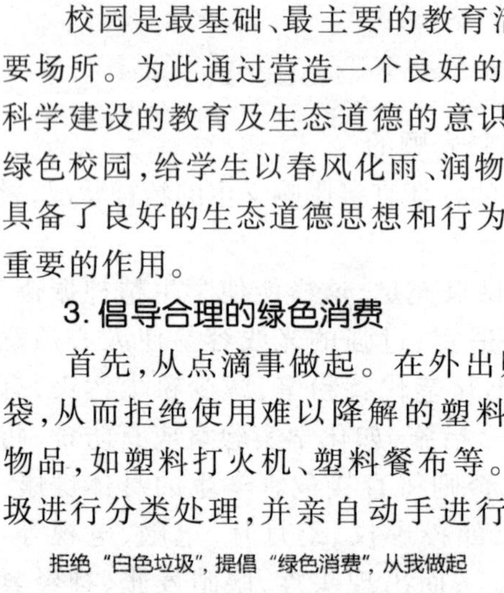

4. 了解污染现状，自觉养成保护环境的良好行为

人类的消费活动必须以维护生态平衡、资源保护为前提。然而，人类今天的消费行为已在多方面对自然环境造成了危害。堆积如山的生活垃圾已超出了自然界的分解能力，白色污染令人吃惊，许多珍稀野生动物竟成为当今有钱人餐桌上的美味佳肴。生存环境的日益恶化给人类健康造成潜在的巨大危害，为此人类付出了代价。

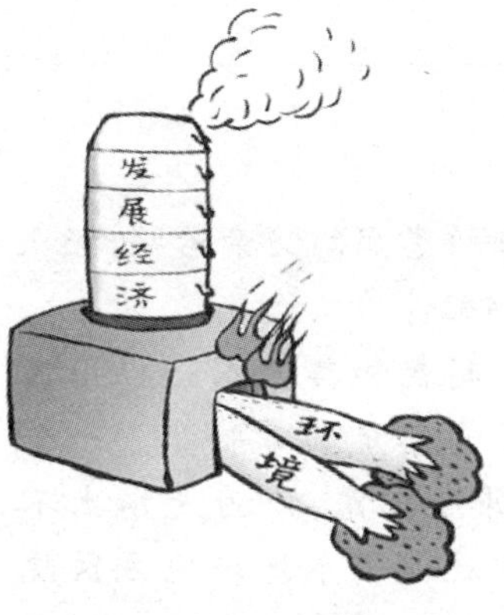

我国资源有限，又是世界上最大的发展中国家。我国水环境污染严重，每年27亿立方米的工业污水只有不到30%能够经过处理，而经过处理的工业污水又只有不到50%能达到国家标准；空气质量处于较重的污染水平。在绝大多数的工业城镇中，灰尘和悬浮颗粒含量超标几倍；土地退化严重，全国土地退化面积达367万平方公里，约占国土面积的38%，每年有大量肥沃土地被侵蚀流失；现存的人均淡水资源不到世界平均水平的1/4，水生态系统失衡，部分地区出现了水危机日渐突出的现象。

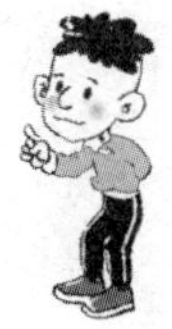

如果我们不试图平衡经济与环境的关系，我们将不可能有真正意义上良好的生态环境。因此，我们必须树立生态危机意识、忧患意识，并养成保护环境的良好习惯。

爱心提示

废旧电池中含有汞、铅、镉等有害金属，由其产生的污染具有周期长、隐蔽性大等特点。一节一号电池烂在地里，能使1平方米的土壤永久失去利用价值，一粒纽扣电池可使600吨水无法饮用，其潜在危害相当严重。在日常生活中把废旧电池同生活垃圾分开处理，以避免造成环境污染。

第四节　职业卫生

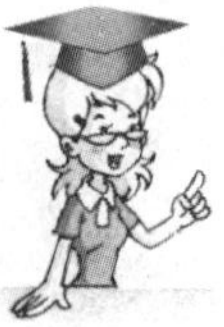

大家一起看

小赵的短暂人生

2004 年 2 月,中职毕业在家的小赵,为了挣钱给患病的父亲治病,经人介绍找了个在 LCD 包装车间用三氯乙烯擦拭电脑配件的工作。

说起来工作很简单,但怕配件擦不干净,小赵就和其他人一样用嘴吹。工作环境是密封的,空气不流通,一天干下来总是头晕脑涨。一个月过去了,小赵的身上突然起了许多红点,他并没在意,以为是水土不服。渐渐地,身上的红斑点越来越多,有的地方还起了水泡。地方医院也无法确诊病因。

在亲人的陪同下,小赵到安徽医科大学附属医院和北京协和医院就诊,均诊断为“急性中毒性肝炎”和“中毒性皮炎”,并导致重症肝衰竭,急需做换肝手术。面对巨额医疗费,已经债台高筑的父母只能眼睁睁看着儿子皮肤在肿胀中一点点糜烂、脱落。小赵就此走完了短短 17 年的人生。

2004 年 4 月 12 日,小赵的家属向昆山卫监所投诉。之后家人收到疾病预防控制中心下达的《职业病诊断证明书》。该证明书结论为:小赵患有职业性急性重度中毒性肝病、职业性皮肤病。经仲裁,小赵的家人拿到了 50 万元赔偿和慰问金。但是,小赵却永远离开了这个世界。

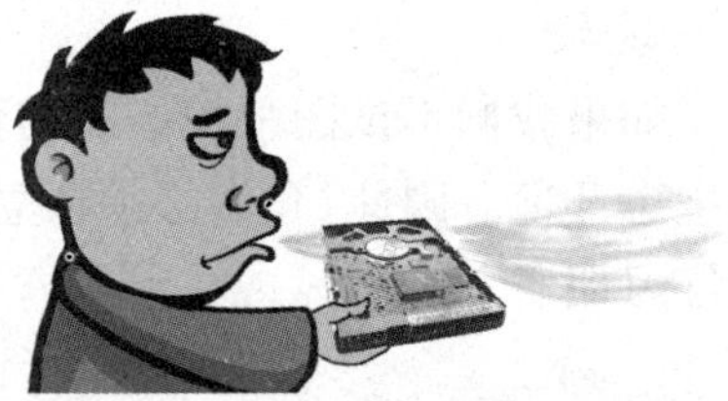

同学们,当你们走出校门参加工作的时候,如何避免像小赵这样的悲剧,更好地保护自己,健康愉快地工作,你知道吗?

职业卫生和职业病防治工作关系到数亿劳动者的身体健康和生命安全,关系到今后相当长一个时期我国经济社会持续稳定发展。《职业病防治法》自 2002 年 5 月 1 日实施以来,取得了一定成绩。但当前我国职业病危害和职业病防治的形势仍然严峻,突出表现在职业病病人总量大,发病率较高,经济损失大,影响恶劣。职业卫生问题已经成为严重影响社会稳定的公共卫生问题和社会问题。

有人形容，职业危害这种不流血的“渐进式死亡”，远远比矿难、车祸等流血的“立即式死亡”更可怕。如何创造一个有利于健康地生产与工作的环境，尽量避免在生产与工作中的有害因素对职业人群健康的损伤，特别是不断加强职业健康教育，不断提高并增强自我保护、自我保健、急救自救的意识和能力，对即将步入社会参加工作的中职学生是很有必要的。

一、职业卫生和职业病的概念

1. 职业卫生

职业卫生研究的是人类从事各种职业劳动过程中的卫生问题，其中包括劳动环境对劳动者健康的影响及防止职业性危害的对策。只有创造合理的劳动工作条件，才能使所有从事劳动的人员在体格、精神、社会适应等方面都保持健康。只有防止职业病和与职业有关的疾病，才能降低病伤缺勤，提高劳动生产率。因此，职业卫生实际上是指对各种工作中的职业有害因素所致损害或疾病的预防，属预防医学的范畴。

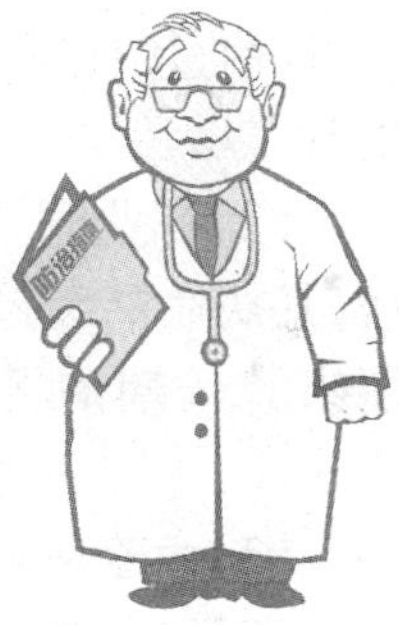

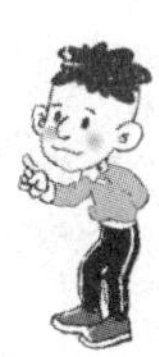

2. 职业病

广义上的职业病泛指劳动者在生产劳动及其他职业活动中，由于职业性有害因素的影响而引起的疾病。狭义的职业病，即法定职业病，它是指职工因受职业性有害因素的影响引起的，由国家以法规形式规定并经国家指定的医疗机构确诊的疾病。

我国职业病主要有尘肺、职业性放射性疾病、职业中毒、物理因素所致职业病、生物因素所致职业病、职业性皮肤病、职业性眼病、职业性耳鼻喉口腔疾病、职业性肿瘤和其他职业病等 10 类，共 115 种疾病。

二、职业病的特点

(1)病因明确，其病因就是职业性有害因素。如果职业性有害因素得到消除或控制，就可防止或减少职业病发生。

(2)所接触的病因大多数是化学因素或物理因素，通常接触量是可以检测的，而且接触量超过一定限度才能使人得病。

(3)在接触同样职业性有害因素的人群中，常常有一定人数发病，只出现个别病人的情况很少见。

(4)早期发现，合理治疗，较易恢复，发现越晚，疗效越差，而且不少职业病目前还没有特效治疗方法。

三、职业病与其他职业伤害的区别

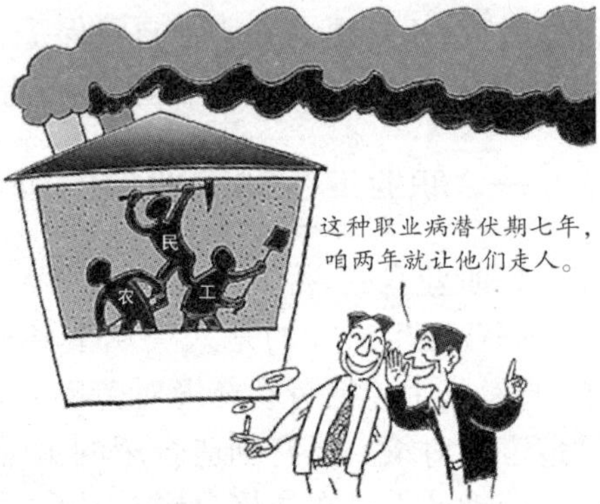
民
农
工
这种职业病潜伏期七年，
咱两年就让他们走人。

(1)职业病的起因是由于劳动者在职业性活动过程中或长期受到来自化学的、物理的、生物的职业性有害因素的侵蚀；或长期受不良的作业方法、恶劣的作业条件的影响。这些因素及影响可能直接或间接地、个别或共同地发生着作用。

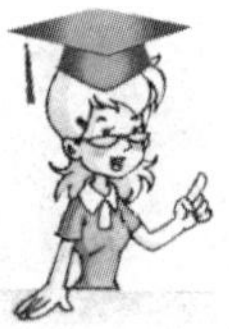

(2)职业病不同于突发的事故或疾病，其病症要经过一个较长的逐渐形成期或潜伏期后才能显现，属于缓发性伤残。

(3)由于职业病多表现为体内生理器官或生理功能的损伤，因而是只见“疾病”，不见“外伤”。

(4)职业病属于不可逆性损伤，很少有痊愈的可能。

可见，职业病虽然被列入因工伤残的范围，但它同因工伤残又是有区别的。

四、职业性有害因素识别

职业性有害因素又称生产性有害因素，是指能对职工的健康和劳动能力产生有害作用，并导致疾病的生产因素。

1.化学性因素

目前，化学性因素是目前公认的引发职业病的最主要的职业性有害因素。

(1)生产性毒物

生产过程中产生的，存在于工作环境空气中的化学物质称为生产性毒物，常见的有氯、氨等刺激性气体，一氧化碳、氰化氢等窒息性气体，铅、汞等金属类毒物，苯、二硫化碳等有机溶剂。它们主要通过呼吸道（特殊情况下通过消化道或皮肤）侵入人体，对人体的组织、器官产生毒害，再依毒性的不同对人体的神经系统、血液系统、呼吸系统、消化系统、骨骼组织等产生作用。除了产生局部刺激和

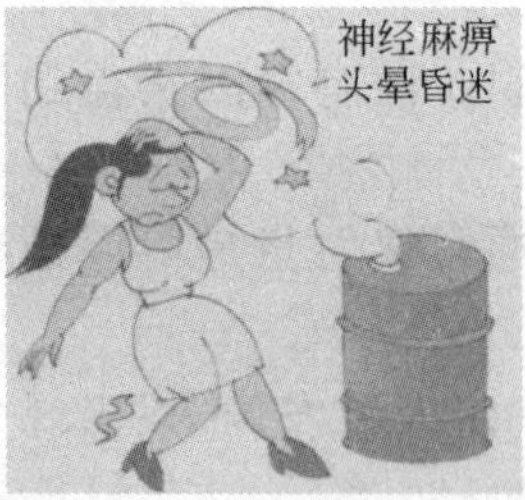
神经麻痹
头晕昏迷

腐蚀作用及中毒现象以外，还可产生致突变作用、致癌作用、致畸作用等。

(2)生产性粉尘

在生产过程中产生的，较长时间悬浮在生产环境空气中的固体微粒，称为生产性粉尘，如矽尘、滑石尘、电焊烟尘、石棉尘、聚氯乙烯粉尘、玻璃纤维尘等。劳动者在生产过程中被动吸入的这些生产性粉尘，随时间的推移在肺内逐渐沉积到一定程度时，会引起以肺组织纤维化为主的病变，即导致尘肺病的发生。

2. 物理性因素

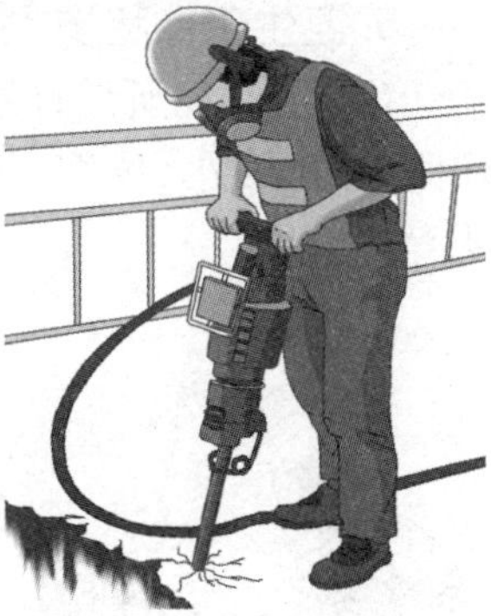

(1)异常气象条件

高温，如热油泵房、夏天进入油罐车或油槽车内作业等；低温，如石蜡成型的冷库。

(2)噪声

如来自机械力(固体或液体表面的振动)，气体湍流，电动力及磁动力等的噪声；又如来自粉碎机、机械传送带、电气设备等的噪声。

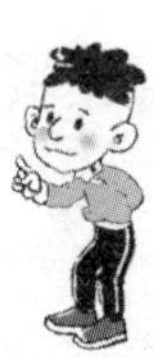

(3)振动

如循环压缩机转动；使用风动工具，如锻锤、风锤、电锯、捣固机；研磨作业的砂轮机、铣床、镟床；交通运输工具，如汽车、摩托车、火车等。

(4)电离辐射

如工业探伤用的X射线、放射性同位素仪表。

(5)非电离辐射

如高频热处理时的高频电磁场；电焊、氩弧焊、等离子焊时产生的紫外线；加热金属、玻璃时产生的红外线等。

3. 生物性因素

生物性有害因素指会引起的与职业有关的某些疾病的细菌、寄生虫或病毒。如引起皮革工人、畜产品加工工人等职业性炭疽的炭疽杆菌等。

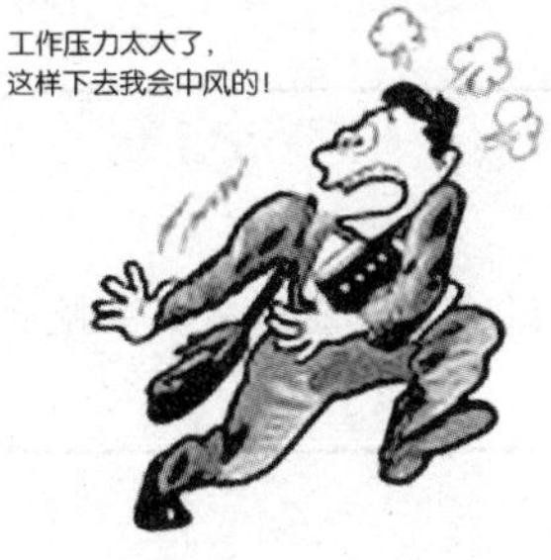

4. 劳动过程中的有害因素

(1)劳动组织不合理

如劳动时间过长，特别是检修期间，有时一天工作10～12小时，甚至更长时间，如果组织不当则不利于员工的健康。

(2)劳动精神过度紧张

多见于新工人或新装置投产试运行，或生产不正常时。如高压、硫化氢浓度大时，易发生燃烧、爆炸和中毒，不但新工人紧张，即使是老工人在试运行期间也会十分紧张。

(3)劳动强度过大或安排不当

如超负荷的加班加点，还有检修时的工业探伤工作量往往过大。

(4)个别器官、系统过度疲劳

如光线不足，使视力紧张，长时间处于不良体位或使用不合理的工具设备。

5. 卫生条件和技术措施不良的有关因素

(1)生产场所设计不合理。如车间布置不当，有毒与无毒岗位设在同一工作间；厂房矮小、狭窄，设计时没考虑必要的卫生技术设施，如通风、换气或照明等。

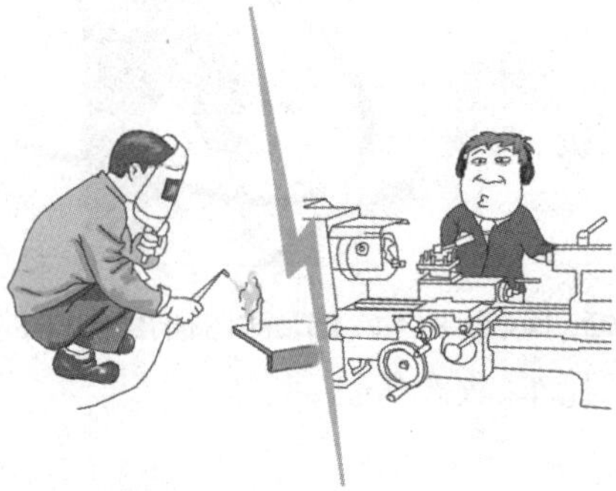

(2)防护措施缺乏、不完善或效果不好

如一些包装厂房或操作岗位，往往缺乏防尘、防毒、防噪声等措施。

(3)缺乏安全防护设备和必要的个人防护用品

如铆工与焊工在同一厂房作业，铆工有耳塞防噪声，但焊工却没有；焊工有防紫外线的面罩，保护眼睛，铆工却没有。

(4)自然环境因素

如炎热季节的太阳辐射，头部受长时间日照而发生中暑。

(5)环境污染因素

如化肥厂的氨气泄漏，会使处于下风侧的其他工种工人受害。

上述各种职业性有害因素对人体产生不良影响并使人体显现病状，是要满足一定条件的，如有害因素的强度(数量)、人体接触有害因素的时间和程度、个体因素及环境因素等。当职业性有害因素作用于人体，并造成人体功能性或器质性病变时所导致的疾病，即为职业病。

爱心提示

健康透支十大行业

1. IT 业；2. 企业高管(含民营企业主)；3. 媒体记者；4. 证券；5. 保险；6. 出租车驾驶员；7. 交警；8. 销售；9. 律师；10. 教师。

五、职业病预防

"预防为主"是我国的卫生方针。接触有害物质并不可怕,可怕的是麻痹大意,不重视预防。防止职业病的措施主要有以下几种。

1. 开创新技术工艺,改善劳动条件

(1)尽量减少职业危害,以无毒物质代替有毒物质,以低毒物质代替高毒物质。如硅整流器代替汞整流器,铁丸喷砂代替石英喷砂等。

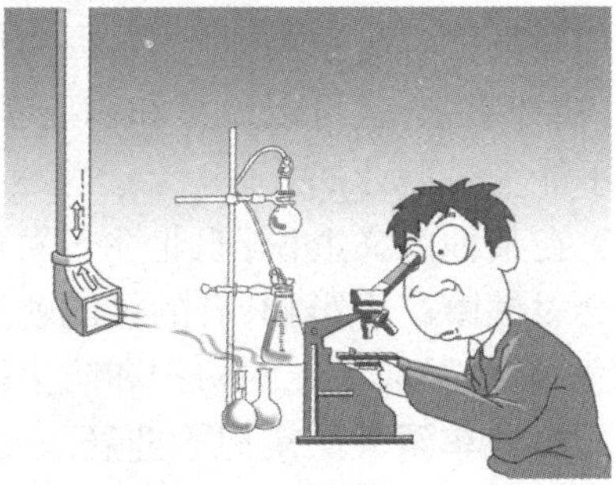

(2)提高机械化、自动化水平,做到远距离操作。目前不少企业做到了工人在操作室内用电脑控制生产,定期到现场巡回检查,减少了接触职业危害的机会。

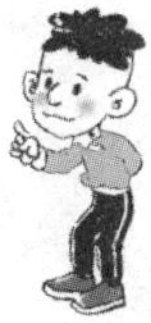

(3)隔离措施。有害作业与无害作业应隔离,以免扩大有害作业范围;也可将有害作业局限化,如非电离辐射,可用金属网进行屏蔽,或屏蔽室进行隔离;也可将操作人员隔离在无害环境内,如隔声室。

(4)加强生产设备的管理,防止毒物的跑、冒、滴、漏。

2. 控制有害物质进入机体的剂量

(1)密闭与通风,尽量把尘源、毒源加以密闭,并加通风措施,造成负压,使尘毒不至于溢散到作业地点;不能密闭的,要加排风罩等通风除尘、排毒设备,但排出气要净化,防止大气污染及周围居民等,如果排毒量小,可直接排出,但排出口必需高于周围最高建筑物1米以上。

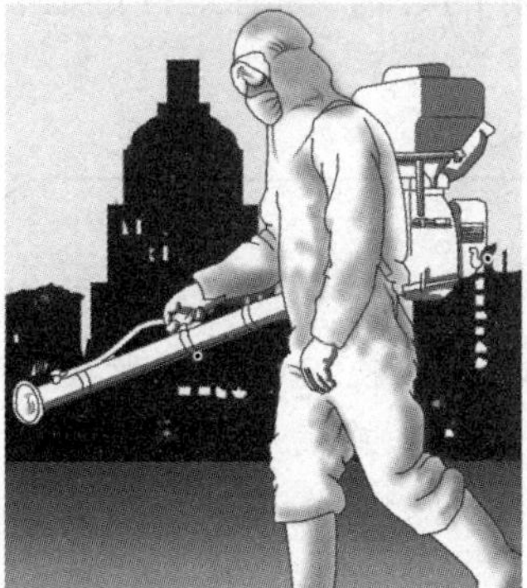

(2)湿式作业、定期清扫,防止二次污染,尤其是各种粉尘作业。

(3)加强个人防护,养成良好的卫生习惯,防止有害物质进人体内。配备个人防护用品,如防尘、防毒口罩、耳塞等。能经皮肤进入机体的或影响皮肤的,要采取护肤措施,如配备工作服、工作鞋(靴)及防护手套。易发生急性中毒的作业场所,要配备氧气呼吸器。

六、汽车驾驶员常见职业病和职业性多发病

职业性多发病是指由于在职业环境中有某些因素,很容易引发和促成的某种疾病或伤害。比如支气管炎,它可以因风寒感冒而引发,也可以因职业环境中烟熏火燎或化学酸雾所促成。它虽然常见于某些职业工种,却只能算是这种职业工种的职业性多发病。又如,汽车驾驶员很容易犯高血压病,因为他们长时间开车,精神紧张,也可以说是和职业有关的多发病,却不能算是职业病。

公共交通工具驾驶员受职业病威胁

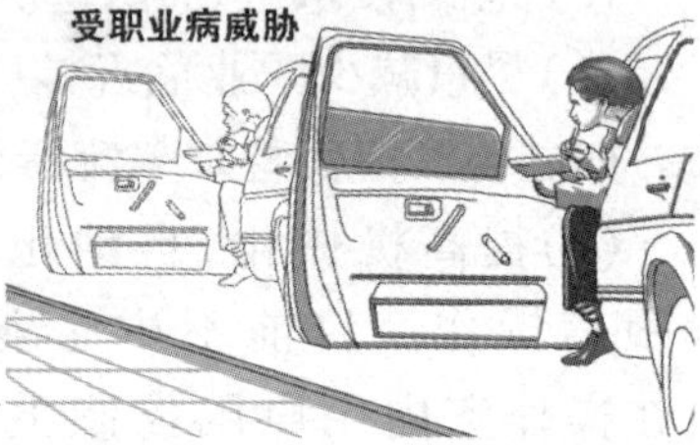

在某种意义上说,职业性多发病得病的人更多,影响面更大。它发生之后,就会对健康产生影响,有的可能就是某种职业病的早期症状。所以不能不加以注意,需要采取一定的防护和防治措施。

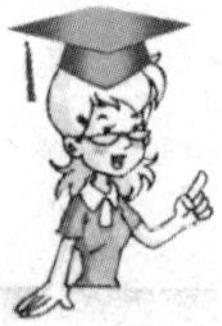

1. 汽车驾驶员常见职业病

(1) 胃肠型神经官能症

胃肠型神经官能症是汽车驾驶员最具代表性的职业病。此病常因人际关系不好、过度劳累、担心、愤怒等原因引起。当受到压力时肠胃黏膜的保护作用减弱,结果胃酸直接作用于胃,导致了胃溃疡等疾病的发生。

专家们说:"胃肠型神经官能症多发生于压力过大的人,另外炎热的天气和空气污染也对人体有影响。"轻型胃病的症状有消化不良、胃痛、腹泻、便秘等,为了治疗这些症状首先要调节饮食习惯,比如吃饭要慢,按时饮食,不要喝咖啡,不要抽烟,不要吃刺激性食物,但最重要的是保持平静的心情,拥有这样的心情可以使自己坦然地面对压力。

爱心提示

汽车驾驶员由于工作的特殊性经常憋尿,就会使括约肌和逼尿肌常常处于紧张状态。憋尿时间过长,膀胱内尿量不断增加,还会使内压逐渐升高,时间长了就会发生膀胱颈受阻症状,造成排尿困难、不畅,或漏尿、尿失禁等毛病。憋尿时不能及时排出尿液,形成尿潴留时还易引起并发感染和结石,严重时还影响肾功能。

(2)腰痛

腰痛是汽车驾驶员最常见的职业病之一。有人作过统计,汽车驾驶员中有50% ~80%的人患有不同程度的腰痛。

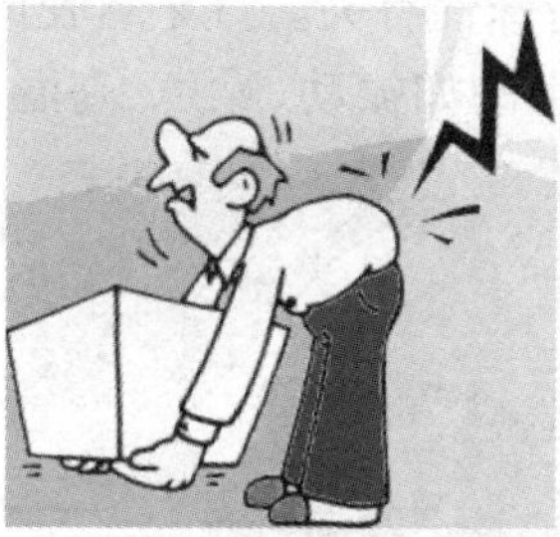

科学家们对各种汽车在行进中由于发动机和路面颠簸对驾驶员坐椅产生的振动进行了测量,发现所有振动都是小于50赫兹的低频振动,它的固有频率正好落在汽车振动的范围内。因此,驾驶员在开车时其腰椎很容易产生一种简单的物理现象——共振。这种共振会在脊柱加大作用,并增加对它的伤害。汽车振动持续地压缩与拉伸脊柱,会使周围组织疲劳,并造成局部组织的损伤。而且,不断的振动也会影响腰椎间盘新陈代谢,加速了椎间盘的退行性变形,甚至造成椎间盘突出,导致腰痛的发生。

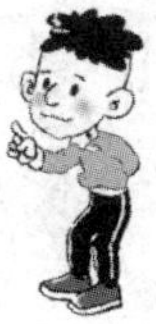

正确掌握驾驶坐姿对预防驾驶员腰痛极为重要。同时驾驶员行车后应避免立即做搬提物体和屈曲身体的动作,也不要连续长时间驾车,中途应适当休息,不妨下车做几分钟的散步或腰部活动。这对于长途汽车驾驶员是格外重要的。

(3)噪声性耳聋

机动车发动机运转、汽车喇叭、所载物体的振动等,可产生不同强度的噪声。驾驶员长期在噪声的“轰击”下,易产生损伤导致噪声性耳聋。早期多在开车之后出现听力下降,若不开车,听力又会逐渐恢复。但长期开车,反复接触强噪声,就会造成听力明显损害,且不能完全恢复,导致双侧不可逆性耳聋。驾驶员最好在平时,不妨碍驾驶、安全的情况下,关闭车窗,或在车上播放舒缓的音乐。

(4)视力疲劳综合症

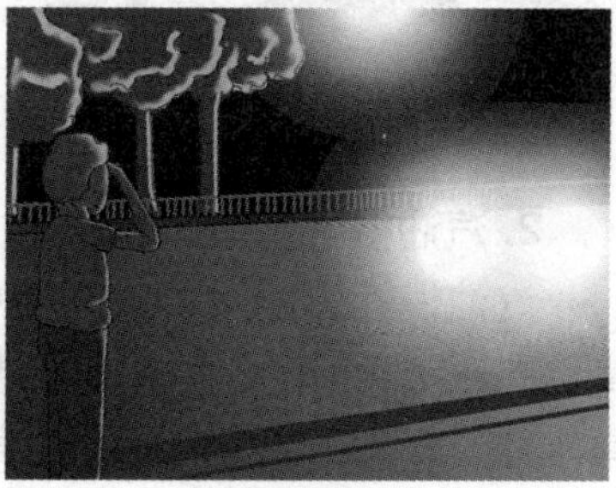

驾驶员在开车时,眼睛时刻都要注视路面的车辆和行人的情况。倘若汽车的风窗玻璃质量粗糙,或高低不平,厚薄不一,就会直接影响驾驶员的视力,导致视力疲劳综合症,即在开车过程中,出现头晕、视物模糊、两眼胀痛等症状。驾驶员朋友在停车后眺望远处或绿色植物,缓解眼部疲劳。

2. 汽车驾驶员的几种职业性多发病

我国汽车驾驶员中的职业性多发病，主要有前列腺炎、痔疮、心脏病和高血压等；女性驾驶员多见的月经功能紊乱、习惯性流产、妊娠合并症等，亦被认为是与工作相关的疾病。究其原因多与汽车驾驶员职业的特殊性有关。汽车驾驶员因职业接触的有害因素较多，归纳起来有：汽车本身产生的如振动、噪声、高温、寒冷、汽油等；职业特点形成的如精神紧张、生活不规律等；还有的接触环境中存在的如粉尘、有害物质等。这些都会对汽车驾驶员的健康造成危害。

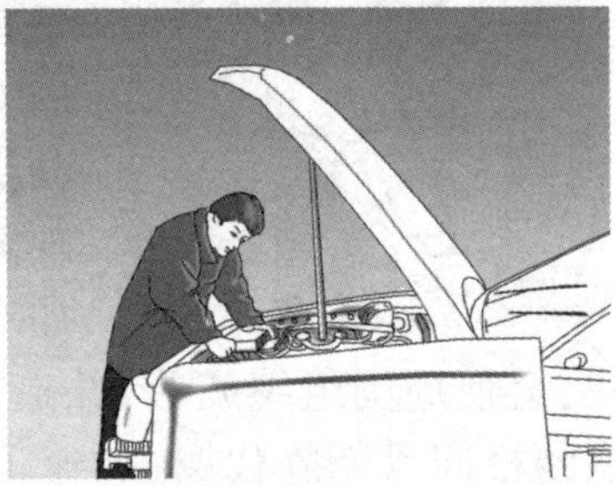

一些常见的多发病，已对驾驶员的健康造成了较严重的损害。汽车驾驶员自身应采取一些相应的预防保健措施，诸如适当减少连续开车时间，合理安排休息，改善生活条件，定期体检，勤于运动锻炼等。

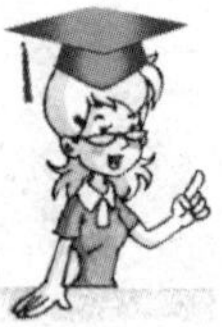

七、交通行业其他工种的常见职业性疾病

1. 汽车修理工

(1)汽油中毒

在修理汽车的过程中短时间吸入高浓度汽油蒸气或皮肤接触汽油时可能发生急性中毒。轻者出现麻醉症状，表现为兴奋、精神忧伤、步态不稳、震颤，并有头晕、恶心、呕吐；黏膜刺激症状，如流泪、结膜充血、咳嗽等；重者可能很快出现昏迷、抽搐、肌肉痉挛、瞳孔散大、对光反射迟钝或消失。在特殊情况下，如口吸油管误将汽油吸入肺内，可引起支气管炎、化学性肺炎及肺水肿等。

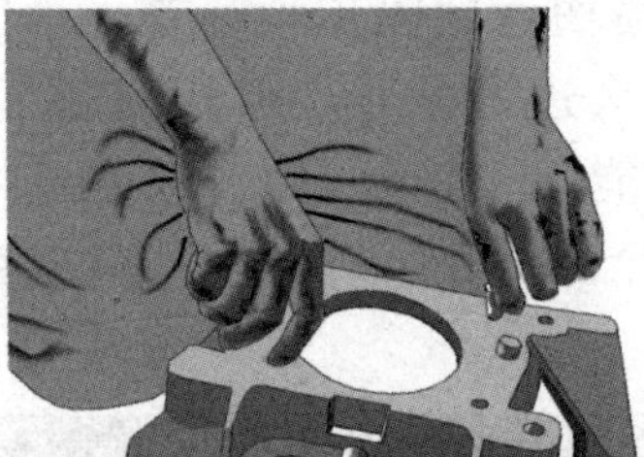

2. 汽油慢性影响

汽油慢性影响主要表现为中枢及植物神经功能紊乱，如头晕、头痛、失眠、多梦、噩梦、乏力、记忆力减退等神经衰弱综合症；肌无力、震颤、手足麻木；血压忽高忽低，易兴奋，喜怒无常，兴奋和抑制状态无规律地出现；有的可出现癔病样症状，称“汽油性癔病”。

还有，长期接触汽油，会使皮肤干燥、皲裂，出现角化性皮炎。妇女除上述神经系统症状外，还可能出现月经异常、周期紊乱等；长期接触机油也可使毛囊口角化增生，使皮脂排泄不畅而引起发病。

3. 汽车油漆工

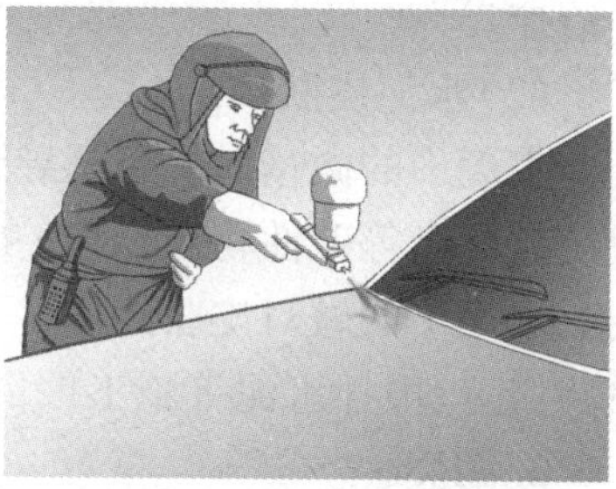

(1)职业皮肤病

有不少汽车修理工、油漆工，工作时手没做适当防护而直接接触油漆、机油等，就可能导致职业性皮肤病。

(2)职业中毒

油漆中含有苯、游离甲苯二异氰酸酯(TDI)、有害重金属(铅、镉、锰)等有毒有害物质。油漆中的有机化合物可通过呼吸道、皮肤等进入人体。这些有害物质主要侵犯神经系统、造血系统和肝脏器官，引起机体不同组织和器官的损害。常见病症主要是以神经衰弱和上呼吸道刺激症状为主，例如：流泪、咳嗽、头晕、恶心、易疲劳、四肢无力、女性月经周期改变等。长期反复接触有毒有害物质可引起慢性中毒，其主要损害神经系统、造血系统。临床表现为头痛、失眠，白血球持续减少、血小板减少，最终生物再生不良或再生障碍性贫血。

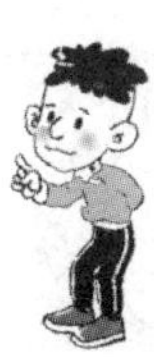

汽车油漆工应该增强自我保护意识。在作业过程中尽可能打开门窗，加强通风排毒。油漆作业时应戴口罩和防毒面罩、戴手套、穿好工作服，工作完成后及时洗净身体接触油漆的部位。

4. 公路筑、养路工人

筑、养路工人长年累月在野外施工作业，与泥土、沥青、砂石、粉尘等打交道，并且顶烈日、冒严寒，日晒雨淋，作业环境是十分艰苦的。近几年来，随着机械化程度的提高，筑、养路工人的劳动强度有所降低，职业性有害因素有所控制。常见的职业病有：

(1)矽肺

由于长期吸入大量含游离二氧化硅粉尘而引起的肺组织纤维化为主要病理特征的全身性疾病。它是尘肺中最为严重的一种职业病，是我国最常见的一种职业病。交通行业中可能发生矽肺的工种，主要有筑路、开凿隧道、采石、水利工程、石粉加工等。凡能接触石英或含石英的一切粉尘作业的人员都要预防发生矽肺。矽肺的个人预防措施主要是要加强在作业时的个人防护，坚持带过滤式

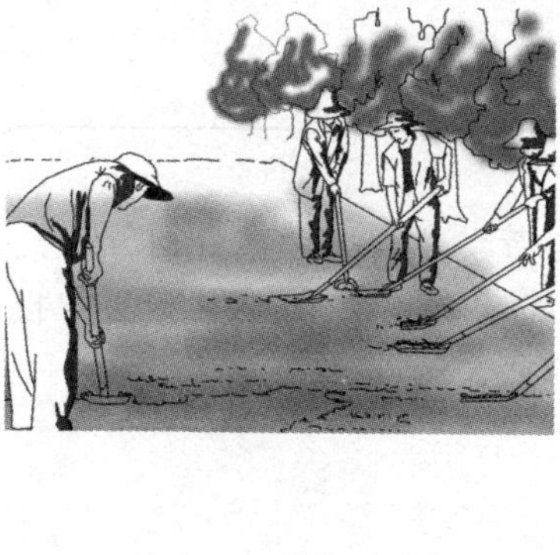

防尘口罩；提倡戒烟；凡有活动性肺结核、严重呼吸系统和心血管疾病者都不能从事粉尘作业；定期参加体检；凡被确诊为矽肺的病人要及时脱离粉尘作业并接受治疗。

(2)水泥皮肤病

水泥中的微量六价铬是导致皮肤病最主要的致敏原，水泥遇水或汗液，能生成氢氧化钙等碱性物质，刺激皮肤，引起皮炎，进入眼内则会引起结膜炎、角膜炎。水泥中的碱对皮肤的伤害则更能增加人体对六价铬的吸收。预防措施是在筑路搬运、搅拌水泥等施工项目时，倡导使用橡胶手套。

5. 海员

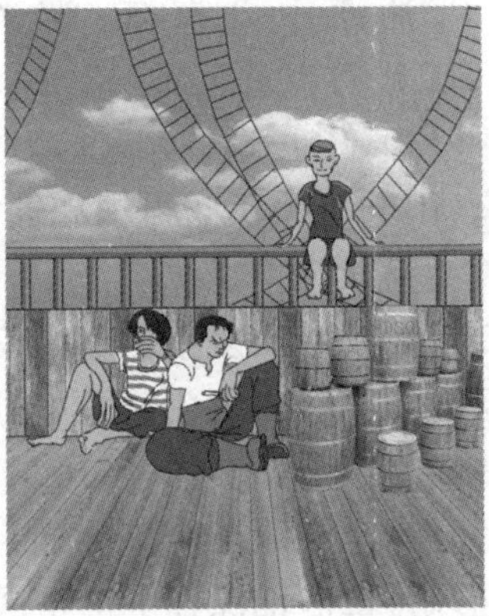

长期的海上工作，无规律的海上生活，加上劳累，会有不同程度的海员职业疾病。

(1)慢性胃肠病

慢性胃肠病是海员群体的多发病，主要是由于海员的饮食缺少规律，食品单一，营养匮乏所致。其症状多数有腹痛、消化不良等。严重患者经常有腹泻，甚至便血。若不积极治疗，可导致患者身心痛苦，严重影响学习和工作。船员烟酒嗜好较多，长航时常无青菜和鲜鱼肉，由于海上很难补充到淡水和新鲜蔬菜，一般会缺乏维生素。船员中高血压、腰腿痛、慢性支气管炎、急性肝炎、痢疾等也是最常见的职业疾病。

(2)神经衰弱

神经衰弱是一种海员常见的神经官能症，其发病原因与长期精神负担过重、生活无规律或过于疲劳有关。其症状表现很复杂，有的患者情绪不易控制、易激动、烦躁、注意力不易集中和睡眠浅；有的则表现为衰竭症状，如嗜睡、易疲劳、全身酸软乏力、食欲减退、孤僻、忧郁和情绪低下等。预防措施只有合理安排海员的工作和生活。

爱心提示

《职业病防治法》第30条规定："用人单位与劳动者订立劳动合同(含聘用合同)时，应当将工作过程中可能产生的职业病危害及其后果、职业病防护措施和待遇等如实告知劳动者，并在劳动合同中写明，不得隐瞒或者欺骗。"

(3)其他

另外,海员心血管病发病率和死亡率高于陆上同年龄组的居民,特别是船长、高级船员和驾驶员发病率高,这和他们责任负荷高于一般海员有关。长期在船舶机舱工作的海员,还会因机舱噪声大,造成职业性听觉损伤,常患耳聋,听力减弱,说话则常常声若洪钟,到陆地时尤其明显;机舱温度高,出汗多,排尿少,常患结石病。

交通行业各领域由于行业的特殊性,普遍存在因饮食的无规律造成的肠胃疾病;噪声带来的噪声性耳聋;焊接工艺带来的尘肺、电光性皮炎;职业压力带来的神经官能症等职业病和多发疾病。同学们顺利完成学业后,将赴交通行业生产第一线谋生存、做贡献,了解作业环境及所接触到的各种有害因素的性质,以及对健康的影响程度、控制措施、自我防护方法等相关知识。在今后的工作中积极预防职业有害因素,逐渐形成良好的行为习惯和文明科学健康的生活方式和工作方式,从根本上降低或消除职业危害。

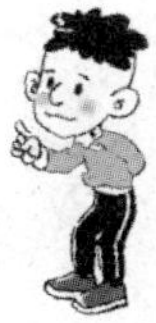

附录一

学校卫生工作条例

（1990年4月25日国务院批准）
（1990年6月9日国家教委、卫生部发布）

第一章　总　　则

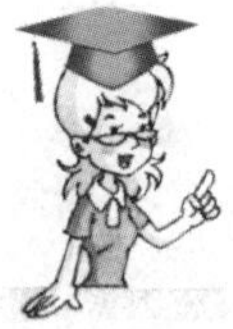

第一条　为加强学校卫生工作，提高学生的健康水平，制订本条例。

第二条　学校卫生工作的主要任务是：监测学生健康状况；对学生进行健康教育，培养学生良好的卫生习惯；改善学校卫生环境和教学卫生条件；加强对传染病、学生常见病的预防和治疗。

第三条　本条例所称的学校，是指普通中小学、农业中学、职业中学、中等专业学校、技工学校、普通高等学校。

第四条　教育行政部门负责学校卫生工作的行政管理。卫生行政部门负责对学校卫生工作的监督指导。

第二章　学校卫生工作要求

第五条　学校应当合理安排学生的学习时间。学生每日学习时间（包括自习），小学不超过六小时，中学不超过八小时，大学不超过十小时。

学校或者教师不得以任何理由和方式，增加授课时间和作业量，加重学生学习负担。

第六条　学校教学建筑、环境噪声、室内微小气候、采光、照明等环境质量以及黑板、课桌椅的设置应当符合国家有关标准。

新建、改建、扩建校舍，其选址、设计应当符合国家的卫生标准，并取得当地卫生行政部门的许可。竣工验收应当有当地卫生行政部门参加。

第七条　学校应当按照有关规定为学生设置厕所和洗手设施。寄宿制学校应当为学生提供相应的洗漱、洗澡等卫生设施。

学校应当为学生提供充足的符合卫生标准的饮用水。

第八条　学校应当建立卫生制度，加强对学生个人卫生、环境卫生以及教室、宿舍卫生的管理。

第九条　学校应当认真贯彻执行食品卫生法律、法规，加强饮食卫生管理，办好学生膳食，加强营养指导。

第十条 学校体育场地和器材应当符合卫生和安全要求。运动项目和运动强度应当适合学生的生理承受能力和体质健康状况，防止发生伤害事故。

第十一条 学校应当根据学生的年龄，组织学生参加适当的劳动，并对参加劳动的学生，进行安全教育，提供必要的安全和卫生防护措施。

普通中小学校组织学生参加劳动，不得让学生接触有毒有害物质或者从事不安全工种的作业，不得让学生参加夜班劳动。

普通高等学校、中等专业学校、技工学校、农业中学、职业中学组织学生参加生产劳动，接触有毒有害物质的，按照国家有关规定，提供保健待遇。学校应当定期对他们进行体格检查，加强卫生防护。

第十二条 学校在安排体育课以及劳动等体力活动时，应当注意女学生的生理特点，给予必要的照顾。

第十三条 学校应当把健康教育纳入教学计划。普通中小学必须开设健康教育课，普通高等学校、中等专业学校、技工学校、农业中学、职业中学应当开设健康教育选修课或者讲座。

学校应当开展学生健康咨询活动。

第十四条 学校应当建立学生健康管理制度。根据条件定期对学生进行体格检查，建立学生体质健康卡片，纳入学生档案。

学校对体格检查中发现学生有器质性疾病的，应当配合学生家长做好转诊治疗。

学校对残疾、体弱学生，应当加强医学照顾和心理卫生工作。

第十五条 学校应当配备可以处理一般伤病事故的医疗用品。

第十六条 学校应当积极做好近视眼、弱视、沙眼、龋齿、寄生虫、营养不良、贫血、脊柱弯曲、神经衰弱等学生常见疾病的群体预防和矫治工作。

第十七条 学校应当认真贯彻执行传染病防治法律、法规，做好急、慢性传染病的预防和控制管理工作，同时做好地方病的预防和控制管理工作。

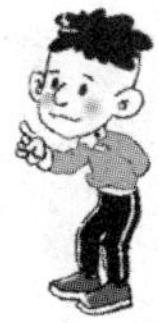

第三章 学校卫生工作管理

第十八条 各级教育行政部门应当把学校卫生工作纳入学校工作计划，作为考评学校工作的一项内容。

第十九条 普通高等学校、中等专业学校、技工学校和规模较大的农业中学、职业中学、普通中小学，可以设立卫生管理机构，管理学校的卫生工作。

第二十条 普通高等学校设校医院或者卫生科。校医院应当设保健科

(室),负责师生的卫生保健工作。

城市普通中小学、农村中心小学和普通中学设卫生室,按学生人数六百比一的比例配备专职卫生技术人员。

中等专业学校、技工学校、农业中学、职业中学,可以根据需要,配备专职卫生技术人员。

学生人数不足六百人的学校,可以配备专职或者兼职保健教师,开展学校卫生工作。

第二十一条 经本地区卫生行政部门批准,可以成立区域性的中小学生卫生保健机构。

区域性的中小学生卫生保健机构的主要任务是:

(一)调查研究本地区中小学生体质健康状况;

(二)开展中小学生常见疾病的预防与矫治;

(三)开展中小学卫生技术人员的技术培训和业务指导。

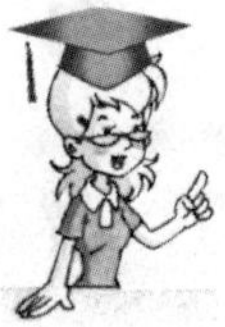

第二十二条 学校卫生技术人员的专业技术职称考核、评定,按照卫生、教育行政部门制订的考核标准和办法,由教育行政部门组织实施。

学校卫生技术人员按照国家有关规定,享受卫生保健津贴。

第二十三条 教育行政部门应当将培养学校卫生技术人员的工作列入招生计划,并通过各种教育形式为学校卫生技术人员和保健教师提供进修机会。

第二十四条 各级教育行政部门和学校应当将学校卫生经费纳入核定的年度教育经费预算。

第二十五条 各级卫生行政部门应当组织医疗单位和专业防治机构对学生进行健康检查、传染病防治和常见病矫治,接受转诊治疗。

第二十六条 各级卫生防疫站,对学校卫生工作承担下列任务:

(一)实施学校卫生监测,掌握本地区学生生长发育和健康状况,掌握学生常见病、传染病、地方病动态;

(二)制定学生常见病、传染病、地方病的防治计划;

(三)对本地区学校卫生工作进行技术指导;

(四)开展学校卫生服务。

第二十七条 供学生使用的文具、娱乐器具、保健用品,必须符合国家有关卫生标准。

第四章 学校卫生工作监督

第二十八条 县以上卫生行政部门对学校卫生工作行使监督职权。其职

责是:

(一)对新建、改建、扩建校舍的选址、设计实行卫生监督;

(二)对学校内影响学生健康的学习、生活、劳动、环境、食品等方面的卫生和传染病防治工作实行卫生监督;

(三)对学生使用的文具、娱乐器具、保健用品实行卫生监督。

国务院卫生行政部门可以委托国务院其他有关部门的卫生主管机构,在本系统内对前款所列第(一)、(二)项职责行使学校卫生监督职权。

第二十九条 行使学校卫生监督职权的机构设立学校卫生监督员,由省级以上卫生行政部门聘任,并发给学校卫生监督员证书。

学校卫生监督员执行卫生行政部门或者其他有关部门卫生主管机构交付的学校卫生监督任务。

第三十条 学校卫生监督员在执行任务时应出示证件。

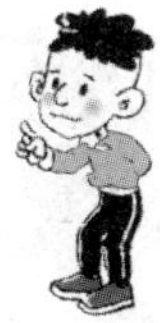

学校卫生监督员在进行卫生监督时,有权查阅与卫生监督有关的资料,搜集与卫生监督有关的情况,被监督的单位或者个人应当给予配合。学校卫生监督员对所掌握的资料、情况负有保密责任。

第五章 奖励与处罚

第三十一条 对在学校卫生工作中成绩显著的单位或者个人,各级教育、卫生行政部门和学校应当给予表彰、奖励。

第三十二条 违反本条例第六条第二款规定,未经卫生行政部门许可新建、改建、扩建校舍的,由卫生行政部门对直接责任单位或者个人给予警告、责令停止施工或者限期改建。

第三十三条 违反本条例第六条第一款、第七条和第十条规定的,由卫生行政部门对直接责任单位或者个人给予警告并责令限期改进。情节严重的,可以同时建议教育行政部门给予行政处分。

第三十四条 违反本条例第十一条规定,致使学生健康受到损害的,由卫生行政部门对直接责任单位或者个人给予警告,责令限期改进。

第三十五条 违反本条例第二十七条规定的,由卫生行政部门对直接责任单位或者个人给予警告。情节严重的,可以会同工商行政部门没收其不符合国家有关卫生标准的物品,并处以非法所得两倍以下的罚款。

第三十六条 拒绝或者妨碍学校卫生监督员依照本条例实施卫生监督的,由卫生行政部门对直接责任单位或者个人给予警告。情节严重的,可以建议教育行政部门给予行政处分或者处以二百元以下的罚款。

第三十七条 当事人对没收、罚款的行政处罚不服的，可以在接到处罚决定书之日起十五日内，向作出处罚决定机关的上一级机关申请复议，也可以直接向人民法院起诉。对复议决定不服的，可以在接到复议决定之日起十五日内，向人民法院起诉。对罚款决定不履行又逾期不起诉的，由作出处罚决定的机关申请人民法院强制执行。

第六章 附 则

第三十八条 学校卫生监督办学、学校卫生标准由卫生部会同国家教育委员会制订。

第三十九条 贫困县不能全部适用本条例第六条第一款和第七条规定的，可以由所在省、自治区的教育、卫生行政部门制订变通的规定。变通的规定，应当报送国家教育委员会、卫生部备案。

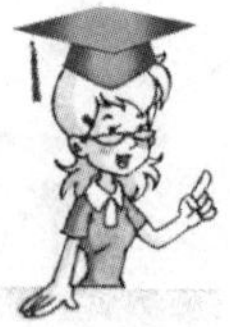

第四十条 本条例由国家教育委员会、卫生部负责解释。

第四十一条 本条例自发布之日起施行。原教育部、卫生部 1979 年 12 月 6 日颁布的《中、小学卫生工作暂行规定（草案）》和 1980 年 8 月 26 日颁布的《高等学校卫生工作暂行规定（草案）》同时废止。

附录二

中华人民共和国传染病防治法

（1989年2月21日第七届全国人民代表大会常务委员会第六次会议通过
2004年8月28日第十届全国人民代表大会常务委员会第十一次会议修订）

第一章　总　　则

第一条　为了预防、控制和消除传染病的发生与流行，保障人体健康和公共卫生，制定本法。

第二条　国家对传染病防治实行预防为主的方针，防治结合、分类管理、依靠科学、依靠群众。

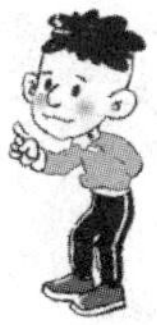

第三条　本法规定的传染病分为甲类、乙类和丙类。

甲类传染病是指：鼠疫、霍乱。

乙类传染病是指：传染性非典型肺炎、艾滋病、病毒性肝炎、脊髓灰质炎、人感染高致病性禽流感、麻疹、流行性出血热、狂犬病、流行性乙型脑炎、登革热、炭疽、细菌性和阿米巴性痢疾、肺结核、伤寒和副伤寒、流行性脑脊髓膜炎、百日咳、白喉、新生儿破伤风、猩红热、布鲁氏菌病、淋病、梅毒、钩端螺旋体病、血吸虫病、疟疾。

丙类传染病是指：流行性感冒、流行性腮腺炎、风疹、急性出血性结膜炎、麻风病、流行性和地方性斑疹伤寒、黑热病、包虫病、丝虫病，除霍乱、细菌性和阿米巴性痢疾、伤寒和副伤寒以外的感染性腹泻病。

上述规定以外的其他传染病，根据其暴发、流行情况和危害程度，需要列入乙类、丙类传染病的，由国务院卫生行政部门决定并予以公布。

第四条　对乙类传染病中传染性非典型肺炎、炭疽中的肺炭疽和人感染高致病性禽流感，采取本法所称甲类传染病的预防、控制措施。其他乙类传染病和突发原因不明的传染病需要采取本法所称甲类传染病的预防、控制措施的，由国务院卫生行政部门及时报经国务院批准后予以公布、实施。

省、自治区、直辖市人民政府对本行政区域内常见、多发的其他地方性传染病，可以根据情况决定按照乙类或者丙类传染病管理并予以公布，报国务院卫生行政部门备案。

第五条　各级人民政府领导传染病防治工作。

县级以上人民政府制定传染病防治规划并组织实施，建立健全传染病防治的疾病预防控制、医疗救治和监督管理体系。

第六条 国务院卫生行政部门主管全国传染病防治及其监督管理工作。县级以上地方人民政府卫生行政部门负责本行政区域内的传染病防治及其监督管理工作。

县级以上人民政府其他部门在各自的职责范围内负责传染病防治工作。

军队的传染病防治工作，依照本法和国家有关规定办理，由中国人民解放军卫生主管部门实施监督管理。

第七条 各级疾病预防控制机构承担传染病监测、预测、流行病学调查、疫情报告以及其他预防、控制工作。

医疗机构承担与医疗救治有关的传染病防治工作和责任区域内的传染病预防工作。城市社区和农村基层医疗机构在疾病预防控制机构的指导下，承担城市社区、农村基层相应的传染病防治工作。

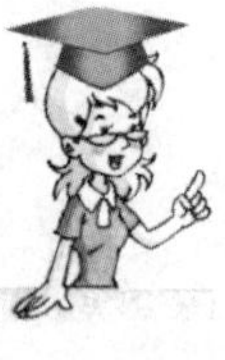

第八条 国家发展现代医学和中医药等传统医学，支持和鼓励开展传染病防治的科学研究，提高传染病防治的科学技术水平。

国家支持和鼓励开展传染病防治的国际合作。

第九条 国家支持和鼓励单位和个人参与传染病防治工作。各级人民政府应当完善有关制度，方便单位和个人参与防治传染病的宣传教育、疫情报告、志愿服务和捐赠活动。

居民委员会、村民委员会应当组织居民、村民参与社区、农村的传染病预防与控制活动。

第十条 国家开展预防传染病的健康教育。新闻媒体应当无偿开展传染病防治和公共卫生教育的公益宣传。

各级各类学校应当对学生进行健康知识和传染病预防知识的教育。

医学院校应当加强预防医学教育和科学研究，对在校学生以及其他与传染病防治相关人员进行预防医学教育和培训，为传染病防治工作提供技术支持。

疾病预防控制机构、医疗机构应当定期对其工作人员进行传染病防治知识、技能的培训。

第十一条 对在传染病防治工作中做出显著成绩和贡献的单位和个人，给予表彰和奖励。

对因参与传染病防治工作致病、致残、死亡的人员，按照有关规定给予补助、抚恤。

第十二条 在中华人民共和国领域内的一切单位和个人，必须接受疾病预防控制机构、医疗机构有关传染病的调查、检验、采集样本、隔离治疗等预防、控制措施，如实提供有关情况。疾病预防控制机构、医疗机构不得泄露涉及个人隐私的有关信息、资料。

卫生行政部门以及其他有关部门、疾病预防控制机构和医疗机构因违法实施行政管理或者预防、控制措施，侵犯单位和个人合法权益的，有关单位和个人可以依法申请行政复议或者提起诉讼。

第二章　传染病预防

第十三条　各级人民政府组织开展群众性卫生活动，进行预防传染病的健康教育，倡导文明健康的生活方式，提高公众对传染病的防治意识和应对能力，加强环境卫生建设，消除鼠害和蚊、蝇等病媒生物的危害。

各级人民政府农业、水利、林业行政部门按照职责分工负责指导和组织消除农田、湖区、河流、牧场、林区的鼠害与血吸虫危害，以及其他传播传染病的动物和病媒生物的危害。

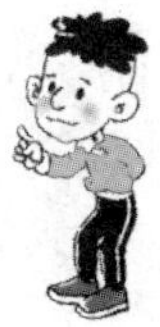

铁路、交通、民用航空行政部门负责组织消除交通工具以及相关场所的鼠害和蚊、蝇等病媒生物的危害。

第十四条　地方各级人民政府应当有计划地建设和改造公共卫生设施，改善饮用水卫生条件，对污水、污物、粪便进行无害化处置。

第十五条　国家实行有计划的预防接种制度。国务院卫生行政部门和省、自治区、直辖市人民政府卫生行政部门，根据传染病预防、控制的需要，制定传染病预防接种规划并组织实施。用于预防接种的疫苗必须符合国家质量标准。

国家对儿童实行预防接种证制度。国家免疫规划项目的预防接种实行免费。医疗机构、疾病预防控制机构与儿童的监护人应当相互配合，保证儿童及时接受预防接种。具体办法由国务院制定。

第十六条　国家和社会应当关心、帮助传染病病人、病原携带者和疑似传染病病人，使其得到及时救治。任何单位和个人不得歧视传染病病人、病原携带者和疑似传染病病人。

传染病病人、病原携带者和疑似传染病病人，在治愈前或者在排除传染病嫌疑前，不得从事法律、行政法规和国务院卫生行政部门规定禁止从事的易使该传染病扩散的工作。

第十七条　国家建立传染病监测制度。

国务院卫生行政部门制定国家传染病监测规划和方案。省、自治区、直辖市人民政府卫生行政部门根据国家传染病监测规划和方案，制定本行政区域的传染病监测计划和工作方案。

各级疾病预防控制机构对传染病的发生、流行以及影响其发生、流行的因素，进行监测；对国外发生、国内尚未发生的传染病或者国内新发生的传染病，进行监测。

第十八条 各级疾病预防控制机构在传染病预防控制中履行下列职责：

（一）实施传染病预防控制规划、计划和方案；

（二）收集、分析和报告传染病监测信息，预测传染病的发生、流行趋势；

（三）开展对传染病疫情和突发公共卫生事件的流行病学调查、现场处理及其效果评价；

（四）开展传染病实验室检测、诊断、病原学鉴定；

（五）实施免疫规划，负责预防性生物制品的使用管理；

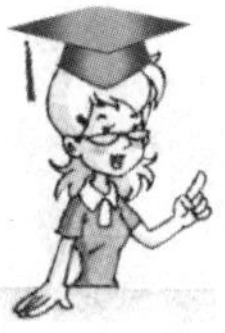

（六）开展健康教育、咨询，普及传染病防治知识；

（七）指导、培训下级疾病预防控制机构及其工作人员开展传染病监测工作；

（八）开展传染病防治应用性研究和卫生评价，提供技术咨询。

国家、省级疾病预防控制机构负责对传染病发生、流行以及分布进行监测，对重大传染病流行趋势进行预测，提出预防控制对策，参与并指导对暴发的疫情进行调查处理，开展传染病病原学鉴定，建立检测质量控制体系，开展应用性研究和卫生评价。

设区的市和县级疾病预防控制机构负责传染病预防控制规划、方案的落实，组织实施免疫、消毒、控制病媒生物的危害，普及传染病防治知识，负责本地区疫情和突发公共卫生事件监测、报告，开展流行病学调查和常见病原微生物检测。

第十九条 国家建立传染病预警制度。

国务院卫生行政部门和省、自治区、直辖市人民政府根据传染病发生、流行趋势的预测，及时发出传染病预警，根据情况予以公布。

第二十条 县级以上地方人民政府应当制定传染病预防、控制预案，报上一级人民政府备案。

传染病预防、控制预案应当包括以下主要内容：

（一）传染病预防控制指挥部的组成和相关部门的职责；

（二）传染病的监测、信息收集、分析、报告、通报制度；

（三）疾病预防控制机构、医疗机构在发生传染病疫情时的任务与职责；

（四）传染病暴发、流行情况的分级以及相应的应急工作方案；

（五）传染病预防、疫点疫区现场控制，应急设施、设备、救治药品和医疗器械以及其他物资和技术的储备与调用。

地方人民政府和疾病预防控制机构接到国务院卫生行政部门或者省、自治区、直辖市人民政府发出的传染病预警后,应当按照传染病预防、控制预案,采取相应的预防、控制措施。

第二十一条 医疗机构必须严格执行国务院卫生行政部门规定的管理制度、操作规范,防止传染病的医源性感染和医院感染。

医疗机构应当确定专门的部门或者人员,承担传染病疫情报告、本单位的传染病预防、控制以及责任区域内的传染病预防工作;承担医疗活动中与医院感染有关的危险因素监测、安全防护、消毒、隔离和医疗废物处置工作。

疾病预防控制机构应当指定专门人员负责对医疗机构内传染病预防工作进行指导、考核,开展流行病学调查。

第二十二条 疾病预防控制机构、医疗机构的实验室和从事病原微生物实验的单位,应当符合国家规定的条件和技术标准,建立严格的监督管理制度,对传染病病原体样本按照规定的措施实行严格监督管理,严防传染病病原体的实验室感染和病原微生物的扩散。

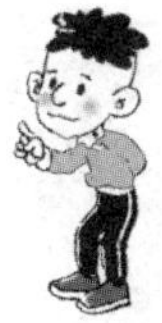

第二十三条 采供血机构、生物制品生产单位必须严格执行国家有关规定,保证血液、血液制品的质量。禁止非法采集血液或者组织他人出卖血液。

疾病预防控制机构、医疗机构使用血液和血液制品,必须遵守国家有关规定,防止因输入血液、使用血液制品引起经血液传播疾病的发生。

第二十四条 各级人民政府应当加强艾滋病的防治工作,采取预防、控制措施,防止艾滋病的传播。具体办法由国务院制定。

第二十五条 县级以上人民政府农业、林业行政部门以及其他有关部门,依据各自的职责负责与人畜共患传染病有关的动物传染病的防治管理工作。

与人畜共患传染病有关的野生动物、家畜家禽,经检疫合格后,方可出售、运输。

第二十六条 国家建立传染病菌种、毒种库。

对传染病菌种、毒种和传染病检测样本的采集、保藏、携带、运输和使用实行分类管理,建立健全严格的管理制度。

对可能导致甲类传染病传播的以及国务院卫生行政部门规定的菌种、毒种和传染病检测样本,确需采集、保藏、携带、运输和使用的,须经省级以上人民政府卫生行政部门批准。具体办法由国务院制定。

第二十七条 对被传染病病原体污染的污水、污物、场所和物品,有关单位和个人必须在疾病预防控制机构的指导下或者按照其提出的卫生要求,进行严格消毒处理；拒绝消毒处理的，由当地卫生行政部门或者疾病预防控制机构进行强制消毒处理。

第二十八条 在国家确认的自然疫源地计划兴建水利、交通、旅游、能源等大型建设项目的，应当事先由省级以上疾病预防控制机构对施工环境进行卫生调查。建设单位应当根据疾病预防控制机构的意见，采取必要的传染病预防、控制措施。施工期间，建设单位应当设专人负责工地上的卫生防疫工作。工程竣工后，疾病预防控制机构应当对可能发生的传染病进行监测。

第二十九条 用于传染病防治的消毒产品、饮用水供水单位供应的饮用水和涉及饮用水卫生安全的产品，应当符合国家卫生标准和卫生规范。

饮用水供水单位从事生产或者供应活动，应当依法取得卫生许可证。

生产用于传染病防治的消毒产品的单位和生产用于传染病防治的消毒产品，应当经省级以上人民政府卫生行政部门审批。具体办法由国务院制定。

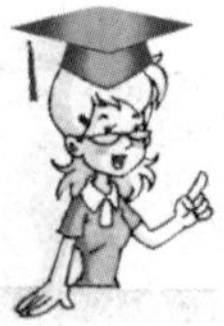

第三章 疫情报告、通报和公布

第三十条 疾病预防控制机构、医疗机构和采供血机构及其执行职务的人员发现本法规定的传染病疫情或者发现其他传染病暴发、流行以及突发原因不明的传染病时，应当遵循疫情报告属地管理原则，按照国务院规定的或者国务院卫生行政部门规定的内容、程序、方式和时限报告。

军队医疗机构向社会公众提供医疗服务，发现前款规定的传染病疫情时，应当按照国务院卫生行政部门的规定报告。

第三十一条 任何单位和个人发现传染病病人或者疑似传染病病人时，应当及时向附近的疾病预防控制机构或者医疗机构报告。

第三十二条 港口、机场、铁路疾病预防控制机构以及国境卫生检疫机关发现甲类传染病病人、病原携带者、疑似传染病病人时，应当按照国家有关规定立即向国境口岸所在地的疾病预防控制机构或者所在地县级以上地方人民政府卫生行政部门报告并互相通报。

第三十三条 疾病预防控制机构应当主动收集、分析、调查、核实传染病疫情信息。接到甲类、乙类传染病疫情报告或者发现传染病暴发、流行时，应当立即报告当地卫生行政部门，由当地卫生行政部门立即报告当地人民政府，同时报告上级卫生行政部门和国务院卫生行政部门。

疾病预防控制机构应当设立或者指定专门的部门、人员负责传染病疫情信息管理工作，及时对疫情报告进行核实、分析。

第三十四条 县级以上地方人民政府卫生行政部门应当及时向本行政区域

内的疾病预防控制机构和医疗机构通报传染病疫情以及监测、预警的相关信息。接到通报的疾病预防控制机构和医疗机构应当及时告知本单位的有关人员。

第三十五条 国务院卫生行政部门应当及时向国务院其他有关部门和各省、自治区、直辖市人民政府卫生行政部门通报全国传染病疫情以及监测、预警的相关信息。

毗邻的以及相关的地方人民政府卫生行政部门，应当及时互相通报本行政区域的传染病疫情以及监测、预警的相关信息。

县级以上人民政府有关部门发现传染病疫情时，应当及时向同级人民政府卫生行政部门通报。

中国人民解放军卫生主管部门发现传染病疫情时，应当向国务院卫生行政部门通报。

第三十六条 动物防疫机构和疾病预防控制机构，应当及时互相通报动物间和人间发生的人畜共患传染病疫情以及相关信息。

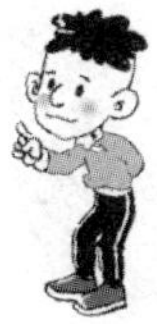

第三十七条 依照本法的规定负有传染病疫情报告职责的人民政府有关部门、疾病预防控制机构、医疗机构、采供血机构及其工作人员，不得隐瞒、谎报、缓报传染病疫情。

第三十八条 国家建立传染病疫情信息公布制度。

国务院卫生行政部门定期公布全国传染病疫情信息。省、自治区、直辖市人民政府卫生行政部门定期公布本行政区域的传染病疫情信息。

传染病暴发、流行时，国务院卫生行政部门负责向社会公布传染病疫情信息，并可以授权省、自治区、直辖市人民政府卫生行政部门向社会公布本行政区域的传染病疫情信息。

公布传染病疫情信息应当及时、准确。

第四章 疫情控制

第三十九条 医疗机构发现甲类传染病时，应当及时采取下列措施：

（一）对病人、病原携带者，予以隔离治疗，隔离期限根据医学检查结果确定；

（二）对疑似病人，确诊前在指定场所单独隔离治疗；

（三）对医疗机构内的病人、病原携带者、疑似病人的密切接触者，在指定场所进行医学观察和采取其他必要的预防措施。

拒绝隔离治疗或者隔离期未满擅自脱离隔离治疗的，可以由公安机关协助医疗机构采取强制隔离治疗措施。

医疗机构发现乙类或者丙类传染病病人，应当根据病情采取必要的治疗和控制传播措施。

医疗机构对本单位内被传染病病原体污染的场所、物品以及医疗废物，必须依照法律、法规的规定实施消毒和无害化处置。

第四十条　疾病预防控制机构发现传染病疫情或者接到传染病疫情报告时，应当及时采取下列措施：

（一）对传染病疫情进行流行病学调查，根据调查情况提出划定疫点、疫区的建议，对被污染的场所进行卫生处理，对密切接触者，在指定场所进行医学观察和采取其他必要的预防措施，并向卫生行政部门提出疫情控制方案；

（二）传染病暴发、流行时，对疫点、疫区进行卫生处理，向卫生行政部门提出疫情控制方案，并按照卫生行政部门的要求采取措施；

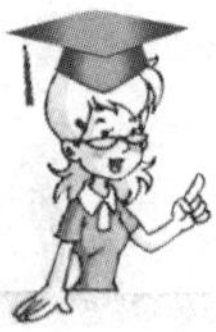

（三）指导下级疾病预防控制机构实施传染病预防、控制措施，组织、指导有关单位对传染病疫情的处理。

第四十一条　对已经发生甲类传染病病例的场所或者该场所内的特定区域的人员，所在地的县级以上地方人民政府可以实施隔离措施，并同时向上一级人民政府报告；接到报告的上级人民政府应当即时作出是否批准的决定。上级人民政府作出不予批准决定的，实施隔离措施的人民政府应当立即解除隔离措施。

在隔离期间，实施隔离措施的人民政府应当对被隔离人员提供生活保障；被隔离人员有工作单位的，所在单位不得停止支付其隔离期间的工作报酬。

隔离措施的解除，由原决定机关决定并宣布。

第四十二条　传染病暴发、流行时，县级以上地方人民政府应当立即组织力量，按照预防、控制预案进行防治，切断传染病的传播途径，必要时，报经上一级人民政府决定，可以采取下列紧急措施并予以公告：

（一）限制或者停止集市、影剧院演出或者其他人群聚集的活动；

（二）停工、停业、停课；

（三）封闭或者封存被传染病病原体污染的公共饮用水源、食品以及相关物品；

（四）控制或者扑杀染疫野生动物、家畜家禽；

（五）封闭可能造成传染病扩散的场所。

上级人民政府接到下级人民政府关于采取前款所列紧急措施的报告时，应当即时作出决定。

紧急措施的解除，由原决定机关决定并宣布。

第四十三条 甲类、乙类传染病暴发、流行时，县级以上地方人民政府报经上一级人民政府决定，可以宣布本行政区域部分或者全部为疫区；国务院可以决定并宣布跨省、自治区、直辖市的疫区。县级以上地方人民政府可以在疫区内采取本法第四十二条规定的紧急措施，并可以对出入疫区的人员、物资和交通工具实施卫生检疫。

省、自治区、直辖市人民政府可以决定对本行政区域内的甲类传染病疫区实施封锁；但是，封锁大、中城市的疫区或者封锁跨省、自治区、直辖市的疫区，以及封锁疫区导致中断干线交通或者封锁国境的，由国务院决定。

疫区封锁的解除，由原决定机关决定并宣布。

第四十四条 发生甲类传染病时，为了防止该传染病通过交通工具及其乘运的人员、物资传播，可以实施交通卫生检疫。具体办法由国务院制定。

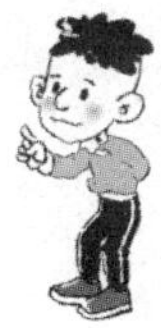

第四十五条 传染病暴发、流行时，根据传染病疫情控制的需要，国务院有权在全国范围或者跨省、自治区、直辖市范围内，县级以上地方人民政府有权在本行政区域内紧急调集人员或者调用储备物资，临时征用房屋、交通工具以及相关设施、设备。

紧急调集人员的，应当按照规定给予合理报酬。临时征用房屋、交通工具以及相关设施、设备的，应当依法给予补偿；能返还的，应当及时返还。

第四十六条 患甲类传染病、炭疽死亡的，应当将尸体立即进行卫生处理，就近火化。患其他传染病死亡的，必要时，应当将尸体进行卫生处理后火化或者按照规定深埋。

为了查找传染病病因，医疗机构在必要时可以按照国务院卫生行政部门的规定，对传染病病人尸体或者疑似传染病病人尸体进行解剖查验，并应当告知死者家属。

第四十七条 疫区中被传染病病原体污染或者可能被传染病病原体污染的物品，经消毒可以使用的，应当在当地疾病预防控制机构的指导下，进行消毒处理后，方可使用、出售和运输。

第四十八条 发生传染病疫情时，疾病预防控制机构和省级以上人民政府卫生行政部门指派的其他与传染病有关的专业技术机构，可以进入传染病疫点、疫区进行调查、采集样本、技术分析和检验。

第四十九条 传染病暴发、流行时，药品和医疗器械生产、供应单位应当及时生产、供应防治传染病的药品和医疗器械。铁路、交通、民用航空经营单位必须优先运送处理传染病疫情的人员以及防治传染病的药品和医疗器械。县级以上人民政府有关部门应当做好组织协调工作。

第五章　医疗救治

第五十条　县级以上人民政府应当加强和完善传染病医疗救治服务网络的建设，指定具备传染病救治条件和能力的医疗机构承担传染病救治任务，或者根据传染病救治需要设置传染病医院。

第五十一条　医疗机构的基本标准、建筑设计和服务流程，应当符合预防传染病医院感染的要求。

医疗机构应当按照规定对使用的医疗器械进行消毒；对按照规定一次使用的医疗器具，应当在使用后予以销毁。

医疗机构应当按照国务院卫生行政部门规定的传染病诊断标准和治疗要求，采取相应措施，提高传染病医疗救治能力。

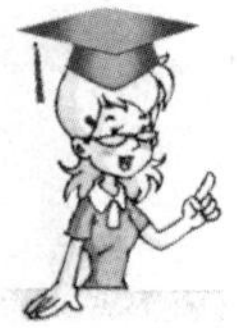

第五十二条　医疗机构应当对传染病病人或者疑似传染病病人提供医疗救护、现场救援和接诊治疗，书写病历记录以及其他有关资料，并妥善保管。

医疗机构应当实行传染病预检、分诊制度；对传染病病人、疑似传染病病人，应当引导至相对隔离的分诊点进行初诊。医疗机构不具备相应救治能力的，应当将患者及其病历记录复印件一并转至具备相应救治能力的医疗机构。具体办法由国务院卫生行政部门规定。

第六章　监督管理

第五十三条　县级以上人民政府卫生行政部门对传染病防治工作履行下列监督检查职责：

（一）对下级人民政府卫生行政部门履行本法规定的传染病防治职责进行监督检查；

（二）对疾病预防控制机构、医疗机构的传染病防治工作进行监督检查；

（三）对采供血机构的采供血活动进行监督检查；

（四）对用于传染病防治的消毒产品及其生产单位进行监督检查，并对饮用水供水单位从事生产或者供应活动以及涉及饮用水卫生安全的产品进行监督检查；

（五）对传染病菌种、毒种和传染病检测样本的采集、保藏、携带、运输、使用进行监督检查；

（六）对公共场所和有关单位的卫生条件和传染病预防、控制措施进行监督检查。

省级以上人民政府卫生行政部门负责组织对传染病防治重大事项的处理。

第五十四条 县级以上人民政府卫生行政部门在履行监督检查职责时，有权进入被检查单位和传染病疫情发生现场调查取证，查阅或者复制有关的资料和采集样本。被检查单位应当予以配合，不得拒绝、阻挠。

第五十五条 县级以上地方人民政府卫生行政部门在履行监督检查职责时，发现被传染病病原体污染的公共饮用水源、食品以及相关物品，如不及时采取控制措施可能导致传染病传播、流行的，可以采取封闭公共饮用水源、封存食品以及相关物品或者暂停销售的临时控制措施，并予以检验或者进行消毒。经检验，属于被污染的食品，应当予以销毁；对未被污染的食品或者经消毒后可以使用的物品，应当解除控制措施。

第五十六条 卫生行政部门工作人员依法执行职务时，应当不少于两人，并出示执法证件，填写卫生执法文书。

卫生执法文书经核对无误后，应当由卫生执法人员和当事人签名。当事人拒绝签名的，卫生执法人员应当注明情况。

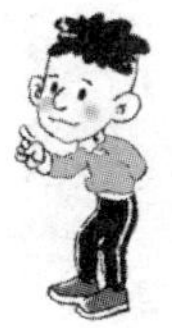

第五十七条 卫生行政部门应当依法建立健全内部监督制度，对其工作人员依据法定职权和程序履行职责的情况进行监督。

上级卫生行政部门发现下级卫生行政部门不及时处理职责范围内的事项或者不履行职责的，应当责令纠正或者直接予以处理。

第五十八条 卫生行政部门及其工作人员履行职责，应当自觉接受社会和公民的监督。单位和个人有权向上级人民政府及其卫生行政部门举报违反本法的行为。接到举报的有关人民政府或者其卫生行政部门，应当及时调查处理。

第七章 保障措施

第五十九条 国家将传染病防治工作纳入国民经济和社会发展计划，县级以上地方人民政府将传染病防治工作纳入本行政区域的国民经济和社会发展计划。

第六十条 县级以上地方人民政府按照本级政府职责负责本行政区域内传染病预防、控制、监督工作的日常经费。

国务院卫生行政部门会同国务院有关部门，根据传染病流行趋势，确定全国传染病预防、控制、救治、监测、预测、预警、监督检查等项目。中央财政对困难地区实施重大传染病防治项目给予补助。

省、自治区、直辖市人民政府根据本行政区域内传染病流行趋势，在国务院卫生行政部门确定的项目范围内，确定传染病预防、控制、监督等项目，并保障项目的实施经费。

第六十一条　国家加强基层传染病防治体系建设，扶持贫困地区和少数民族地区的传染病防治工作。

地方各级人民政府应当保障城市社区、农村基层传染病预防工作的经费。

第六十二条　国家对患有特定传染病的困难人群实行医疗救助，减免医疗费用。具体办法由国务院卫生行政部门会同国务院财政部门等部门制定。

第六十三条　县级以上人民政府负责储备防治传染病的药品、医疗器械和其他物资，以备调用。

第六十四条　对从事传染病预防、医疗、科研、教学、现场处理疫情的人员，以及在生产、工作中接触传染病病原体的其他人员，有关单位应当按照国家规定，采取有效的卫生防护措施和医疗保健措施，并给予适当的津贴。

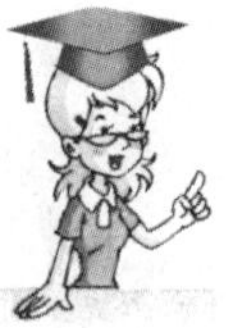

第八章　法 律 责 任

第六十五条　地方各级人民政府未依照本法的规定履行报告职责，或者隐瞒、谎报、缓报传染病疫情，或者在传染病暴发、流行时，未及时组织救治、采取控制措施的，由上级人民政府责令改正，通报批评；造成传染病传播、流行或者其他严重后果的，对负有责任的主管人员，依法给予行政处分；构成犯罪的，依法追究刑事责任。

第六十六条　县级以上人民政府卫生行政部门违反本法规定，有下列情形之一的，由本级人民政府、上级人民政府卫生行政部门责令改正，通报批评；造成传染病传播、流行或者其他严重后果的，对负有责任的主管人员和其他直接责任人员，依法给予行政处分；构成犯罪的，依法追究刑事责任：

（一）未依法履行传染病疫情通报、报告或者公布职责，或者隐瞒、谎报、缓报传染病疫情的；

（二）发生或者可能发生传染病传播时未及时采取预防、控制措施的；

（三）未依法履行监督检查职责，或者发现违法行为不及时查处的；

（四）未及时调查、处理单位和个人对下级卫生行政部门不履行传染病防治职责的举报的；

（五）违反本法的其他失职、渎职行为。

第六十七条　县级以上人民政府有关部门未依照本法的规定履行传染病防治和保障职责的，由本级人民政府或者上级人民政府有关部门责令改正，通报批评；造成传染病传播、流行或者其他严重后果的，对负有责任的主管人员和其他直接责任人员，依法给予行政处分；构成犯罪的，依法追究刑事责任。

第六十八条　疾病预防控制机构违反本法规定，有下列情形之一的，由县级以上人民政府卫生行政部门责令限期改正，通报批评，给予警告；对负有责任的主管人员和其他直接责任人员，依法给予降级、撤职、开除的处分，并可以依法吊销有关责任人员的执业证书；构成犯罪的，依法追究刑事责任：

（一）未依法履行传染病监测职责的；

（二）未依法履行传染病疫情报告、通报职责，或者隐瞒、谎报、缓报传染病疫情的；

（三）未主动收集传染病疫情信息，或者对传染病疫情信息和疫情报告未及时进行分析、调查、核实的；

（四）发现传染病疫情时，未依据职责及时采取本法规定的措施的；

（五）故意泄露传染病病人、病原携带者、疑似传染病病人、密切接触者涉及个人隐私的有关信息、资料的。

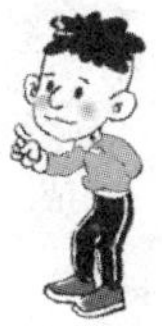

第六十九条 医疗机构违反本法规定，有下列情形之一的，由县级以上人民政府卫生行政部门责令改正，通报批评，给予警告；造成传染病传播、流行或者其他严重后果的，对负有责任的主管人员和其他直接责任人员，依法给予降级、撤职、开除的处分，并可以依法吊销有关责任人员的执业证书；构成犯罪的，依法追究刑事责任：

（一）未按照规定承担本单位的传染病预防、控制工作、医院感染控制任务和责任区域内的传染病预防工作的；

（二）未按照规定报告传染病疫情，或者隐瞒、谎报、缓报传染病疫情的；

（三）发现传染病疫情时，未按照规定对传染病病人、疑似传染病病人提供医疗救护、现场救援、接诊、转诊的，或者拒绝接受转诊的；

（四）未按照规定对本单位内被传染病病原体污染的场所、物品以及医疗废物实施消毒或者无害化处置的；

（五）未按照规定对医疗器械进行消毒，或者对按照规定一次使用的医疗器具未予销毁，再次使用的；

（六）在医疗救治过程中未按照规定保管医学记录资料的；

（七）故意泄露传染病病人、病原携带者、疑似传染病病人、密切接触者涉及个人隐私的有关信息、资料的。

第七十条 采供血机构未按照规定报告传染病疫情，或者隐瞒、谎报、缓报传染病疫情，或者未执行国家有关规定，导致因输入血液引起经血液传播疾病发生的，由县级以上人民政府卫生行政部门责令改正，通报批评，给予警告；造成传染病传播、流行或者其他严重后果的，对负有责任的主管人员和其他直接责任人员，依法给予降级、撤职、开除的处分，并可以依法吊销采供血机构的执业许可证；构成犯罪的，依法追究刑事责任。

非法采集血液或者组织他人出卖血液的，由县级以上人民政府卫生行政部门予以取缔，没收违法所得，可以并处十万元以下的罚款；构成犯罪的，依法追究刑事责任。

第七十一条　国境卫生检疫机关、动物防疫机构未依法履行传染病疫情通报职责的，由有关部门在各自职责范围内责令改正，通报批评；造成传染病传播、流行或者其他严重后果的，对负有责任的主管人员和其他直接责任人员，依法给予降级、撤职、开除的处分；构成犯罪的，依法追究刑事责任。

第七十二条　铁路、交通、民用航空经营单位未依照本法的规定优先运送处理传染病疫情的人员以及防治传染病的药品和医疗器械的，由有关部门责令限期改正，给予警告；造成严重后果的，对负有责任的主管人员和其他直接责任人员，依法给予降级、撤职、开除的处分。

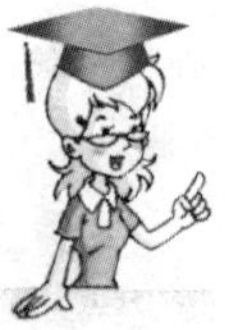

第七十三条　违反本法规定，有下列情形之一，导致或者可能导致传染病传播、流行的，由县级以上人民政府卫生行政部门责令限期改正，没收违法所得，可以并处五万元以下的罚款；已取得许可证的，原发证部门可以依法暂扣或者吊销许可证；构成犯罪的，依法追究刑事责任：

（一）饮用水供水单位供应的饮用水不符合国家卫生标准和卫生规范的；

（二）涉及饮用水卫生安全的产品不符合国家卫生标准和卫生规范的；

（三）用于传染病防治的消毒产品不符合国家卫生标准和卫生规范的；

（四）出售、运输疫区中被传染病病原体污染或者可能被传染病病原体污染的物品，未进行消毒处理的；

（五）生物制品生产单位生产的血液制品不符合国家质量标准的。

第七十四条　违反本法规定，有下列情形之一的，由县级以上地方人民政府卫生行政部门责令改正，通报批评，给予警告，已取得许可证的，可以依法暂扣或者吊销许可证；造成传染病传播、流行以及其他严重后果的，对负有责任的主管人员和其他直接责任人员，依法给予降级、撤职、开除的处分，并可以依法吊销有关责任人员的执业证书；构成犯罪的，依法追究刑事责任：

（一）疾病预防控制机构、医疗机构和从事病原微生物实验的单位，不符合国家规定的条件和技术标准，对传染病病原体样本未按照规定进行严格管理，造成实验室感染和病原微生物扩散的；

（二）违反国家有关规定，采集、保藏、携带、运输和使用传染病菌种、毒种和传染病检测样本的；

（三）疾病预防控制机构、医疗机构未执行国家有关规定，导致因输入血液、使用血液制品引起经血液传播疾病发生的。

第七十五条 未经检疫出售、运输与人畜共患传染病有关的野生动物、家畜家禽的，由县级以上地方人民政府畜牧兽医行政部门责令停止违法行为，并依法给予行政处罚。

第七十六条 在国家确认的自然疫源地兴建水利、交通、旅游、能源等大型建设项目，未经卫生调查进行施工的，或者未按照疾病预防控制机构的意见采取必要的传染病预防、控制措施的，由县级以上人民政府卫生行政部门责令限期改正，给予警告，处五千元以上三万元以下的罚款；逾期不改正的，处三万元以上十万元以下的罚款，并可以提请有关人民政府依据职责权限，责令停建、关闭。

第七十七条 单位和个人违反本法规定，导致传染病传播、流行，给他人人身、财产造成损害的，应当依法承担民事责任。

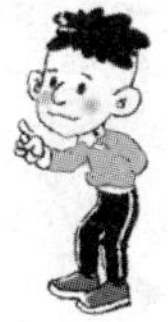

第九章 附 则

第七十八条 本法中下列用语的含义：

（一）传染病病人、疑似传染病病人：指根据国务院卫生行政部门发布的《中华人民共和国传染病防治法规定管理的传染病诊断标准》，符合传染病病人和疑似传染病病人诊断标准的人。

（二）病原携带者：指感染病原体无临床症状但能排出病原体的人。

（三）流行病学调查：指对人群中疾病或者健康状况的分布及其决定因素进行调查研究，提出疾病预防控制措施及保健对策。

（四）疫点：指病原体从传染源向周围播散的范围较小或者单个疫源地。

（五）疫区：指传染病在人群中暴发、流行，其病原体向周围播散时所能波及的地区。

（六）人畜共患传染病：指人与脊椎动物共同罹患的传染病，如鼠疫、狂犬病、血吸虫病等。

（七）自然疫源地：指某些可引起人类传染病的病原体在自然界的野生动物中长期存在和循环的地区。

（八）病媒生物：指能够将病原体从人或者其他动物传播给人的生物，如蚊、蝇、蚤类等。

（九）医源性感染：指在医学服务中，因病原体传播引起的感染。

（十）医院感染：指住院病人在医院内获得的感染，包括在住院期间发生的感染和在医院内获得出院后发生的感染，但不包括入院前已开始或者入院时已处于潜伏期的感染。医院工作人员在医院内获得的感染也属医院感染。

(十一)实验室感染:指从事实验室工作时,因接触病原体所致的感染。

(十二)菌种、毒种:指可能引起本法规定的传染病发生的细菌菌种、病毒毒种。

(十三)消毒:指用化学、物理、生物的方法杀灭或者消除环境中的病原微生物。

(十四)疾病预防控制机构:指从事疾病预防控制活动的疾病预防控制中心以及与上述机构业务活动相同的单位。

(十五)医疗机构:指按照《医疗机构管理条例》取得医疗机构执业许可证,从事疾病诊断、治疗活动的机构。

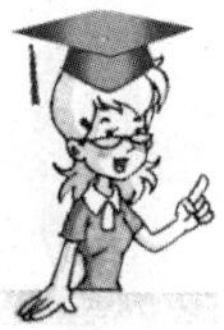

第七十九条 传染病防治中有关食品、药品、血液、水、医疗废物和病原微生物的管理以及动物防疫和国境卫生检疫,本法未规定的,分别适用其他有关法律、行政法规的规定。

第八十条 本法自2004年12月1日起施行。

附录三

中华人民共和国献血法

（1997 年 12 月 29 日第八届全国人民代表大会常务委员会第二十九次会议通过
1997 年 12 月 29 日中华人民共和国主席令第九十三号公布　自 1998 年 10 月 1 日起施行）

第一条　为保证医疗临床用血需要和安全，保障献血者和用血者身体健康，发扬人道主义精神，促进社会主义物质文明和精神文明建设，制定本法。

第二条　国家实行无偿献血制度。

国家提倡十八周岁至五十五周岁的健康公民自愿献血。

第三条　地方各级人民政府领导本行政区域内的献血工作，统一规划并负责组织、协调有关部门共同做好献血工作。

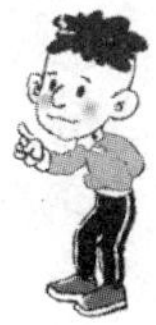

第四条　县级以上各级人民政府卫生行政部门监督管理献血工作。

各级红十字会依法参与、推动献血工作。

第五条　各级人民政府采取措施广泛宣传献血的意义，普及献血的科学知识，开展预防和控制经血液途径传播的疾病的教育。

新闻媒介应当开展献血的社会公益性宣传。

第六条　国家机关、军队、社会团体、企业事业组织、居民委员会、村民委员会，应当动员和组织本单位或者本居住区的适龄公民参加献血。

现役军人献血的动员和组织办法，由中国人民解放军卫生主管部门制定。

对献血者，发给国务院卫生行政部门制作的无偿献血证书，有关单位可以给予适当补贴。

第七条　国家鼓励国家工作人员、现役军人和高等学校在校学生率先献血，为树立社会新风尚作表率。

第八条　血站是采集、提供临床用血的机构，是不以营利为目的的公益性组织。设立血站向公民采集血液，必须经国务院卫生行政部门或者省、自治区、直辖市人民政府卫生行政部门批准。血站应当为献血者提供各种安全、卫生、便利的条件。血站的设立条件和管理办法由国务院卫生行政部门制定。

第九条　血站对献血者必须免费进行必要的健康检查；身体不符合献血条件的，血站应当向其说明情况，不得采集血液。献血者的身体健康条件由国务院卫生行政部门规定。

血站对献血者每次采集血液量一般为二百毫升，最多不得超过四百毫升，两次采集间隔期不少于六个月。

严格禁止血站违反前款规定对献血者超量频繁采集血液。

第十条 血站采集血液必须严格遵守有关规程和制度，采血必须由具有采血资格的医务人员进行，一次性采血器材用后必须销毁，确保献血者的身体健康。

血站应当根据国务院卫生行政部门规定的标准，保证血液质量。

血站对采集的血液必须进行检测；未经检测或检测不合格的血液，不得向医疗机构提供。

第十一条 无偿献血的血液必须用于临床，不得买卖。血站、医疗机构不得将无偿献血者的血液出售给单采血浆站或者血液制品生产单位。

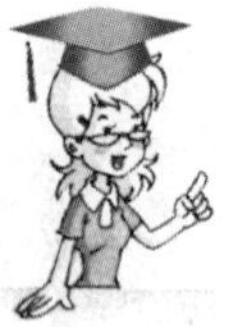

第十二条 临床用血的包装、储存、运输，必须符合国家规定的卫生标准和要求。

第十三条 医疗机构对临床用血必须进行核查，不得将不符合国家规定标准的血液用于临床。

第十四条 公民临床用血时，只交付用于血液采集、储存、分离、检验等费用；具体收费标准由国务院卫生行政部门会同国务院价格主管部门制定。

无偿献血者临床需要用血时，免交前款规定的费用；无偿献血者的配偶和直系亲属临床需要用血时，可以按照省、自治区、直辖市人民政府的规定免交或者减交前款规定的费用。

第十五条 为保障公民临床急救用血的需要，国家提倡并指导择期手术的患者自身储血，动员家庭、亲友、所在单位以及社会互助献血。

为保证应急用血，医疗机构可以临时采集血液，但应当依照本法规定，确保采血用血安全。

第十六条 医疗机构临床用血应当制定用血计划，遵循合理、科学的原则，不得浪费和滥用血液。

医疗机构应当积极推行按血液成分针对医疗实际需要输血，具体管理办法由国务院卫生行政部门制定。

国家鼓励临床用血新技术的研究和推广。

第十七条 各级人民政府和红十字会对积极参加献血和在献血工作中做出显著成绩的单位和个人，给予奖励。

第十八条 有下列行为之一的，由县级以上地方人民政府卫生行政部门予以取缔，没收违法所得，可以并处十万元以下的罚款；构成犯罪的，依法追究刑事责任：

（一）非法采集血液的；

（二）血站、医疗机构出售无偿献血的血液的；

（三）非法组织他人出卖血液的。

第十九条 血站违反有关操作规程和制度采集血液，由县级以上地方人民政府卫生行政部门责令改正；给献血者健康造成损害的，应当依法赔偿，对直接负责的主管人员和其他直接责任人员，依法给予行政处分；构成犯罪的，依法追究刑事责任。

第二十条 临床用血的包装、储运、运输，不符合国家规定的卫生标准和要求的，由县级以上地方人民政府卫生行政部门责令改正，给予警告，可以并处一万元以下的罚款。

第二十一条 血站违反本法的规定，向医疗机构提供不符合国家规定标准的血液的，由县级以上人民政府卫生行政部门责令改正；情节严重，造成经血液途径传播的疾病传播或者有传播严重危险的，限期整顿，对直接负责的主管人员和其他直接责任人员，依法给予行政处分；构成犯罪的，依法追究刑事责任。

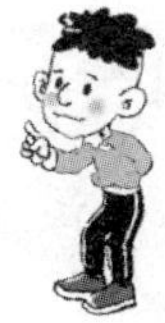

第二十二条 医疗机构的医务人员违反本法规定，将不符合国家规定标准的血液用于患者的，由县级以上地方人民政府卫生行政部门责令改正；给患者健康造成损害的，应当依法赔偿，对直接负责的主管人员和其他直接责任人员，依法给予行政处分；构成犯罪的，依法追究刑事责任。

第二十三条 卫生行政部门及其工作人员在献血、用血的监督管理工作中，玩忽职守，造成严重后果，构成犯罪的，依法追究刑事责任；尚不构成犯罪的，依法给予行政处分。

第二十四条 本法自 1998 年 10 月 1 日起施行。

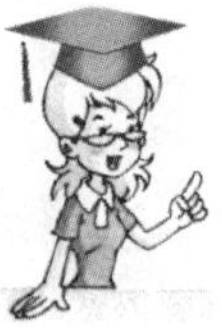

参考文献

[1] 吴秀媛,韩玉芳.青春期保健全书.青岛:青岛出版社,2004.

[2] 憨氏,商金龙.成长青春期·生理篇.北京:军事医学科学出版社,2006.

[3] 陈洪,王玉庆.健康体育教程.北京:科学出版社,2004.

[4] 李清亚,辛虹,赵素芬.大学生健康方案.石家庄:河北科学技术出版社,2005.

[5] 黄元森.健康百宝箱.北京:农村读物出版社,2004.

[6] 李英奇,王小英,缪锋.新世纪大学生健康教育读本.杭州:浙江大学出版社,2006.

[7] 吴纪饶.大学生健康教育.北京:高等教育出版社,2005.

[8] 郭建丽.大学生健康教育.北京:清华大学出版社,2006.

[9] 肖云龙.基层职业病防治指南.北京:化学工业出版社,2005.

[10] 张大利.青少年心理健康教育.重庆:重庆出版社,2006.

[11] 马建青.高中生心理健康与辅导.杭州:浙江大学出版社,2005.

[12] 董广杰.大学生心理健康教育与应用.北京:中国纺织出版社,2004.

[13] 浙江省教育厅职成教研室.心理健康(学生用书).杭州:浙江大学出版社,2005.

[14] 张明.摆脱痛苦的心理依赖.北京:科学出版社,2006.

[15] 徐晓虹,张雪伊.解读少年心事.宁波:宁波出版社,2004.

[17] 彭志斌,梁丽媚.中职生心理健康教育.广州:暨南大学出版社,2006.

[18] 何银虎.孩子最大的问题是心病.北京:中国经济出版社,2004.

[19]《班主任》杂志社.中小学心理健康教育.北京:知识出版社,2004.

[20] 中国就业培训技术指导中心.心理咨询师(基础知识).北京:民族出版社,2005.

[21] 易法建,冯正直,倪泰一.心理医生.重庆:重庆出版社,2006.

[22] 谢炳清,伍自强,秦秀清.大学生心理健康教程.武汉:华中科技大学出版社,2004.

[23] 魏书生.班主任工作.沈阳:沈阳出版社,2000.

[24] 郑学志.班主任工作招招鲜.长沙:湖南师范大学出版社,2005.

[25] 张君,吴文菊,杨光辉.高中班主任工作精彩案例.北京:开明出版社,2006.

[26] 马建青.心理卫生与心理咨询论丛.杭州:浙江大学出版社,2004.
[27] 蒋小明,孙成刚.中小学学生心理辅导策略集粹.杭州:浙江教育出版社,2005.
[28] 徐光兴.学校心理咨询优秀案例集.上海:上海教育出版社,2000.
[29] 易法建,杨丹燕,彭剑飞,杨新援,倪泰一.心理医生.重庆:重庆大学出版社,1996.
[30] Rita Sommers-Flanagan,John Sommers-Flanagan.心理咨询面谈技术.北京:中国轻工业出版社,2001.
[31] 樊富珉,费俊峰.青年心理健康十五讲.北京:北京大学出版社,2006.
[32] 胡德辉,渠淑坤.助你成就未来.北京:北京科学技术出版社,2005.

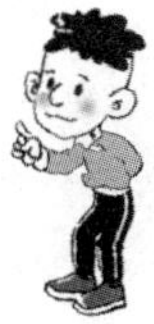